U0267248

压力性损伤与造口护理

主编 赵恬静 陶如英 李卫华

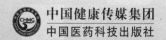

中国健康传媒集团
中国医药科技出版社

内容提要

本书是一本指导护理人员提高压力性损伤和造口护理技能的图书，详细阐述了压力性损伤的形成因素、危险评估、减压装置和局部保护敷料的使用，临床科室压力性损伤护理方法，造口手术与护理，造口患者的健康教育等内容。本书适合从事压力性损伤和造口护理的临床一线护理人员使用。

图书在版编目（CIP）数据

压力性损伤与造口护理 / 赵恬静，陶如英，李卫华主编. -- 北京：中国医药科技出版社，2021.10
ISBN 978-7-5214-2705-9

Ⅰ.①压… Ⅱ.①赵… ②陶… ③李… Ⅲ.①创伤外科学－护理学 ②造口术－护理学 Ⅳ.①R473.6

中国版本图书馆CIP数据核字（2021）第185632号

美术编辑 陈君杞
版式设计 友全图文

出版　**中国健康传媒集团** | 中国医药科技出版社
地址　北京市海淀区文慧园北路甲22号
邮编　100082
电话　发行：010-62227427　邮购：010-62236938
网址　www.cmstp.com
规格　880×1230mm $\frac{1}{32}$
印张　9 $\frac{3}{8}$
彩插　2
字数　258千字
版次　2021年10月第1版
印次　2021年10月第1次印刷
印刷　三河市万龙印装有限公司
经销　全国各地新华书店
书号　ISBN 978-7-5214-2705-9
定价　49.00元

获取新书信息、投稿、为图书纠错，请扫码联系我们。

《压力性损伤与造口护理》
编 委 会

主　审　黄贤伟

主　编　赵恬静　陶如英　李卫华

副主编　迟佳鑫　曹海虹　周晓月　王丽娜　吕彦培

编　者　（以姓氏笔画为序）

王　兴　王丽娜　王绪玲　石佳昕　吕彦培

成　宇　成红梅　李　丽　李　念　李卫华

迟佳鑫　张俊红　张腾飞　陈嘉一　周晓月

赵恬静　陶如英　曹海虹　裴玉莹

手绘图　黄贤伟

　　压力性损伤和造口护理在现代医疗机构的护理领域中是一门跨学科的专业技术和技能。发生压力性损伤及伤口造口的患者越来越多，这些问题的发生不仅直接影响患者的身心健康，还增加了患者的经济负担和住院时间，占据了宝贵的医疗资源。随着护理人员对相关问题不断深入了解、认识和研究，提出了较多的预防措施和处理方法。近几年诸多临床护理专家、学者出版的相关专著和学术论著也越来越多，他们在深入研究中提出了自己的理论认识和技术操作方法，以指导临床一线的护理工作。

　　本书从压力性损伤的形成因素、危险评估、减压装置和局部保护敷料的使用，临床科室压力性损伤护理方法，造口手术与护理，造口患者的健康教育等方面进行了全面阐述。本书在突出实用性特点的同时，总结编者临床工作多年的实践经验，并参考大量的国内外相关资料，详细分析和阐述了压力性损伤和造口护理实践中的重点和难点。在此，我们抛砖引玉，希望能够给长期从事压力性损伤和造口护理的临床一线护理人员提供帮助。

　　受编者水平所限，不足之处在所难免，恳请各位读者批评指正。

编　者

2021 年 8 月

目录
CONTENTS

第一章 压力性损伤的形成因素

第一节 压力性损伤的发生机制

压力性损伤是由多种因素共同作用形成的一系列复杂的病理生理变化过程，是生理学、病理学、形态学和组织学等交叉学科研究的重点。当前，最公认的压力损伤机制是持续的外力（包括压力、摩擦力和剪切力）引起的缺血性缺氧损伤。

一、缺血性损伤机制

压力性损伤的最初症状是局部血管代偿性扩张和反应性充血，这是对缺血和缺氧的自然反应，此时压迫性损伤是可逆性损伤。局部区域的持续压迫加重了组织的局部缺血和缺氧，表现为微血管充血、炎性浸润等，但此时仍是可逆性损伤。当损伤进一步加重，炎性反应加重，血液浓缩，血液黏稠度增加，微血栓形成，导致循环障碍，组织细胞变性坏死，此时的损伤为不可逆损伤。

当毛细血管承受超过32mmHg的压力时，就能引起局部组织发生细胞代谢的紊乱，内皮细胞损伤，血小板聚集，微血栓形成，从而影响组织的血液供应，导致组织细胞缺血坏死。Wistar研究表明，压迫时间与组织损伤程度成正比，压迫时间越长，组织损伤就越重。这项研究同时也说明了发生压力性损伤机制中的缺血坏死学说，当局部组织持续受到压迫时，毛细血管闭塞导致局部组织缺血坏死等病理性变化。当组织受压超过2小时，局部的组织、脂肪就会出现不可逆的缺血性变化，甚至出现坏死，最终形成压力性损伤。

随着局部组织受压压力加大和受压时间的延长，因为表皮没有血管，所以对缺氧有一定的耐受性，肌肉组织则对缺血缺氧比较敏感，导致肌肉组织进一步损伤，所以用肌肉损伤的敏感生化指标血清肌酸磷酸激酶（CPK）作为压力性损伤肌肉组织损伤的检测指标。剪切力对组织的损害作用在缺血性损伤机制中尤为显著，剪切力可以增加垂直压力的危害，可以令较大区域的血液循环出现障碍，造成组织的氧张力减弱，同时组织之间的血管被牵拉和扭曲，进而引发深部组织的缺血和坏死。

二、再灌注损伤机制

再灌注损伤是指当组织或器官经历局部缺血或缺氧并且血液恢复氧合或灌注时，对组织或器官的损害会加剧。钙超载，氧自由基的爆发，中性粒细胞的聚集和炎性因子会产生大量的活性氧，过度释放活性氧，并利用活性和细胞毒性来破坏内皮细胞。氧自由基来自酒精、吸烟或高压氧中毒。这些是外源性自由基，人体在代谢过程中还会产生一些内源性自由基。Shen 和 Jennings 发现犬心脏冠状动脉短暂闭塞之后恢复再灌注可以加速细胞内 Ca^{2+} 的积聚，钙超载之说被首次提出。钙超载可以引起线粒体功能障碍，只要线粒体膜电位降低，组织 ATP 含量就会下降，胞浆内蛋白酶、磷脂酶激活，可以导致细胞膜水肿、核裂解等变化，最终导致细胞出现不可逆损伤。

压力性损伤最严重的机制是再灌注损伤机制，Peirce 等通过大量动物实验对大鼠皮肤的血流和经皮氧分压的测量，发现局部皮肤受压 10 个小时连续缺血造成 8% 的组织损伤，5 个循环的缺血再灌注（I/R）间断性缺血 10 个小时造成 13% 的组织损伤。相关学者通过研究还发现深部组织的损伤,其发展过程是持续性、正反馈的损伤循环途径,也就是"压力-损伤-肌僵硬"的循环过程。随着肌肉组织受压范围的不断扩大,毛细血管闭塞增加,缺血缺氧的面积不断加大,肌细胞坏死增加,导致更多的肌肉组织僵硬变性,循环发展,组织损伤也将持续加重。

研究表明,白细胞参与了再灌注损伤的整个过程,损伤程度与再灌注前循环的白细胞呈线性关系。在正常情况下,大多数白细胞随血流通过血管腔。其中,有25%的白细胞沿着毛细血管和静脉内皮表面滚动。骨骼肌微血管的损伤缺血可产生白细胞-内皮细胞之间的相互作用增加了毛细血管的通透性。组织缺血后,白细胞在氧代谢和异常细胞功能中也起着非常重要的作用。活化的白细胞产生毒素,破坏内皮细胞并增加内皮细胞的通透性。活化的白细胞还释放炎性递质,引起血栓形成并加剧再灌注损伤。在缺血和再灌注期间,骨骼肌的形态、功能、微循环、肌肉纤维类型和新陈代谢发生变化。骨骼肌在长时间的缺血期间保持完好无损,但在恢复正常血流时会消耗能量。

三、细胞变形机制

正常细胞会对不断变化的内环境和外环境做出及时的反应,通过改变自身的代谢、功能和结构,以维持细胞在新环境下的活力和功能,但是,如果遇到强大的损坏因素,则会发生损坏,超出本身的适应性。受到外力作用的细胞可以在一段时间内保持稳定,但是细胞的内部环境会发生变化。当对细胞施加压力时,压力通过细胞膜从细胞质传递到细胞核,机械传导会使细胞核变形,从而引起基因表达的改变和异常的核转运。组织的持续压缩会导致细胞变形和组织破坏。低压会改变真皮组织的结构。持续施加压力后，它可能损坏骨骼肌组织并造成压力损坏。持续的细胞变形会导致皮肤发生压力性损伤。

Bouten等通过单个细胞实验首次提出细胞变性、组织损伤与压力性损伤的形成有关，学者们在体外实验中发现短时间内的细胞变性造成的损伤要大于低氧所造成的损伤。研究者推测，外部施加的机械性压力使局部组织细胞持续受压，细胞受到牵拉，从而引起细胞形态和结构发生改变。

随着细胞继续处于压力之下，内部环境在早期阶段发生变化，变形的细胞对组织是否受损具有恒定的影响，并在形成深部压力性损伤中发挥潜在作用。对组织施加2小时的压力会导致细胞变性和局部缺血，因此24小时后肌肉损伤仍会持续，而2小时的简单局部缺血损伤会在去除外力的1小时内缓慢恢复。外力导致细胞变形，增加细胞膜的通透性，并增加钙离子的流入。细胞为了适应这一现象，钙离子泵将胞浆钙离子泵出或将钙离子转运到肌质网，由于持续缺血、缺氧，ATP生成减少，促使钙离子内流增多而出现钙超载和代谢障碍等情况，最终导致局部组织发生损伤。

四、淋巴回流障碍和组织液流动机制

研究表明，压缩毛细血管后，血管完全或部分阻塞，血液灌注也改变，组织营养不足，水和大分子物质受损。血浆的胶体渗透压改变，并且组织液的静水压力也改变，从而引起细胞损伤。局部组织本身是缺血性和缺氧性的，破坏淋巴结微管，阻碍淋巴引流，阻碍组织液和淋巴液的流动，在受损区域积聚废物，组织中毒，并最终造成压力伤害。

第二节　压力性损伤与压力的关系

一、压力的作用特点

压力是来自身体的重量和作用在身体上的力，这是造成压力性损伤的第一原因。研究表明，早期压力性损伤易发生在骨突隆处的皮肤（图1-1），并且随着压力的增加和时间的变化从深部组织发展到浅表组织。长时间低压的压迫和短时间高压的压迫对皮肤受损伤害程度一样，皮肤承受的压力越大，组织耐受压力的时间越短；承受的压力越小，组织耐受压力的时间就越长。压力性损伤的发生与力度及力的作用时长呈抛物线关系，正常的毛细血管压是15~30mmHg（2~4kPa），当外部压力大于30mmHg（4kPa），局部皮肤受压时间大于2~4小时，就会影响局部组织的微循环，限制血液流动，引起局部缺血、缺氧、代谢障碍，进一步发展导致组织细胞变性，甚至坏死，而造成压力性损伤。压力的作用是从皮肤表面逐层传导至骨骼，由浅入深地扩散，而且大多数情况下不是均匀分布的，是以压力锥形式分布，越往深部，压力越大，最大压力可能出现在骨突处周围，骨骼表面的压力可增大至皮肤承受压力的3~5倍，深部肌肉承受的压力也远远高于皮肤表面，压力逐渐增大。数据显示，平卧位时，足跟所承受到的压力是50~94mmHg，侧卧位90度时，股骨大转子所承受到的压力是55~95mmHg，坐在椅子上时，坐骨结节所承受到的压力是300~500mmHg。研究表明，临床患者进行翻身的最长间隔是2小时。正常条件下，压力不足以造成血管严重堵塞而导致局部组织严重缺氧缺血，只有当压力与剪切力和摩擦力协同作用时，才会造成血管闭塞，严重影响血液循环灌注，从而导致压力性损伤。

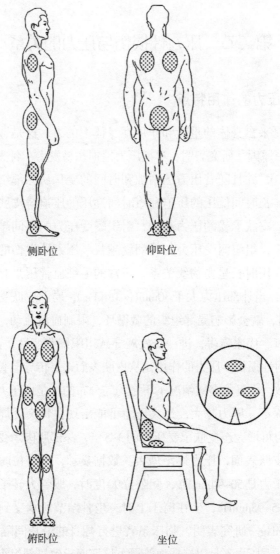

侧卧位　　　　　仰卧位

俯卧位　　　　　坐位

图1-1　压力性损伤好发部位

二、影响压力作用的相关分析

1.压力与时间的关系 当产生压力性损伤，在检查受压部位时应考虑到持续受压时间与强度两方面的关系。压力性损伤早期损害发生于骨突部位的肌肉组织，伴随着压力增加、时间延长，由深层向浅层组织发展。有研究表明，长期维持低压力比短期内高压力更容易损伤皮肤组织，即在压力性损伤形成过程中可承受的压力与持续时间成反比，压力越大，软组织耐受压力的时间越短，因此需要重视长期卧床的患者局部所受的低压力的迫害。在压力性损伤防治环节，应当关注压力与时间关系的重要性。

2.压力对组织细胞耐受性的影响 与皮肤相比，深层的肌肉、脂肪对缺血、缺氧更为敏感，易导致变性及坏死。当组织细胞的耐受性降低时，加上持续压力的作用，更易发生压力性损伤，如瘫痪或长期卧床所导致的废用性萎缩组织、瘢痕化组织及感染的组织，在压力的作用下，会增加组织细胞的敏感性。疾病因素导致血流动力学发生变化，致舒张压降低到8kPa以下导致组织灌注不足，使皮肤发生缺氧缺血，这种状况就会增大压力性损伤发生的风险。

3.压力作用与年龄的关系 研究显示，年龄越大，压力性损伤发生的概率就越大，40岁以上患者发生压力性损伤的概率是40岁以下患者的6~7倍，养老机构是高龄患者发生压力性损伤的高发地。老年住院患者每增加10岁，压力性损伤的发生率就会呈几何数递增，临床发生压力性损伤最高的年龄段是70~79岁。年龄越大，皮肤越松弛，感知觉也会降低，新陈代谢也会变慢，在皮肤如此脆弱的基础上，稍微施加压力或摩擦力，皮肤受损的概率就会变大。

三、压力评估要点

压力性损伤不仅伤及皮肤，更会伤及皮下组织、肌肉及骨骼，深部组织承受的压力更大，更容易缺血缺氧，因此，当皮肤出现较小或较浅的损伤时，一定不能大意，这是一个危险信号，提示深部组织可能已经出现了明显的损伤，在深部组织发生坏死，而皮肤破溃之前，下列症状具有一定的提示意义：局部水肿、发热、硬结、波动感等。这些都要求护士在评估局部受压情况时，需要询问患者的体位、持续时间、翻身间隔时间及翻身的方式，翻看患者的翻身记录，检查患者的活动能力、肢体活动度，触摸患者的肤温，观察骨突处皮肤的颜色、温度、弹性、完整度，结合患者的年龄、原发病、体重、肢体障碍的类型、意识状态等，作出综合性的判断。压力作为压力性损伤的最主要危险因素，全面准确的评估对压力性损伤的防治至关重要。

第三节　压力性损伤与皮肤微环境的关系

一、压力性损伤与体温的关系

（一）压力性损伤与高体温的关系

体温升高是压力性损伤发生的一个重要原因，若患者体温过高，出汗变多，过多的汗液会把被子、床单以及患者衣服浸湿，皮肤与接触面之间的摩擦力变大，增大了压力性损伤的易感性。组织的新陈代谢需氧量会随体温升高而增加，体温每升高1℃，组织的需氧量就会增加10%。温度的变化和新陈代谢及耗氧量成正比，从而压缩组织并引起局部缺血，导致无法提供氧气和营养，从而导致压力受损。人体温度过高时，组织耗氧量增加，新陈代谢增加。当体温下降时，身体会产生大量汗水，皮肤变得湿透，并发生摩擦。如果人体温度过低，压力和血液供应不足会导致压力伤害，从而阻碍人体的外周血液循环。Suriadi等实验显示：体温高于37.4℃时较体温低于37.4℃时发生压力性损伤的概率显著增高，差异具有统计学意义，也证实了体表温度相对较高时，会使压力性损伤发生率升高。有研究指出，缺血期间，皮肤温度升高1℃相当于对皮肤增加12~15mmHg的压力，由此可见，在压力下，局部组织的皮肤温度升高会增加压力性损伤的风险。因此，预防压力性损伤的发生，需要控制受压部位温度在正常温度范围内。

文献报道，对进入监护室治疗的患者，应用便携式红外热成像仪外接探头获取患者皮肤温度的方法，对患者骶尾部（被认为发生压力性损伤较高风险区域）与距离骶尾至少10cm处的远端皮肤区域（被认为发生压力性损伤风险最小区域）之间的温差变化进行了研究，研究结果显示：受压组织与正常组织皮肤温度形成的温度差异越大，皮肤损伤越严重，压力性损伤的发生风险越高。另外，护理人员监测了354例骶尾部发生压力性损伤患者的皮肤温度，结果显示：骶尾部发生压力性损伤患者的皮肤温度明显高于正常皮肤温度。综上表明：体温升高可以作为预测压力性损伤发生的一项有力标志，在临床工作中，护理人员可以通过监测受压部位皮肤温度变化，筛选压力性损伤高危人群，当发现局部受压皮肤温度升高时，采取相应干预措施，控制其适宜温度，从而预防压力性损伤的发生。

（二）压力性损伤与低体温的关系

目前，由于关于压力性损伤皮肤温度变化的研究处于初期，对于皮肤温度降低是能预防和治疗压力性损伤，还是会引起压力性损伤增加仍有不同的观点，尚待进一步研究证实。

有研究报道，亚低温（28℃~35℃轻中度低温）能预防和治疗压力性损伤，有学者对大鼠进行了动物模型实验，结果显示：局部低温可以使大鼠骨骼肌细胞损伤和凋亡减慢，减轻大鼠压力性损伤的进一步发展。采用亚低温降温治疗预防压力性损伤的实验中，实验组接受亚低温治疗的患者均未出现压伤，而常规护理的对照组压力性损伤发生率较高。

当体温过低时，机体的外周循环紊乱及障碍，在压力作用下的局部组织毛细血管收缩，导致缺血、缺氧，会对血管内皮和细胞膜造成损伤，也容易引起压力性损伤的发生。有研究者将压力作用下皮肤温度高于邻近皮肤温度组作为"热"组，将压力作用下皮肤温度低于邻近皮肤温度组设置为"冷"组，结果显示："热"组发生压力性损伤的患者数量低于"冷"组。结果表明，在压力作用下皮肤温度的降低可能增加压力性损伤的发生率。有研究认为，手术过程中低体温对发生压力性损伤有一定的影响，当体温低于36℃，持续时间大于30分钟时，身体关闭外围循环，导致受压局部皮肤血液供应进一步减少，更容易发生压力性损伤。

二、压力性损伤与潮湿的关系

皮肤发炎和潮湿后，表面的pH值发生变化，皮肤角质层的保护能力降低，屏障的保护作用降低，皮肤组织破裂，有害物质产生并通过，细菌繁殖并发生细菌感染。当皮肤长时间暴露在过度潮湿中时，皮肤的结缔组织会变软，皮肤的拉伸强度会下降，皮肤的弹性会下降，抵抗力也会减弱，并且皮肤的压力和摩擦力会降低。美国健康保健政策研究署制定的指南指出：因大、小便失禁，过度用水擦洗等会导致局部皮肤过度刺激和摩擦，从而导致皮肤受损。

研究表明，潮湿皮肤造成压力性损伤的可能性是干燥皮肤的五倍。皮肤受潮湿刺激将使发生压力性损伤的风险增加22倍。Bates等和Guihan等的研究都表明，发生了压力性损伤部位的皮肤较正常部位的皮肤湿度明显增高。但是Yoshimura所做的研究，却没能证明汗水可以作为微环境控制的定量指标，可能是受仪器的精确度和环境温湿度影响。但是，皮肤长时间受潮湿的刺激，会破坏皮肤角质层结构，使皮肤pH值提高，破坏皮肤的酸碱度，增加皮肤的渗透性，并使皮肤的屏障功能降低，极易发生压力性损伤，是毋庸置疑的。

皮肤的角质层在皮肤的屏障功能中发挥主要作用，可以保持体内水分与营养物质的平衡，可以阻止有害物质的入侵。角质细胞与其细胞间脂质紧密排列，角质细胞间由蛋白成分连在一起，这种结构又可以对水分进出角质层进行调节，防止皮肤脱水或水分过多。若皮肤持续受粪便、尿液、汗液、伤口渗出物、分泌物和其他潮湿刺激的影响，就会致使大量的水分在细胞间隙和角质形成细胞间积聚，造成皮肤过度水化，损坏皮肤正常的屏障功能，使皮肤的抵抗力下降，皮肤酸碱度升高，刺激物的经皮通透性增加更加容易渗透到皮肤深层，使皮肤的摩擦系数增加，摩擦力或剪切力造成皮肤的损伤增加，加大了发生压力性损伤的风险。

Mugita等在经蛋白酶浸渍处理后的皮肤和正常皮肤上均接种铜绿假单胞菌，结果显示：经蛋白酶浸渍处理后的皮肤引起严重的组织损伤，细菌渗透到真皮层，并形成大量的菌团，引发炎症细胞明显浸润；而在正常皮肤实验中，细菌进入被皮肤的屏障功能阻止，只有表皮含有铜绿假单胞菌。

三、改善皮肤微环境

（一）监测受压皮肤温湿度

大量研究已表明，压力性损伤的发生率受皮肤微环境的影响，皮肤表面温湿度过高或过低对压力性损伤都是不利的，控制微环境必须准确监测皮肤温湿度。临床工作中，护理人员应采集受压皮肤表面温湿度，获取有效数据并进行统计，以采取一定的预防措施和治疗方法，可以有效减少或延缓压力性损伤的发生。目前，人体表面温度的测量方法主要有两种：一种是接触性测温法，另一种是非接触性测温法。接触性测温法有电子温度传感器、热电阻等，这类测温法测量时需要把传感器贴在受测皮肤处，感受器紧贴皮肤，会影响到受测皮肤的温度，测量精确度不够，测量存在一定误差；非接触性测温法有红外测温仪、微波测温仪等，这类测温法可通过接受微波辐射或人体红外辐射来测量皮温，不需要与人体皮肤接触，测温快速，精确度较高。目前对皮肤湿度的测量方法比较有限，主要有使用近红外光谱仪、核磁共振光谱仪对皮肤角质层水分子直接进行检测，利用汗水计或物理方法测量皮肤角质层的含水量，通过皮肤表面电导或电容法测量皮肤角质层的含水量等。

（二）尽量减少皮肤暴露于潮湿环境

粪便、尿液刺激皮肤时，细菌和氨等会加速和破坏酶活性，使皮肤pH值增加，对皮肤损害巨大，所以，对于大、小便失禁的患者，需要做好清洁工作，及时清除皮肤表面上排泄物中刺激性的物质，减少皮肤暴露于潮湿环境。清洗时应使用温和的清洗剂，避免使用肥皂，以免破坏皮肤的酸性保护膜，因为肥皂水会洗掉皮肤表面脂质，皮肤变得更加干燥，更加脆弱。对于皮肤干燥患者，可以使用霜状保湿产品涂抹，保持皮肤正常含水量。可以选择具有防潮、防刺激功能的皮肤保护剂喷洒在受潮湿刺激的皮肤，这类皮肤保护剂可以在皮肤表面形成一层浸渍泡沫状或雾状保护膜，减少或防止刺激物的渗透。

（三）尽量减少皮肤持续高温

如果患者体表温度过高，可以减少患者衣物、被服，进行温水擦浴、冰袋物理降温，降低环境温度，加速汗液蒸发，从而降低体温。也可以在皮肤受压处使用医用降温贴，以降低局部皮肤温度过高对皮肤带来的损伤。

（四）使用功能型敷料保护皮肤微环境

目前临床上应用的功能型敷料有很多，大致有泡沫型敷料，透明敷料和液体敷料三类，均对皮肤微环境有很好的保护作用。此类敷料不仅具有较好的通透性，还可以减轻局部皮肤的压力，从而减小力学因素对压力性损伤造成的影响。临床工作中，护理人员要多学习，全面了解各类敷料的作用原理及其主要功能，为不同分期患者选择适合的敷料类型，维持局部皮肤微环境的温湿度，从而促进压力性损伤的愈合。

（五）选择合适的支撑面改善皮肤微环境

与皮肤表面直接接触的衣物及床单材质的选择，对于预防压力性损伤尤为重要。有文献报道：衣物及床单选择合成纤维可以促进汗液蒸发，减少摩擦，降低隔热，能有效预防压力性损伤。有学者让实验对象分别坐于2D和3D织物的衬垫上45分钟，并使用相同的木椅，评估不同衬垫对皮肤微环境的影响。结果显示：2D织物衬垫棉纤维吸水能力强，使皮肤水分流失率略升高；使用3D织物衬垫患者，由于3D织物衬垫更利于空气流通，因此皮肤水分和热量更容易向环境中扩散。研究证明：水床垫、高气体流失式床垫、低气体流失式床垫较泡沫床垫具有更好的散热能力；水床垫、高气体流失式床垫、低气体流失式床垫较泡沫床垫控制皮肤微环境的能力更高，条件允许时尽量选择应用这几类床垫。

支撑面的选择不仅要考虑压力性损伤与皮肤微环境之间的关系，还要考虑其舒适度、功能性、易操作性和经济性。目前，国内可选择的减压工具较少，应用时对于不同的患者无法满足全部选择合适的减压工具，以上的减压床垫并没有全部普遍采用，使用传统气垫床较多。因此，医院应将减压工具选择范围扩大，制定减压床垫统一的使用管理制度，加强医务人员对微环境与支撑面之间关系的学习，以便选择合适的支撑面改善皮肤微环境，在预防压力性损伤中发挥更好的作用。

应对高危压力性损伤患者或已经存在压力性损伤的患者进行皮肤温湿度监测和评价，探讨皮肤温湿度引起压力性损伤的临界值和相关客观指标，得出预防压力性损伤的最佳皮肤温湿度的客观指标，以预防压力性损伤，控制皮肤微环境的稳定性，从而减少或预防压力性损伤的发生。总之，研究皮肤微环境因素对压力性损伤的影响，在以往预防和治疗压力性损伤的基础上，从多方面实施综合护理措施，从而降低压力性损伤的发生率。

第四节　压力性损伤与营养的关系

一、营养状态评估

改善患者的营养状况，可以对压力性损伤的发生进行预防，也可以促使已经形成的创面的愈合变快。临床工作中评估患者营养状态可以对患者的营养状况进行估计和判断，及时发现存在营养不良风险较高的患者，对患者营养不良的程度进行辨别，寻找产生营养不良的原因，分析营养不良对创面愈合的影响，可以当作为患者制定个体化营养计划的可靠依据，在营养治疗过程和护理方面提供准确信息等。因此，对患者的营养状况进行评估是必要的，同时需要加强医生与患者及其家属的沟通，根据营养不良程度给予患者合理的营养支持，保证满足机体的基础需要量和消耗量，从而促进压力性损伤的愈合。

目前临床上常用的营养评估方法有很多，以下几种为常用的评估方式。

（一）体重

标准体重计算方法较普遍采用的有两种：

一种是：标准体重（kg）=［身高（cm）–100］×0.9

另一种是：男性标准体重（kg）=身高（cm）— 105

女性标准体重（kg）=身高（cm）— 100

实际体重占标准体重的百分比（％）=（实际体重／理想体重）×100％。

结果判定：＞120％为肥胖；110％~120％为超重；90％~110％视为营养良好；80％~90％为轻度营养不良；70％~79％为中度营养不良；0％~69％为重度营养不良。肥胖可能是因为水钠潴留，而实际瘦组织群量仍减少。

（二）体质指数（BMI）

体质指数（BMI）=体重（kg）÷身高（m）^{2}（国际单位kg/㎡）

理想值为18.5~23.9；轻度营养不良为18.5~21；中度营养不良为15~18.4；＜15者为重度营养不良；≥24为超重。

（三）肱三头肌皮肤褶皱厚度（TSF）

肱三头肌皮肤褶皱厚度可以对体内脂肪含量进行间接判定。世界卫生组织（WHO）将测量肱三头肌皮肤褶皱厚度列为营养调查的必做项目。

标准值：男性为11.3~13.7mm，女性为14.9~18.1mm。营养状况根据测定值相当于标准值的比例来判断，测定值相当于标准值＜60％为重度营养不良，测定值相当于标准值的60％~80％为中度营养不良，测定值相当于标准值的80％~90％为轻度营养不良。

（四）上臂肌围（AMC）

上臂肌围可以作为一项评价总体蛋白储存的较为可靠的指标。假定上臂为圆筒，不考虑上臂骨径，对上臂中点处的围长（AC）和三头肌部皮褶厚度（TSF）进行测量。计算公式：AMC（mm）=AC（mm）−3.14×TSF（mm）。正常值：男性为228~278mm；女性为209~255mm。

（五）实验室指标

1.血清白蛋白 血清白蛋白水平包括白蛋白和总蛋白水平，可以作为评价营养不良的一项主要实验室指标，同时也是预测因营养不良致使压力性损伤发生的一个重要指标。当白蛋白水平减少时，可致使血浆渗透压下降，增加组织间水肿，从而使压力性损伤发生的危险性加大。

2.血清转铁蛋白 血清转铁蛋白程度通常与体内铁元素的储存状态有关，营养不良时可见血浆水平低。

3.肌酐身高指数（%） 肌酐身高指数可以判断体内骨骼肌含量。

4.氮平衡试验 可初步判断体内蛋白质分解和合成代谢状况。

5.总淋巴细胞计数 总淋巴细胞计数小于1.5×10^9/L为营养不良，（2.5~3.0）$\times 10^9$/L为营养正常。

（六）电生理阻抗

电生理阻抗是指利用生物组织（瘦肉组织群和脂肪组织）导电性的差异，计算出相应组织的含量。

（七）主观综合评价

采用营养评估量表的形式，询问患者的既往史，手术史，现患疾病类型和病程，近期膳食摄入情况等进行评估，以了解患者的营养状况。

目前，临床上经常使用的营养评估方法和筛查量表有很多，使用较为普遍的主要有：营养风险筛查表（NRS–2002）（表1–1）和微型营养评价量表［MNA–SF］（表1–2）。

表1–1 营养风险筛查评分表（NRS–2002）

疾病评分	评分1分：髋骨骨折、慢性疾病急性发作或有并发症、血液透析、肝硬化、一般恶性肿瘤、糖尿病 评分2分：腹部大手术、脑卒中、重度肺炎、血液恶性肿瘤 评分3分：颅脑损伤、骨髓移植
营养状态	BM < 18.5（3分） 注：因严重的胸腹水、水肿得不到准确的BMI值时，无严重肝肾功能异常，用白蛋白替代的（3分） 体重下降> 5%：3个月内（1分）；2个月内（2分）；1个月内（1分） 周内进食量较从前减少:25%~50%（1分）；51%~75%（2分）；76%~100%（3分）

年龄评分	年龄＞70岁（1分） 年龄＜70岁（0分）

1分：慢性疾病患者出现并发症而住院治疗，患者虚弱但不需卧床，蛋白质需要量略有增加但可通过口服来补充；

2分：患者需卧床，如腹部大手术后，蛋白质需要量相应增加，但大多数人可以通过肠外或肠内营养支持得到恢复。

3分：患者在加强病房中靠机械通气支持。蛋白质需要量增加，而且不能被肠内或肠外营养支持所弥补；但是，通过肠外或肠内营养支持，可使蛋白质分解和氮丢失明显减少。总分值≥3分需制定营养计划，营养风险筛查总分记录在首次护理记录单上若总分值≥3分，汇报医生予以饮食指导。

表1-2 微型营养评价量表（MNA-SF）

项目	评分标准				日期（ ）年			
	0分	1分	2分	3分				
过去三个月内有没有因为食欲不振、消化不良、咀嚼或吞咽困难而减少食量	食量严重减少	食量中度减少	食量没有减少					
过去三个月内体重下降情况	体重下降大于3kg	不知道	体重下降1~3kg	体重没有下降				
活动能力	需长期卧床或坐轮椅	可以下床或离开轮椅，但不能外出	可以除去					
过去三个月内有没有受到心理创伤或患上急性疾病	有		没有					
精神心理问题	严重痴呆或抑郁	轻度痴呆	没有精神心理问题					
F1：体质指数（BMI）	<19	19~21	21~23	≥23				

续表

项目	评分标准				日期（　　　　）年	
	0分	1分	2分	3分		
F2：小腿围（CC）cm	<31			≥31		
总分						
责任护士签名						
患者/家属签名						

说明：1. 体质指数（BMI）=体重（kg）/身高（m）^{2}，如果不能取得BMI，请以问题F2代替F1。如已完成问题F1，请不要回答问题F2。

2. F2的测量方法：屈膝90°，测小腿最粗部位，精确到0.1cm。在该处上下两处再做测量，取最大值。

3. 患者入院时、第2周、第6周进行评估，有病情变化随时评估。

4. 评分标准：0~7分：营养不良；8~11分：有营养不良的风险；12~14分：正常营养状况。

5. 如患者存在营养不良的风险，应报告医生，进行营养干预。

6. 本表适用于评价老年人营养状况。

二、压力性损伤患者的营养支持

应根据患者的营养需求和饮食摄入情况，对压力性损伤风险高危患者进行营养状况的评估和筛查。根据相关循证医学指南，存在营养不良或者有营养问题可能发生压力性损伤的患者，若无肠内营养禁忌，可提供满足患者营养需求的充足的肠内营养和水分。对于急、慢性疾病或即将接受手术治疗而导致有营养风险或压力性损伤风险的患者，在正常膳食之外，还应提供高蛋白质混合口服营养补充剂和（或）管饲营养。

患者的皮肤营养状况需认真关注，如皮肤弹性、颜色、温度、感觉等，以便及时发现存在的营养不良状态，能够及时给予合理的营养支持，改善患者的营养状况及保护皮肤的屏障功能，使机体抵抗力增强。根据患者的体重及胃肠功能状态以及是否存在糖尿病、肾病或其他疾病等制定相应的营养方案。

特别需要注意的是对高危患者的营养指导。糖尿病、高血压、肾功能不全、肝功能不全、高龄老年以及患有其他疾病等营养不良高危患者，也是压力性损伤发生的高危人群，应根据患者病情及医嘱为其选择合适的饮食种类。口服饮食营养最为全面，在病情允许的情况下鼓励患者经口进食，给予合理充足的营养，若仍营养不足可由肠内或肠外补充营养液。

（1）糖尿病患者：高血糖患者微循环较差，压力性损伤的发生率较高，对于已经存在压力性损伤创面的患者，血糖不稳定会直接影响到创面的愈合。糖尿病患者多伴有其他慢性疾病，可能存在周围神经病变、自主生活能力降低、身体功能退化、食欲减退、糖尿病饮食相对受限等情况，这些都会致使糖尿病患者不能均衡摄入营养。糖尿病患者必须依照糖尿病饮食要求合理膳食，遵医嘱按时应用降糖类药物治疗，将血糖控制在接近正常范围，从而避免皮肤损伤及感染。

（2）高血压患者：高血压患者需在药物治疗控制血压的同时配合饮食治疗，饮食宜限钠，补钾，适量增加矿物质的摄入，摄入适量脂肪和蛋白质，补充碳水化合物与维生素，平衡膳食。每天盐的摄入量应＜5g。

（3）肾功能不全患者：合理的饮食指导对肾功能不全患者的治疗具有重要意义，既可以提供人体代谢所需要的营养物质，又可以维持水、电解质和酸碱代谢平衡，从而减少营养不良的发生，促进疾病康复，改善患者的生命质量，延缓肾功能不全的进展。

（4）肝功能不全患者：应给予高热量、高蛋白、低脂肪饮食，给予充足维生素，多食用新鲜水果和蔬菜。

（5）高龄老年患者：随着年龄的增长老年患者基础代谢率逐渐降低，患者食欲下降，大部分高龄老年患者牙齿不好影响咀嚼功能，限制食物的选择种类，以及高龄老年患者各器官功能都随年龄增长有不同程度的下降，这些都增加了高龄老年患者营养不良的可能性。要保证患者摄入充足的营养，对于已发生压力性损伤的部位及时观察患者皮肤变化情况，确保压力性损伤分期的准确性，按照分期正确给予皮肤护理。

（6）有低蛋白血症、腹水及贫血患者：此类患者在输注白蛋白、血浆和全血基础上，还必须通过膳食补充足够能量和维生素，增加蛋白质的摄入，以增加皮肤弹性。发生压力性损伤的患者蛋白质丢失及消耗更加显著，并且创面愈合也需要营养，营养需求量增加，必须给予合理的营养支持。尽管压力性损伤患者需要足够的能量和蛋白质，但事实上有很多原因会导致摄入不能满足患者的需要量，因此，对压力性损伤患者必须采取有效的营养支持，以保证他们的营养摄入量。

第二章　压力性损伤的危险评估

第一节　压力性损伤的分级和护理

压力性损伤（pressure injury，PI）是由美国国家压力性损伤咨询委员会（National Pressure Ulcer Advisory Panel，NPUAP）在2016年4月在芝加哥举办的NPUAP 2016压力性损伤分期共识会议中首次提出的，NPUAP将压疮（Pressure Ulcer，PU）正式更名为压力性损伤，扩大了压疮的原有范畴，重新明确了压力性损伤的定义及分期，将压力性损伤分为1期压力性损伤、2期压力性损伤、3期压力性损伤、4期压力性损伤、不可分期压力性损伤、深部组织压力性损伤、黏膜压力性损伤和设备相关压力性损伤。

一、1期压力性损伤

（一）临床表现

局部皮肤组织完好，指压时红斑不会消失，出现非苍白性发红，深肤色人群可能会出现不同的表现。与周围皮肤相比，局部呈现出的红斑、感觉、温度和硬度变化可能会先于视觉的变化。颜色变化不包括紫色或褐红色变色，如果出现这些颜色变化则表明可能存在深部组织损伤（图2-1）。

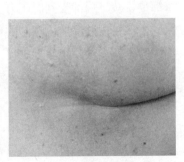

图2-1　1期压力性损伤

（二）处理措施

1.解除局部压迫

（1）规律翻身：减少皮肤局部受压的时间可以预防压力性损伤的发生，应定期制定变换体位和翻身的时间表，其翻身的频率应根据患者的皮肤组织所能承受的能力、活动水平、治疗情况以及皮肤状态来决定。研究表明，卧于减压床垫的患者可以每2~4小时翻身1次，卧于普通床垫的患者至少每2小时翻身1次。为患者翻身时，动作不应该太鲁莽，要轻轻地注意保护患者，避免拖拉硬拽等动作。

（2）使用减压用具：气垫床可以增加身体和床面的接触面积，分解身体自身重力对骨突出部位的压力，同时能够缩短局部皮肤受压的时间。使用气垫床时，膨胀起来大概10cm，气垫床下应垫有约5cm的软质床垫起到缓冲作用。先将气垫床充满气再将患者移于气垫床上，根据患者体重来判断充气程度，调整气垫床出气量，避免尖锐器具刺破气囊。再就是各种体位垫的正确使用，用足跟保护装置或腓肠肌下垫软枕保持足跟部悬空，以减少压力和摩擦力。局部受压皮肤也可使用减压垫、软枕、海绵或自制减压球，减轻局部压力。避免使用泡沫环或圆环型装置，因为此类装置可以阻断皮肤的静脉回流，增加组织水肿和静脉充血。坐椅子或轮椅时，需要使用静态空气椅垫或者海绵垫，减轻局部受到的压力。

2.保持皮肤清洁

潮湿的环境容易诱发压力性损伤，有利于微生物的滋生，皮肤易被摩擦破损。大、小便失禁的患者，除了潮湿的环境，还有化学性刺激，更易加重皮肤的损伤，因此大、小便或流汗引起的潮湿都应该随时清洗干净。除了会阴清洗以外，还要保持全身清洁，每日用温水擦浴或隔日淋浴，涂抹润肤乳保持滋润干爽。

3.加强营养

首先了解患者目前的营养程度，多摄入高蛋白的食物，纠正营养不良，避免蛋白和血色素减少的情况，多补充各种微量元素，增加营养，使伤口更快更好地恢复。

4.局部处理

（1）用温水轻轻清洗局部发红皮肤，擦干，以降低局部皮肤的细菌密度，提高清洁度。

（2）正确使用敷料：选用对皮肤刺激小的水胶体敷料或半通透性膜敷料，尽量选择透明敷料，以便于观察局部皮肤的颜色和状况。贴敷料时注意不要污染，不要增加局部的张力，保护周围的皮肤组织。半通透性膜敷料以零角度贴于创面上，使敷料和创面紧密贴合，避免出现水蒸气和空气积聚。去除敷料时，避免90°撕拽，防止去除时损伤皮肤组织。或使用泡沫敷料贴于发红皮肤，3~5天进行更换。

（3）定期检查皮肤：班班认真交接皮肤，每次更换敷料时注意检查局部皮肤状况，检查受压部位有无好转，有无加重，有无新的损伤出现。

（4）预防剪切力：使床头小于30°，避免90°侧卧位或者半坐位，预防剪切力导致的损伤。坐轮椅时注意解剖、姿势、体重分布和脚的支持，每次坐轮椅时间要小于1小时，预防机体下滑产生剪切力。

二、2期压力性损伤

（一）临床表现

部分真皮层缺损，伴有真皮层暴露，伤口表面是有活性的，基底面表现为粉红色或红色，潮湿，可能呈现完整或破裂的血清性水疱，脂肪层和更深的组织不暴露，无肉芽组织、腐肉和焦痂等。在不良的环境中，骨盆和足跟等处受剪切力的影响通常会导致2期压

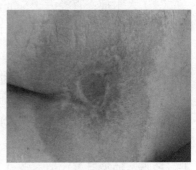

图2-2　2期压力性损伤，
周围色素沉着

23

力性损伤。该期应与潮湿相关的皮肤损伤（MASD）如尿失禁性皮炎（IAD）、擦伤性皮炎（ITD）、医用胶粘剂相关的皮肤损伤（MARSI）或创伤性伤口（皮肤撕裂、烧伤、擦伤）区分鉴别（图2-2）。

（二）处理措施

1.减少摩擦　水疱是在皮肤受刺激或其他损伤后反应形成的，水疱内的液体多为透明的组织液，由于皮肤长时间的受压，使血管更加敏感，血浆蛋白更容易进入到组织液，使其渗透压增大，组织液增多。在局部减压的基础上，密切观察皮肤创面的状况，防止水疱破裂，保护创面，预防感染，促进伤口愈合。

2.水疱的处理

（1）小水疱：直径小于5mm，疱内组织液小于0.5ml的应让其自行吸收，不要破坏局部小水疱。为了减少对水疱的摩擦刺激，有效隔绝细菌，防止外源性物质污染伤口，避免伤口出现感染，可以消毒后用水胶体覆盖在水疱上，以零角度粘贴，使其很好地融合，防止出现气泡。透明敷料易于观察伤口情况，并且使伤口处在低氧、湿润、密闭的环境中，水疱内的渗液能够快速吸收，防止分泌物浸渍周围皮肤，保持其完整性。如需更换敷料，采用轻轻牵拉对角线的方式，慢慢地从周边向中间去除，不要90°撕拉。

（2）大水疱：直径大于5mm，疱内组织液大于0.5ml的应抽吸出液体，保留疱皮，促进创面的愈合。可消毒后采用1ml注射器抽出液体，尽量选择多个部位进行穿刺，确保疱内液体及时排出不再形成新的水疱。再用无菌棉签挤压干净疱内液体，表面喷洒粉剂，粘贴半透膜或者水胶体敷料，紧密贴合皮肤，防止出现气疱，待水疱吸收以后再撕除敷料。或者消毒水疱后，剪取比水疱范围大的水胶体油纱盖在水疱上，然后再粘贴水胶体敷料，消毒后用1ml注射器在不同的地方进行抽吸，抽吸后再次消毒敷料。若疱内液体大于2ml的可用此方法进行反复抽吸，直至无液体渗出。

（3）水疱合并感染：去除水疱壁，消毒皮肤，应用抗生素控制感染，禁止使用密闭性的敷料覆盖。

（4）表面破损：表皮水疱已破溃，疱皮部分存在或者缺失，渗出液较多的，消毒后去除残留在伤口上表皮破损组织，擦干后根据伤口情况及基底状况选择适当的敷料。

三、3期压力性损伤

（一）临床表现

皮肤全层缺损，溃疡面可呈现皮下脂肪组织和肉芽组织，伤口边缘有卷边（上皮内卷）现象，可能存在腐肉和（或）焦痂。深度按解剖位置而异：皮下脂肪较多的部位可能会呈现较深的创面，在无皮下脂肪组织的部位（包括鼻梁、耳廓、枕部和踝部）则会呈现为表浅的创面。可能出现潜行和窦道，但不暴露筋膜、肌肉、肌腱、韧带、软骨和

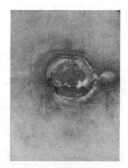

图2-3 3期压力性损伤

骨头。如果腐肉或坏死组织掩盖了组织缺损的程度，即出现不明确分期的压力性损伤（图2-3）。

（二）处理措施

1.局部处理

（1）伤口清洗：应根据渗液量、气味判断感染的严重程度和决定更换的间隔时间，一般48~72小时清洗更换1次，清洗时要清洗5~10cm直径内的皮肤，以控制感染。研究表明，清洗液可以选择饮用水、蒸馏水、冷开水或者生理盐水清洁伤口。

（2）物理干预：高电压脉冲电刺激治疗可以促进蛋白合成，增

强杀菌效果，促进伤口上皮化，缩短愈合的时间。每周3~5次，每次10~20分钟。此外，还可以使用脉冲射频能量治疗，传递固定剂量的非电离、非致热的无线电频能量，每日2次，每次30分钟，8~12小时进行1次，然后使用水凝胶自溶清创或者使用含银敷料抗感染。或者使用红光或红外线每天照射2次。每次10~20分钟，增加伤口血流速度，提高伤口温度，使伤口更快恢复。

（3）清创：使用水凝胶涂抹组织，并用生理盐水纱布进行覆盖，实施自溶清创再结合镊子搔刮机械清创，水凝胶敷料可以填充伤口的任何死角软化和溶解坏死组织与腐肉结合机械清创，可以加速清除附着在伤口床表面的坏死组织和腐肉，缩短愈合时间，提高治愈率。

（4）正确使用敷料：根据湿性疗法原则和敷料的不同特性，结合治疗目标、经济状况和敷料的可获得性等因素，选择合适的敷料。研究发现，银作为一种广谱的抗菌物质，可溶时才有其生物学相关效应。银和敷料结合在一起，增强了银的效果，使换药频率没那么频繁。对于已经出现感染的压力性损伤，可以使用含银敷料贴于患处，来进一步控制感染，使伤口更快地恢复。

2.全身干预

（1）精准评估：采用Braden量表动态进行危险因素的评估，患者入院时进行压力性损伤风险评估，有病情变化随时评估。

（2）营养支持：治疗非营养不良患者的压力性损伤时，考虑特定的营养补充，足够的营养支持可以促进压力性损伤的愈合，包括改变蛋白质–能量和（或）微量营养素的不足。国外指南中建议针对患者的压力性损伤数量和分期、营养状态、并发症和对营养干预的耐受程度，决定每个患者适当的蛋白质摄入量。

四、4期压力性损伤

（一）临床表现

全层皮肤和组织的损失，溃疡面暴露筋膜、肌肉、肌腱、韧带、软骨或骨溃疡。通常可见腐肉或焦痂。上皮内卷，潜行，窦道经常可见。深度按解剖位置而异。如果腐肉或坏死组织掩盖了组织缺损的程度，即出现不明确分期的压力性损伤（图2-4）。

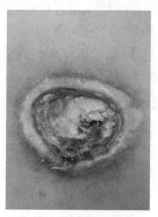

图2-4　4期压力性损伤

（二）处理措施

1.局部处理

（1）创面处理原则：红色伤口尽量保护伤口及其周围组织，保持伤口局部湿润清洁；黄色伤口要清洁伤口和消炎，清除脓性分泌物，控制局部感染；黑色伤口要清创，尽早清除坏死组织；混合性伤口指的是红色和黑色混合性伤口，黄色和黑色混合性伤口，红、黄、黑混合性伤口，处理时以清除黑色坏死组织，去除黄色分泌物，控制局部感染，保护红色肉芽组织为原则。

（2）伤口清洗：可以用与3期压力性损伤同样的生理盐水等清洗伤口，但也要考虑4期压力性损伤的深度深、范围广、有潜行引流不畅等，在清洗伤口的同时还应考虑充分引流和破坏细菌定植及生长繁殖的环境。研究表明，低压脉冲式灌洗治疗可用于被多重抗药性细菌定植或感染的压力性损伤，能够有效破坏细菌的定植环境，控制细菌生长，防止污染环境和传播。脉冲式灌洗治疗通过对生理盐水进行脉冲加压，形成水流对压力性损伤伤口进行直接的局部水疗。

（3）清创：通过清创引流来改善局部组织的炎症和水肿，除了外科清创以外，研究显示还可以用自溶清创、保守性锐器清创、机械清创或联合应用清创方法，降低操作风险，让伤口更快地恢复。

（4）负压伤口治疗：研究表明，在相同的治疗时间内，负压伤口治疗组的压力性损伤的面积缩小率比标准的伤口治疗更好。按照国外权威学术机构制定的相关指南或一致性文件要求，在清创后实施负压治疗，负压值为–125mmHg，负压吸引5分钟，然后再间歇2分钟左右，连续治疗2周，如果伤口面积缩小率≥40%，说明负压治疗是有效的，可以继续治疗1~2周。

（5）物理干预：电刺激可以直接作用于伤口，每周3~5次，每次10~20分钟，电刺激能够促进白细胞趋化，加快组织氧输送，改善组织灌注，减轻水肿，抑制细菌生长，改善血流动力和伤口张力。另外，脉冲射频能量治疗和红外线照射也能有效改善伤口血流，升高伤口温度，促进消炎，加快伤口的愈合速度。

（6）正确使用敷料：根据湿性疗法原则和敷料的不同特性，结合治疗目标、经济状况和敷料的可获得性等因素，选择合适的敷料。感染性伤口用含银敷料后恶臭味减少，伤口渗出液减少，伤口可以更快地愈合。培养结果转阴后，用藻酸盐敷料填充伤口和潜行，促进肉芽生长，等肉芽组织增生到与皮肤表面平齐时，使用聚氨酯泡沫敷料或者水胶体片剂覆盖伤口。

（7）减压：周期性减压方案可减少骨突部位的压力负荷，显著促进受压区的组织灌注，减压至少维持3分钟，全面恢复受压区域组织的血液供应。

2.全身干预

（1）精准评估：采用Braden量表动态评估危险因素，患者入院时进行压力性损伤风险评估，有病情变化随时评估。

（2）营养支持：各种营养物质的供应，包括蛋白质、精氨酸、维生素等都是必需的，通过经口营养支持提供额外的营养素可以作为伤口和组织修复和再生的基础。营养补充也可以让患者更加舒适，减少伤口护理成本和护理时间。监测能量摄入，及时规划适当的指南性营养干预措施，以满足能量需求。

五、不可分期压力性损伤

（一）临床表现

全层皮肤和组织缺损，其表面的腐肉或焦痂掩盖了组织损伤的程度，一旦腐肉和坏死组织去除后，将会呈现3期或4期压力性损伤。在缺血性肢体或足跟存在不明确分期的压力性损伤，当焦痂干燥、附着（贴壁）、完整、无红斑或波动感时不应将焦痂去除（图2-5、图2-6）。

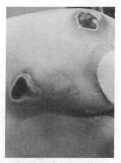 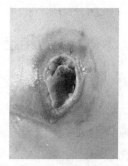

图2-5　2期加不可分期压力性损伤（黑色的是不可分期）　　图2-6　不可分期压力性损伤（黑色的是不可分期）

（二）处理措施

1.清除坏死组织　根据坏死组织水化和溶解的程度，小心剪开痂皮，局部伤口分次逐步清除坏死组织，不要引起出血和新的创伤，保护患者和护理的安全。确定是3期或4期压力性损伤后再按其分期进行处理。

2.抗感染 指南建议，评估伤口面积及深度、组织类型、渗液量等，怀疑有条件致病菌感染时取伤口分泌液做细菌培养，评估后，选择使用含银敷料，可以使局部加快愈合，降低感染概率。国产含银敷料对各种球菌有较好的抑菌作用。

3.体位要求 使用气垫床，骶尾部及双足跟使用有边型泡沫敷料减压，建立翻身卡，定时为患者翻身。半卧位时采用45°床头抬高持续30分钟和30°床头抬高持续30分钟以及床尾抬高30°持续30分钟交替进行的方式，减少剪切力和摩擦力。

4.动态评估 每周至少测量一次伤口的大小、深度，并计分，作为调整伤口敷料和治疗措施的依据。

5.控制原发病 随时与主管医生沟通交流，制定可行的治疗护理措施，注意营养支持，控制治疗原发疾病。

6.物理干预 使用红外线照射局部皮肤，每天1次，每次10分钟，连续进行2周，减轻局部炎症，促进伤口愈合。

六、深部组织压力性损伤

（一）临床表现

皮肤局部出现持久性非苍白性发红、褐红色或紫色改变，或表皮分离后出现暗红色伤口床或充血性水疱。颜色发生改变前往往会有疼痛和温度的变化。深肤色人群中变色可能会有不同。该类损伤由于在骨隆突处强烈的压力和（或）持续的压力和剪切力导致。伤口可能会

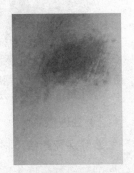

图2-7 深部组织压力性损伤

迅速发展，呈现真正的组织损伤，经过处理后或可能自行愈合而无组织损伤。如果出现坏死组织、皮下组织、肉芽组织、筋膜、肌肉或其他潜在结构，表明全层组织损伤（不

明确分期，3期或4期压力性损伤）（图2-7）。

（二）处理措施

1.清洗　用温水清洗局部及周围皮肤，去除皮肤表面的污垢，保持皮肤清洁、干燥。

2.清创　瘀伤或血疱变成坏死组织时，需要进行局部清创，建议使用水凝胶自溶清创。等坏死组织或失活组织与周围组织分界清晰并软化时，选择保守性锐器清创，分次逐步清除，一边溶解一边清创，直至坏死组织全部清除，再进行准确分期，按照3期或4期压力性损伤进行处理。

3.选择敷料　使用含银敷料进行覆盖，按时翻身并记录，并使用气垫床，定时进行翻身，避免90°侧卧位或者半卧位，预防剪切力相关的损伤。

4.营养支持　针对患者的压力性损伤数量和分期、营养状态、并发症和对营养干预的耐受程度，决定每个患者的蛋白质摄入量，根据患者身高和体重制定个性化营养食谱计划，加强热量和蛋白质的摄入和补充。

七、黏膜压力性损伤

（一）临床表现

黏膜压力性损伤是使用医疗设备在黏膜局部所造成的损伤。由于这些组织损伤的解剖结构无法进行分期，所以将其统称为黏膜压力性损伤（图2-8）。

（二）处理措施

对于撕脱伤使用碘伏进行消毒后待干，保持局部干净卫生。在进行操作过程中，

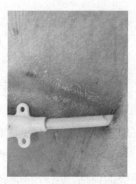

图2-8　黏膜压力性损伤

动作应轻柔，黏膜位置不要固定，应定期更换部位，避免黏膜造成的压力性损伤。

八、设备相关压力性损伤

（一）临床表现

设备相关压力性损伤是医疗设备在使用过程中为达到治疗效果在局部组织所造成的损伤，由此产生的压力性损伤一般符合设备的形状。

（二）处理措施

首先要识别高危人群，每天至少检查医疗器械和周围皮肤2次，观察周围皮肤有无压力性损伤的痕迹，对于水肿的患者来说要增加观察皮肤的频次。另外，压力性损伤指南建议，用水胶体或者透明敷料消除来自管路、氧气面罩、导尿管、石膏托等医疗设备的压力，达到保护局部皮肤的目的。选择医疗器械时，要根据器械的功能做深入分析选择，尽量防止因压力、剪切力所造成的皮肤受损。使用医疗器械时要合适，不能偏大或偏小，不能过度压迫使皮肤受损。研究表明，集束化护理在临床中应用广泛且效果良好，可以预防皮肤受损。从设备使用前、使用中、使用后进行动态评估和预防，班班交接，将导线整理妥当，避免导线压于患者身下，防止医用设备在使用中对皮肤产生不良的后果。

第二节　压力性损伤的观察与记录描述

在临床护理实际工作中，当发现患者发生压力性损伤时，积极、正确地识别其所处的分期，对压力性损伤的后续治疗起着至关重要的作用，护理工作者应当重视怎样对压力性损伤进行正确的观察与记录描述。

在对患者进行压力性损伤评估之前，应对患者的全身情况进行系统的评估，患者的全身情况包括所患的原发病及其严重程度、疾病的并发症（常见的有糖尿病、肾脏系统疾病、血管系统疾病、自身免疫系统的疾病等）、意识状态、自身活动的能力、对外界环境的感知能力、大小便情况、对自身所患疾病的理解能力，及对患者全身营养状况的评估等。对患者全身情况的了解程度，在压力性损伤的辨别和治疗方案的选择方面有着重要的影响。

一、压力性损伤的观察

（一）伤口的定义

伤口是指正常皮肤（组织）在受到外界致伤因子如外科手术、外力、热、电流、化学物质、低温，以及机体内在因素如局部血液供应障碍等作用下所产生的损害。经常伴有皮肤完整性的破坏以及一定量正常组织的丢失，同时皮肤的正常功能受损。

（二）伤口的部位

除医疗器械相关性压力性损伤外，一般的压力性损伤好发于机体的骨隆突处。对于老年人和长期卧床的患者，当发现其存在一处压力性损伤时，便应仔细观察患者全身是否还存在其他部位的损伤。

（三）伤口的颜色

当出现压力性损伤时，应先对伤口进行简单的清洗，再进行伤口颜色的描述，主观分为：粉色、红色、黄色、黑色和混合色，在描述颜色的同时，可以用百分比来说明某种颜色所占伤口表面积的比例，如70%的黑色组织，30%的黄色组织。

1.粉色伤口　当伤口上有新生的粉色上皮组织时，表示伤口正处于爬皮阶段。

2.红色伤口　治疗过程中存在健康血流的组织伤口，或在增生期表现为红色的伤口，包括处于愈合期的伤口。

3.黄色伤口　伤口外观和基底有黄色脓性分泌物或脱落坏死的物

质，黄色伤口又可称为感染伤口。

4.黑色伤口　指缺乏血液供应而坏死并有干硬痂的伤口，如糖尿病足干性坏疽、可疑深部组织压力性损伤等。

5.混合色伤口　伤口内部的腐肉或结痂组织混合出现，常表现为红色和黑色、黄色和黑色，或者红、黄、黑混合色的伤口。

（四）伤口的分类

1.依据伤口的修复过程分类　按修复过程分类包括急性伤口和慢性伤口。大部分急性伤口在3周内愈合，两个月仍然不能愈合的急性伤口会转变为慢性伤口。常见的急性伤口包括：择期手术切口、皮肤急性放射性Ⅰ°损伤、Ⅱ°烧伤或烫伤伤口、Ⅱ期压力性损伤等；常见的慢性伤口包括：深度烧伤或烫伤、溃疡性伤口等。

2.依据伤口的深度分类

（1）部分皮层损伤伤口：创伤波及表皮层和真皮层。如Ⅱ°烧伤或烫伤伤口、Ⅱ期压力性损伤等。

（2）全层伤口：创伤从表皮、真皮一直蔓延至皮下脂肪，甚至深入筋膜和肌肉，侵犯到肌腱、骨骼，测量深度时，大部分伤口深度至少大于1cm，如Ⅲ、Ⅳ期的压力性损伤，Ⅲ°烧伤及烫伤。

3.依据伤口深度、复杂性、时间和起源分类

伤口深度	浅	仅失去表皮
	部分	失去表皮＋真皮
	全层	失去真皮、皮下脂肪及有时还包括骨骼
伤口复杂性	简单	只影响一个器官或组织
	复合	影响多个器官和（或）组织
伤口时间	新鲜	受损8小时以内
	陈旧	受损8小时以上

	浅层	皮肤表皮受损
	切入	外科手术结果
	挤压	切割工具重创结果
伤口起源	刮伤	被锋利的物体撕裂的组织段
	刺伤	点状工具或武器造成
	挫伤	皮下组织损伤
	次生	糖尿病足、压力性损伤、静脉溃疡

4.依据伤口被污染的程度进行分类

（1）清洁伤口（Clean Wounds）：非外伤造成、未被感染的伤口。手术过程未进入呼吸、消化、生殖、泌尿等管道。完全缝合的伤口；若有引流，则采用密封式引流者。非穿刺性的伤口。

（2）清洁污染伤口（Clean-Contaminated Wounds）：手术会进入呼吸、消化、生殖、泌尿等管道，不伴有特殊污染的伤口。手术过程中没有明显的污染。

（3）污染伤口（Contaminated Wounds）：造成开放性、意外性的伤口。常表现有胃肠道内容物明显溢出、手术过程存在明显污染的伤口。伴有急性发炎，但未化脓。

（4）感染伤口（Dirty or Infected Wounds）：有坏死组织的外伤伤口。内脏穿孔。已有感染的伤口。

5.其他 临床上还可根据受伤的原因对伤口进行分类。

（五）伤口的愈合

1.定义 伤口的愈合指机体受外力损伤后，皮肤及其他组织出现离断或残损后愈合的过程，包括各组织再生、肉芽组织增生、瘢痕形成等复杂过程，表现出各种过程的协同作用。

（1）再生是指机体对受损的细胞和组织进行自我修复的过程，

再生的本质是为了修复缺失的组织进行的增生，再生贯穿着伤口愈合的整个过程。

（2）组织再生能力：机体各部位的组织再生能力各不相同。再生能力与细胞的分化程度息息相关，组织细胞分化程度越高，再生能力越弱，反之越强。细胞代谢的能力越旺盛，表示其再生能力越强；年龄越大，再生能力相对越弱。

2.伤口愈合的基本过程

（1）炎症期：机体出现伤口后首先凝血机制对伤口进行止血，随后机体开始进行伤口愈合。炎症期一般从受伤开始持续至伤后3天。此期表现为局部红肿。其生理过程为机体吞噬细胞对侵入体内的异物、细菌进行清洗，保持伤口清洁。

（2）细胞增生期：细胞增生期一般持续3周，此期不仅是肉芽组织形成，还包括上皮组织增生。

（3）瘢痕形成期：大约从伤后第3天开始肉芽增生以及瘢痕形成，从伤口的底部或边缘长出肉芽，至伤口被填平，大部分在伤后一个月内瘢痕完全形成，瘢痕可使伤口边缘与皮肤牢固结合在一起。

（4）表皮及其他组织再生期：一般1天后，伤口边缘的基底细胞开始增生，并在凝块下方向伤口中心迁移，形成单层上皮，覆盖在肉芽组织表面。当这些基底细胞开始相遇后，接触抑制，就会停止迁移，分化为鳞状上皮（新鲜皮肤）。

3.伤口愈合的类型

（1）一期愈合：多见于组织损伤小、创口边缘整齐、未被感染，经粘合或缝合后创面对合严密的伤口，愈合的时间短，形成瘢痕小。

（2）二期愈合：见于组织损伤程度较大、创口边缘不整、创口开裂、不能整齐对合，或存在感染的伤口，愈合的时间较长，形成伤口瘢痕较大。

（3）痂下愈合：伤口表面包含的血液、渗出及坏死物质最后形成黑褐色硬痂，在痂下进行上面提及的愈合过程，上皮再生后，痂皮便会脱落。痂下愈合所需时间通常较无痂者长，痂皮由于干燥不利于细菌生长，故对伤口有一定的保护作用。但痂下的渗出物较多时，特别是有细菌感染情况下，痂皮会造成渗出物排出障碍，加重感染的发生，不利于伤口愈合。

4.影响再生修复的因素

（1）全身因素

①年龄：青少年的再生能力比老年人强，且愈合快。

②营养：严重的蛋白质、维生素、微量元素的缺乏，导致患者伤口愈合慢。

③体质：过度肥胖、过度消瘦，患者伤口愈合较慢。

④某些药物作用的影响：如激素类、非甾体抗炎药物的应用。

⑤疾病：常见于代谢性、免疫系统、血液系统等疾病。

⑥心理因素：急、慢性伤口患者多存在悲观、焦虑的心态。此种心理状态导致患者内分泌失调，免疫力下降等，从而影响伤口愈合。

（2）局部因素

①感染：当伤口的基底被坏死状的物质覆盖时，伤口基底肉芽水肿、浮松，伤口的分泌物为脓性，伤口周围皮肤温度增高，伤口疼痛时考虑患者存在伤口感染，应当在使用局部或全身抗感染治疗前，培养伤口分泌物，进行药物敏感试验。当存在全身感染时，可通过口服抗生素或静脉滴注抗生素治疗。

②局部血液循环：局部血流供应的好坏，影响了组织的再生修复，从而影响伤口愈合时间。局部血流循环越差，伤口愈合时间越长，反之时间越短。

③疼痛：临床上常用的疼痛评估法有数字疼痛分级法（NRS）、Wong-banker面部表情量表法（FPS-R）等。当患者主诉疼痛时，会影响患者对于治疗的依从性，并会降低患者的生活质量，医护人员应

当引起重视。临床上对于疼痛的评估方法，大多采取的是数字痛尺的方法，"0"分表示无痛，"10"分代表不能忍受的剧烈疼痛，得分越高表示患者的疼痛程度越剧烈，让患者根据自身的感觉选择一个能够代表自己疼痛程度的数字等级。

④其他：神经受损、电离辐射及伤口的温度、湿度等。

（六）伤口边缘及周围皮肤

观察伤口边缘的颜色、是否高于或低于伤口、有无内翻，观察伤口周围皮肤颜色和完整性，注意有无红斑、苍白、色素沉着、硬结、糜烂、浸渍、湿疹或水肿等。

二、压力性损伤的记录描述

（一）评估伤口

评估伤口应具有动态性、连续性。精确地评估者伤口的部位、颜色、大小、深度、分泌物及周边皮肤情况是进行伤口护理的开始和基础，也是伤口护理过程中记录、回顾、收集资料的重要手段。不仅要评估患者伤口的局部情况，还要评估患者的全身状况。

1.伤口测量的用物准备及作用

（1）棒状工具：无菌棉棒或探针、镊子等，测量伤口深度。

（2）线状测量工具：直尺、同心圆尺等，测量伤口的长度和宽度。

（3）描绘伤口的工具：无菌的透明薄膜、敷料中附带有的测量格纸。对于表浅的伤口使用无菌透明薄膜描绘法，简单易行但因接触伤口会引起伤口疼痛。当伤口弯曲较多时不易描述。敷料中附带有的测量格纸可快速计算伤口表面面积，方便快捷，但误差较大。

（4）照相机：这种方法是通过相机直接拍摄伤口照片，留取伤口资料，取景时应包括测量尺与伤口，并让测量尺尽可能靠近伤口确保数据真实。此方法的前提是经患者及家属同意后才可以使用。拍照时伤口颜色易受外界光线、技术、器材的影响，注意保护患者隐私。其优点是可以直观地看到伤口的外观、位置、大小。

（5）各色记号笔：描绘伤口及周边皮肤的颜色。

（6）伤口情况记录表：伤口评估是动态、连续的过程，伤口情况记录表要全面、详细地记录患者的伤口情况。医院可选择现有评估量表或根据实际情况制作适用的表格，使伤口记录系统化。

（7）其他：手电筒、疼痛评估表等。

2.测量方法

（1）伤口长、宽的测量：测量原则为伤口的长度与身体的长轴平行，最长为长度；伤口的宽度与长度垂直，最宽为宽度，以厘米为单位，伤口尺放置于伤口外1cm处且不接触到皮肤。在操作过程中，严格遵循无菌原则。对于规则伤口长、宽的测量较简单，只需按原则测出长、宽即可。对于不规则伤口的测量需要注意：根据测量原则同一伤口可测量出一个或多个长度及一个或多个宽度。

（2）伤口深度的测量：以伤口最深部为底端，垂直与皮肤表面的距离为伤口的深度，以cm为单位。测量时可用无菌棉棒或探针、镊子深入伤口深部，记录其与皮肤平齐点并测量，即为伤口的深度。若伤口已结痂，则根据伤口恢复情况决定是否需要去除结痂，测量伤口深度。

（3）伤口潜行、瘘管、窦道的测量：潜行指伤口边缘与伤口床之间形成的袋状空穴。瘘管是指两个空腔脏器之间或从一个空腔脏器到皮肤的通道。窦道是指周围皮肤和伤口之间形成的纵行腔隙的底部或盲端。这三种皮肤损伤一般肉眼无法判断其深度，通常伤口边缘内卷，周围组织有炎性反应。测量时将探针、镊子沿伤口边缘深入到能到达的最深处，记录其与皮肤平齐处并测量，即为伤口的潜行、瘘管、窦道的深度，勿用棉棒，以防棉棒头端脱落掉入潜行或窦道内。伤口的潜行多呈隧道型分布，记录时采用以患者的头部为12点，相反方向为6点，12点与6点相连接，此线的垂直分布线与钟表圆形外圈的交叉点为3点和9点。描述潜行为*点，长度*cm，或者潜行为*点至*点，长度*cm至*cm。瘘管、窦道的记录方法同潜行。

（二）伤口的记录

伤口记录包括伤口的位置、大小（记录为长×宽×深度，若无深度则记录为长×宽），有无潜行及窦道（记录为*点方向潜行长度或*点至*点潜行长度），渗出液的颜色、性状与量，边缘情况，分泌物，气味，周边皮肤情况等。

伤口床的记录：伤口内各组织和颜色的比例，常用所占的百分比表示，用25%、50%、75%、100%来描述红、黄、黑各占的比例。

（三）伤口的描述

1.伤口渗出量的评估

（1）无渗液：24小时更换的纱布不潮湿、是干燥的。

（2）少量渗液：24小时伤口渗出液小于5ml，每天更换的纱布数量不超过1块。

（3）中等量渗出：24小时伤口渗出液为5~10ml，每天至少更换1块纱布，但是不超过3块。

（4）大量渗出：24小时伤口渗出液大于10ml，每天至少更换3块或更多的纱布。

2.渗出液的颜色

（1）澄清：通常认为是正常的伤口分泌物。需注意有无葡萄球菌感染等。

（2）浑浊、黏稠：提示发生炎性反应或感染，渗出液包含白细胞或细菌。

（3）粉红色或红色：提示毛细血管损伤。

（4）绿色：提示细菌感染，如铜绿假单胞菌感染。

（5）黄色或褐色：伤口出现腐肉等渗出物。

（6）灰色或蓝色：应用银离子敷料有关。

（四）伤口评估记录表

伤口评估记录表

姓名：＿＿ 性别：＿＿ 年龄：＿＿ 病区/床号：＿＿ 住院号：＿＿ 评估日期：

伤口评估：

伤口的类型：外科手术伤口/压力性损伤/糖尿病足/静脉性溃疡/动脉性溃疡/癌性溃疡/放射性损伤/瘘管/其他＿＿

程度日期：＿＿

部位：＿＿ 范围：＿＿ 潜行：＿＿

伤口的清洁程度：清洁性伤口/污染性伤口/感染性伤口

伤口的基底颜色：红色/黄色/黑色

伤口的渗出液量：少量/中等/大量

颜色：清澈；血水样；黄脓；绿黄脓；褐色；＿＿

气味：无味；有异味；有臭味

伤口周围皮肤情况：红斑；苍白；浸渍；色素沉着；水肿；坏死；＿＿

疼痛：局部/全身；长时间存在；偶尔；换药时；没有

伤口愈合阶段：肉芽生长阶段；上皮生长阶段

曾给予的处理：＿＿

影响伤口愈合的因素：

全身性：

年龄/营养不良/糖尿病/神经系统疾病/免疫抑制剂/凝血机制不全/药物/激素

局部因素：

感染/结痂/异物/水肿/干燥/渗液过多

在我国，许多学者逐渐认识到计算机辅助三维技术具有个性化、可重复、精确等特性，将其从国外引入并应用于临床。临床中要准确测量伤口的三维面积，需用物准备齐全，测量者经过专业培训，掌握测量准则、方法。受测量者主观因素影响，测量结果存在一定偏差。现在有研究者研究出一种三维扫描设备，经研究其能更准确地测量出伤口的三维面积，目前临床尚未推广。

（五）伤口的愈合评价

国内外现有多种伤口评估量表，如Bates-Jensen伤口评估量表

（Bates-Jensen Wound Assessment Tool，BWAT）、PSSTT、PUSH等。其中，BWAT提供的伤口评估条目被广泛应用，其提供的伤口评估数据为伤口治疗提供了基础。伤口愈合需要经历复杂的生理过程，主观因素和客观因素相互影响。临床中判断伤口愈合的程度缺乏统一标准，合理正确运用伤口评估表为判断伤口愈合提供了有效的方法。但临床工作中护理人员对各条目内容的评估缺乏统一培训和临床经验，在未来工作中有待加强。

第三节　压力性损伤的危险因素评估

压力性损伤的危险因素评估，既有对患者的评估，也存在对于压力性损伤发展相关环境因素的评估。由于压力性损伤多为并发症，所以应在患者的整个发病阶段进行有效的评估，及时识别高危人群，在对于压力性损伤的研究有了一定进展后，可以概括性地将压力性损伤的危险因素分为压力和组织耐受性两个方面，目的是确定压力性损伤危险评估的内容。

一、压力相关因素评估

压力是形成压力性损伤的主要因素，皮肤压力接触增加与行动、活动受限或感知受损有关，这些风险因素都降低了患者通过改变体位来减少压力的能力。与压力相关的评估内容包括移动力和知觉两方面。

1.移动力　患者的病情重、放置各种引流管或静脉留置针等治疗管路都限制了患者的翻身运动；长期卧床、躯体多部位骨折的患者，手术时间超过两小时的患者，造成其移动力受损。

2.知觉　智力障碍、嗜睡、抑郁等因素，以及使用一些麻痹神经的药物，导致患者对周围环境反应缓慢，对疼痛及不适感的灵敏度降低等情况。

二、组织耐受性相关因素评估

组织耐受性的定义，是皮肤及其支撑结构耐受压力产生的能力，于皮肤表面到骨骼之间能够起到缓冲和转移压力负荷的作用。影响组织耐受性的因素可以分为外部因素和内部因素。

（一）外部因素

剪切力、摩擦力以及潮湿环境等，会影响皮肤耐受压力的能力。剪切力指当身体出现下滑时，在皮肤和接触面之间可以产生的阻止滑行的平行（切向）负荷，是一种机械力。当深部筋膜和骨骼一起移动时，皮肤的表皮和真皮保持不动，使得真皮和深部筋膜之间的血管和淋巴系统发生扭曲变形，导致血栓和毛细血管阻塞。摩擦力是指发生在两个互相移动的表面之间的机械力。在皮肤和接触面之间产生的相反方向的阻力可导致摩擦力。潮湿环境可引起皮肤浸渍，会改变皮肤的弹性。大、小便失禁，伤口的渗血渗液及汗液均可造成潮湿环境。有些潮湿环境，尤其是大、小便失禁，会导致皮肤暴露于细菌和消化酶之中，使其pH值升高，从而增加了发生压力性损伤的危险。

（二）内部因素

内部因素决定于软组织对机械力的敏感性，是通过影响皮肤的支撑结构、血管系统和淋巴系统来降低其耐受性，包括患者的基本生理状态、营养不良和各种其他疾病的影响。

（1）年龄影响因素是与增加压力性损伤发生危险最相关的人口学特征。

（2）影响氧气运输、组织灌注、感觉和（或）淋巴系统功能的慢性疾病的情况也会影响压力性损伤危险的发生。

（3）皮肤温度升高，会使受损组织对氧气的需求量增加，也会增加压力性损伤的危险率。

（4）营养不良和脱水会使患者体重减轻、营养缺乏和蛋白质或能量摄入不足，也会导致皮肤干燥和肿胀，都会增加压力性损伤发生的危险。

三、压力性损伤好发部位的评估

皮肤情况最早反映了压力对皮肤的影响和压力性损伤发生的进程，很多因素会影响皮肤及皮下组织结构对压力的承受能力。

相关指南指出，患者入院时，需要对其皮肤进行全面评估，以观察是否有红斑、褪色反应、局部发热、水肿、硬结及皮肤受损的情况，特别注意骨隆突处皮肤，包括骶尾部、坐骨结节、足跟和股骨大转子。深色皮肤的患者在进行视觉评估时会有一定的困难，需要特别注意患者皮肤温度、是否有水肿及结节等；注意观察与医疗用具有关的压力性损伤（如使用支架、夹板、约束具、颈托、髋关节保护器等），对于高危患者至少要每天或更多频次地移除这些用具之后对皮肤进行全面的观察和评估；通过询问患者识别其不舒适和疼痛的受压区域，并加强对这些区域的评估。

当患者处于仰卧位时，身体只有一些部位与床面相接触，整个身体的重力会分散在这些接触点上，使接触点上的皮肤组织受到压迫，其中承受压力最大的部位就是压力性损伤最容易发生的部位。这些部位大多位于受压和缺乏脂肪保护的区域，没有肌肉包裹或肌肉层薄，以及皮肤皱褶处。

压力性损伤在不同体位下有不同的好发部位：患者仰卧位，好发部位是枕后、肩胛、肘部、脊柱凸起、骶尾及足跟等部位；患者侧卧位，好发部位是双耳、肩峰、肋骨处、双髋、膝关节周围及双踝的内外侧；患者俯卧位，好发部位是脸颊、双耳、双肩、女性的乳房、男性的生殖器、肋骨处、髂前上棘、双膝和足趾。

综上所述，压力性损伤的发生与体位有着密不可分的关系，了解压力性损伤的好发部位对其危险因素的评估有着很大的帮助。

四、压力性损伤易发人群的评估

评估压力性损伤的危险因素，首先要确定患者是否为压力性损伤的易发人群。引起压力性损伤的因素包括：皮肤完整性改变的患者；身体虚弱、营养不良的患者；患有神经系统疾病、糖尿病的患者；肥胖、皮肤水肿及疼痛的患者；65岁以上老年人，特别是活动能力有局限的患者；新生儿和幼儿，易发于枕部；使用和皮肤紧密接触的设备或仪器（如石膏、矫正器、静脉注射装置、持续气道正压通气设备）的患者；大、小便失禁的患者；使用镇静剂及镇痛剂的患者。这些是压力性损伤高危人群，按照国家卫生健康部门的规定，高危人群进行入院时压力性损伤的风险管理评估需在2小时内100%完成。

第四节 压力性损伤的评估应用

一、评估目标

1.实行压力性损伤危险因素的评估 可以帮助辨识导致压力性损伤的风险因子（外源性和内源性因素），以便加以消除和改善。

2.根据评估的结果，确定患者压力性损伤程度 制定其对应的预防措施，合理利用护理资源，可以提高压力性损伤的预防效果和护理质量。

二、评估步骤

1.明确需要行压力性损伤危险评估的患者 需要特别注意的是，对于即将进行手术的患者，需要考虑其他可能导致压力性损伤或增加的危险因素（手术时间、手术当中出现低血压、低体温及术后第一天行动不便等）。

2.确定合适的评估时机及频率 国外护理界人士认为，压力性损伤是可以预防的，但不是全部，如果患者在入院时发生了局部不可逆的损伤，在24~48小时内就有可能产生压力性损伤。

3.**确定评估部位**　全面、系统、持续的评估是风险评估的一部分。

4.**确定合适的压力性损伤危险评估工具**　当评估压力性损伤发生危险时，根据不同患者的情况，需要选择一个具有相对较高信度和效度的危险评估工具。然而，评估工具不能用于评估长期用于局部皮肤的医疗器械（石膏、气道通气设备、胃管、各种治疗管路）的风险。

5.**确定评估内容**

（1）有指南指出，压力性损伤的风险评估包括患者的营养状况、影响灌注和氧和因素、皮肤湿润情况、年龄、压力和剪切力、知觉功能、体温和一般情况。完整的压力性损伤危险评估内容应包括既往史和可能影响患者疾病愈合、营养状况和详细的身体检查。应评估患者病情、意识状态、营养状况、肢体活动能力、自理能力、排泄情况及合作程度等，并且随着患者卧位不同，其受压部位也会发生改变。

（2）根据评估的结果进一步分析患者是否存在导致压力性损伤发生的外部因素（压力、摩擦力、剪切力和潮湿）及内部因素（老年人、营养不良、疾病状态及活动受限等）或综合作用因素。

6.**判断危险程度**　当患者入院后为患者进行常规评估，必要时分析讨论患者的主要问题及评估分值，根据分值判断其危险程度（低度、中度、重度）。当患者分值达到危险的临界值时，要将压力性损伤的评估结果和护理内容纳入交接班范围，并逐级上报。

7.**正确书写文书内容**　按照各医院的护理记录的要求做好评估及护理文书记录。

第五节　压力性损伤的危险评估工具

一、压力性损伤危险评估工具的现状

评估压力性损伤的风险时，需要使用可靠、有效的风险评估工具，其应具有预测性好、特异性强、灵敏性高、评估简单等特点。借助压力性损伤评估工具，医生、护士可以通过快速、准确地判断患者发生压力性损伤的风险程度，目的是能够及时采取有效的临床预防及治疗措施。

目前国内主要使用的压力性损伤危险评估工具包括：Braden量表、Norton量表和Waterlow量表。其中应用最广泛的是Braden量表，Braden量表于1986年由Braden等人设计，并进行了信度及效度的检测，其由6个因素指标组成。从1987年开始用于临床预测和预防压力性损伤，并且截至目前的临床实践证明，Braden量表具有较好的信度和效度，是具有预测价值的评估工具。

在临床中，选取评估工具时，应当综合考虑病种、病程演变、疾病危险度及住院时间等因素，在使用量表的过程中，需要认真评估、及时记录，并且做到医护及护患的良好沟通。

二、压力性损伤危险评估工具的具体介绍

（一）Braden量表

Braden量表的评估内容包括感知能力、潮湿度、活动能力、移动能力、营养摄取能力以及摩擦力和剪切力6项指标，总得分23分，得分越低，发生压力性损伤的危险度就会越高，责任护士每周至少评估一次，存在病情变化时随时评估。

Braden量表（表2-1）评分技术五步法如下所述。

1.询问　询问饮食量及饮食结构、排泄情况、活动能力及方式和疼痛感受。

2.检查　检查肌力（五级六分法）、感觉（痛温觉）及反应强度。

3.阅读　阅读Braden量表，计分量表的项目与评分标准。

4.评价　结合患者实际情况对照量表内容逐条评分。

5.记录　及时记录评分结果。

表2-1　Braden量表

评分内容	评价计分标准				时间
	1分	2分	3分	4分	
1.感觉：对不舒适状况的感受能力	完全丧失：由于意识水平降低、使用镇静药物，体表大部分痛觉受限，对疼痛刺激无反应	不完全丧失：对疼痛有反应，但患者只能通过呻吟、烦躁情绪表达，不能通过语言表达，感受疼痛能力的受损程度＞1/2体表面积	轻微丧失：对指令性语言会做出反应，但不能完全用语言表达不适、有1~2个肢体感受疼痛或不舒适能力受损	不受损坏：对指令性语言能够做出反应，没有感觉受损	
2.潮湿度：皮肤暴露于潮湿环境中的程度	持续潮湿：每次移动或翻动患者时几乎都存在皮肤被分泌物、尿便等浸湿	十分潮湿：皮肤频繁受潮，床单至少每班更换一次	偶尔潮湿：皮肤偶尔处于潮湿环境，额外更换床单频率大约每日一次	罕见潮湿：皮肤通常是干燥的，床单按常规时间更换	
3.活动度：患者体力活动的范围	卧床不起：患者局限于床上	局限于椅上：步行活动严重受限甚至不能步行，不能承受自身的体重，有时必须借助椅子或轮椅活动	偶可步行：白天偶尔步行但距离短，需借助辅助器具或独立行走。大部分时间在床上或椅子上	经常步行：室外步行每日至少2次，室内步行至少每2小时一次（在白天清醒时）	
4.可动性：改变和控制体位的能力	完全不能：无人帮助的情况下，患者完全不能改变躯干或四肢的位置	严重限制：偶尔能改变躯干或四肢的位置，但不能经常独立地改变体位	轻微限制：尽管是轻微改变躯干或四肢位置，但能够经常移动并且独立进行	不受限：可独立进行主要的体位改变，能够经常随时改变	

评分内容	评价计分标准				时间
	1分	2分	3分	4分	
5.营养摄取能力:通常摄取食物的状况	恶劣: 从未吃过完整一餐; 罕见每餐所吃食物 >1/3 所供食物; 禁食和（或）一直喝清流质或静脉输液 >5 天	不足: 罕见吃完一餐; 一般仅吃所供食物的 1/2; 偶尔吃加餐或接受较少量的流质饮食或管饲饮食	适当: 大多数时间所吃食物 >1/2 所供食物; 偶尔少吃一餐,但常会加餐; 在鼻饲或 TPN 期间能满足大部分营养需求	良好: 每餐均能吃完或基本吃完; 从不少吃一餐	
6.摩擦力和剪切力	存在问题: 需要协助才能移动患者; 移动患者时皮肤与床单表面没有完全托起会产生摩擦力; 患者坐床上或椅子时经常出现向下滑动; 肌肉痉挛、强制性收缩或躁动不安会产生持续存在的摩擦力	有潜在问题: 很费力地移动患者会增加摩擦力; 在移动患者期间,皮肤可能有某种程度上的滑动去抵抗床单、椅子、约束带或其他装置所产生的阻力; 在床上或椅子上大部分时间能保持良好的体位,但偶尔有向下移动	不存在问题: 在床上或椅子上能够独立移动; 移动期间有足够的肌力完全抬举身体及肢体; 在床上和椅子上的所有时间内都能保持良好的体位		
总分:轻度危险（15~16 分）;中度危险（13~14 分）;高度危险（≤ 12 分）					

（二）Norton 量表

Norton 量表（表 2-2）是一个适用于评估老年人发生压力性损伤的工具量表,包括 5 个方面的因素:身体状况、精神状况、活动能力、移动能力以及失禁情况,每项分为 4 个等级,即 1~4 分,总得分 5~20

49

分，14分是临界得分，分数越低，发生压力性损伤的危险性越高。

表2-2　Norton量表

评价内容	评价计分标准				时间
	1分	2分	3分	4分	
1.身体状况:包括目前的身体状况和体格健康(考虑营养状况、肌肉丰满程度和皮肤状况)	非常差:身体状况很危险,急性病面容	虚弱:身体状况不稳定,看起来健康尚可	尚好:身体状况大致稳定,看起来健康尚好	良好:身体状况稳定,看起来很健康,营养状态良好	
2.精神状况:指意识状况和定向感	木僵的:常常不能对答,嗜睡	混淆的:对人、事、地点认知只有1~2项清楚,经常对答不切题	淡漠的:对人、事、地点认知只有2~3项清楚,反应迟钝、被动	清醒的:对人、事、地点认知非常清楚,对周围事物敏感	
3.活动能力:个体可移动的程度	卧床:因病情或医嘱限制留在床上	依赖轮椅:由于病情或医嘱限制,仅能以轮椅代步	行走需协助:无人协助则无法走动	可行走的:能独立行走,包括使用手杖或扶车	
4.移动能力:个体可以移动和控制四肢的能力	完全受限:无能力移动,不能变换体位	非常受限:无人协助下无法变换体位,移动时能稍微主动用力,肢体轻瘫、挛缩	轻微受限:可移动、控制四肢,但需人稍微协助才能变换体位	完全自主:可随心所欲地、独立地移动、控制四肢	
5.失禁情况:个体控制大/小便的能力的程度	完全失禁:无法控制大小便,24小时之内有7~10次失禁发生	经常失禁:在过去24小时之内有3~6次小便失禁或腹泻	偶尔失禁:24小时内出现1~2次大/小便失禁(与轻泻剂或灌肠无关),使用尿套、留置尿管,但大便尚可控制	无失禁:指大/小便(肠蠕动及膀胱收缩)完全自控(除了诊断性试验)或已留置尿管,无大/小便失禁者	
总分:轻度危险(15~20分);中度危险(13~14分);高度危险(≤12分)					

（三）Waterlow量表

Waterlow量表（表2-3）包括的因素为体形/体重/身高、皮肤、失禁、移动力、性别/年龄、食欲；特别危险的部分是：营养不良、感知觉、特殊用药、吸烟、外科创伤等，分数越高，表示发生压力性损伤的危险越高。

表2-3　Waterlow量表

评估内容		时间
体形/体重/身高	正常（BMI=18.5~22.9）0分 超重（BMI=23~24.9）1分 肥胖（BMI>25）2分 消瘦（BMI<18.5）3分 （BMI=体重（kg）/身高（m）^{2}）	
皮肤类型	健康0分；菲薄1分；干燥1分；水肿1分；潮湿/发热1分；颜色异常（Ⅰ期压力性损伤)2分；开裂/红斑(Ⅱ-Ⅳ期压力性损伤）3分	
控便能力	完全控制/留置尿管 0分； 小便失禁 1分； 大便失禁 2分； 大/小便失禁 3分	
活动情况	完全0分；烦躁不安1分；冷漠2分；限制3分；限制于床上，如牵引治疗4分；限制于椅子上，如轮椅5分	
性别和年龄	男1分；女2分；14~49岁1分；50~64岁2分；65~74岁3分；75~80岁4分；81岁及以上5分	
营养不良评估工具	患者近期有否体重减轻： 有0分，去B； 无0分，去C； 不清楚2分，去C	B.体重减轻 0.5~5kg 1分 5~10kg 2分 10~15kg 2分 >15kg 4分 不清楚2分
	C.患者食欲不佳： 无0分；有1分	营养评估值： 如>2，需做评估/处理

评估内容			时间
特别危险	组织营养不良	恶液质 8 分；多个器官衰竭 8 分；吸烟 1 分；一个器官衰竭（心、肺、肾）2 分；外周血管病 5 分；贫血（Hb<8）2 分	
	脑神经系统不足	糖尿病 / 中风 4~6 分；截瘫 4~6 分；运动 / 感觉神经 4~6 分	
	大手术 / 创伤	骨科 / 脊椎 5 分 手术时间 >2 小时 5 分 手术时间 >6 小时 8 分	
	药物治疗	细胞毒性药、长期 / 大量类固醇、消炎药（最高）4 分	
总分：轻度危险（10~14 分）；中度危险（15~19 分）；高度危险（>19 分）			

三、压力性损伤危险评估工具的临床应用

1.Braden量表、Norton量表和Waterlow量表的总分、危险程度分值及危险阈值各不相同，具体划分如下

评估量表	总分	危险程度			危险临界值
		轻度危险	中度危险	高度危险	
Braden 量表	23 分	15~16 分	13~14 分	≤ 12 分	16 分
Norton 量表	20 分	15~20 分	13~14 分	≤ 12 分	14 分
Waterlow 量表	—	10~14 分	15~19 分	>19 分	10 分

2.应用危险评估量表时的注意事项

（1）使用压力性损伤危险评估量表前，要统一培训护士，需熟知量表的主要内容和评分标准，确保评价的客观、准确。

（2）对高危人群应及时告知患者及家属/主要照顾者，护士应每日指导检查一次，不正确的及时纠正，以配合压力性损伤防护措施的

有效实施。

（3）当患者病情转好，如由卧床到能够起床活动，则每周重新评价一次；如果评分显示无压力性损伤的发生且病情趋于稳定的患者，可结束评估，待出院时再评定有无压力性损伤发生。

（4）患者住院期间病情加重，立即或在2小时内进行再评估。

（5）患者在转科时，相关科室的护士之间应做好交接记录，新转入科室应重新进行评估。

预防压力性损伤是护理工作中的重点和难点，积极有效的评估对患者预防压力性损伤至关重要，应用危险评估量表可对有发生压力性损伤危险的患者，制定并实施个性化的护理方案。预防措施的开展要以评估结果为依据，根据患者的不同情况选择最合适的护理措施，可以减少资源浪费，并发挥最大的效果，降低压力性损伤的发生率。

四、压力性损伤危险评估工具的效果评价

不同的评估量表的简要区别为，Braden量表：全面；Norton量表：简单；Waterlow量表：详细。

有研究者对3种量表进行过综合分析，其结果为3种量表均具有良好的内容效度，但是相比而言，Braden量表与压力性损伤的发生机制相吻合（包括压力和组织耐受性两大危险因素），故在病因学上保证了评估的全面性，而Norton量表、Waterlow量表均来自于研究经验，理论框架并不明确。差异的原因可能在于Braden量表适用于所有人群，而后两者的原始设想主要针对于老年患者的压力性损伤。

Waterlow量表包含了固有因素、疾病因素和治疗护理因素等，基本涵盖了主要的压力性损伤的风险来源，它的预测效果是最高的。但是由于Waterlow量表在制定的过程中选取了实证研究中的敏感因素，

把各因素按照人群的不同分别进行了等级的赋值，是以各因素间简单线性相加计算总分，在评价压力性损伤危险性时，同种因素可能会存在多重赋值。因此，相比于Braden量表、Norton量表，其条目构成缺乏内部一致性。

综上所述，三种量表的预测效度均较为理想，护理人员在应用各种量表时，除需要考虑其方便性及实用性外，评估时也应对量表中没有包含但患者实际存在的项目增加评估，并且除在患者入院时进行评估外，也应在入院后定期或随时进行及时跟踪性评估。

第三章 压力性损伤的护理

第一节 压力性损伤的治疗原则

压力性损伤的治疗主要分为手术治疗和非手术治疗两大类，其中，手术治疗包括牵张（拉合）手术、植皮手术、皮瓣手术；非手术治疗包括制剂、敷料的应用，局部负压疗法，远红外线疗法，超声波疗法，水疗法和保温疗法等。

（一）手术治疗的适应证和禁忌证

1.适应证

（1）非手术治疗没有效果，或患者抵触非手术的。

（2）皮肤损伤预后时间长，功能活动受限。

（3）压力性损伤部位坏死组织界线清楚，肉芽组织健康，压力性损伤的周围组织没有急性化脓性炎症的。

（4）脊髓损伤后的压力性损伤。

2.禁忌证

（1）终末期患者不适合手术。

（2）晚期播散性硬化病以及其他疾病的患者，选择手术治疗需谨慎。

（3）有可能完全自愈的，如多发创伤的患者，较严重的压力性损伤能够自行痊愈，那么这些患者不宜过早行手术治疗，应等待压力性损伤自愈。

（4）较小或者比较表浅压力性损伤应该等待二期愈合。

（5）不能配合治疗的患者。

（二）常见的手术治疗方法

1.牵张（拉合）手术　牵张（拉合）手术也就是牵拉减张、组织重建、对接吻合、闭合创口的手术，是最常用、最简单的闭合创面的手术方式。适用于较小面积的压力性损伤，只要坏死组织液化完全，创面干净且没有分泌物，有适量的肉芽组织增生，创面周围软组织的张力不大，就可以行牵张（拉合）手术，使压力性损伤的创面完全闭合。目前临床应用较广泛的有尼龙牵张缝合线牵张法和各种皮肤牵张吻合器牵张法。此种手术方法简单易行、损伤小、效果好、成功率高，可以广泛应用于骶尾部、髋部等圆盘状压力性损伤的终末期治疗和小面积压力性损伤的一次性治疗。

2.植皮手术　操作比较复杂，技术含量高，增加了供皮区的创面所以会对患者有一定的损伤，若手术失败，还会对患者造成新的损伤。手术中常用的是大张自体中厚皮移植术（刃厚皮和全厚皮不适宜），太厚不容易成活，太薄不能抗压耐磨，原位易发生新的压力性损伤。对于髋部较大面积的压力性损伤，植皮手术可以说是最佳的选择，但对于骶尾部的压力性损伤应谨慎选择，因为抗压问题不容易解决，而且手术容易失败。对于压力性损伤的患者来说，一般也不选择头皮作为供皮区，因为压力性损伤患者常常伴有其他基础疾病，头枕部也常有压力性损伤，一旦作为供皮区，那么供皮区的创面就很难愈合。

3.皮瓣手术　用途广泛，操作难度大，技术含量最高，手术成功率较低，尤其是对于慢性的创面。皮瓣手术损伤较大，术中操作要求严格，一般要求有丰富临床经验的高年资医生来主刀进行手术。此种手术风险较大，所以对于压力性损伤的治疗来说，皮瓣转移成形术不是第一选择，常常是终末选择，尤其对于坐骨结节处的压力性损伤。

对于骶尾部压力性损伤的轴形方向和皮肤纹理的方向垂直时，患者基础条件较好者可以选择皮瓣转移成形术。

压力性损伤的手术治疗方法应该首选微创手术，再是有创手术，先进行简单手术，再进行复杂手术。从手术的难易程度和对患者的损伤程度来讲，首选牵张（拉合）手术，其次是植皮手术，最后才是皮瓣手术。

（三）常见的非手术治疗方法

1.制剂、敷料的应用 外用制剂由药效成分的主剂和属于添加剂的软膏主剂以及赋形剂、溶剂构成，剂型有软膏、粉末、喷雾等，一般涂抹在创面的表皮上，表皮具有皮肤屏障功能，主剂影响皮肤屏障功能而改变了药效成分的吸收性，通过混合乳剂性主剂和油性主剂，促进类固醇经皮吸收。另外，在压力性损伤创面上没有作为皮肤屏障功能的表皮，在创面上填充药剂维持表面湿润环境很重要，可以使药效成分滞留在创面上。

根据"DESIGN-R"来选择合适的敷料，也就是观察伤口的深度（D）、渗出液（E）、大小（S）、炎症/感染（I）、肉芽组织（G）、坏死组织（N）、潜行（P）的状态，评估伤口情况，选择正确的敷料。还要考虑更换敷料时避免损伤组织以及污染皮肤屏障作用，将患者的疼痛感降到最低程度。敷料具有保持伤口的湿润环境、完善愈合环境的功能，随着伤口面积的缩小，渗出液的减少，更换敷料时要选择不损伤肉芽组织及新生表皮的敷料。

2.局部负压疗法 负压治疗创面是一种无创的创面机械治疗的方法，原理是利用负压加快受损皮肤的恢复。VAC（封闭负压引流术）可以减少创面液体外渗，刺激肉芽组织的生成，减少创面细菌的定植。负压主要是通过排气管产生，排气管连接于程序控制的负压泵，压力控制在50~200mmHg，治疗压力性损伤时，一般选择125mmHg，连续循环使用48小时。这种方法可以为受损皮肤营造合适的环境，使创面边缘整齐，加快上皮细胞的迁移，减少创面的细菌定植，血液流通顺畅，从而加快受损皮肤的恢复。

当创面存在感染时，应每12小时或每48小时更换一次敷料，常规清洁创面，将海绵放置于创面上，收集管置于这块泡沫敷料上，收集管连接着带泵的收集装置，泡沫敷料和收集管之间通过一个有黏附功能的透明敷料固定，治疗时间为4~6周，可以间歇治疗，也可以连续治疗。间歇治疗可以使机体的生化信使连续不断地释放，而连续治疗可以清除创面渗出液，减轻组织水肿。

局部负压疗法适用于急性外伤创面、切口、3期或4期压力性损伤、血管创伤性创面、慢性老化创面，禁忌证包括皮肤恶性病变、未经治疗的骨髓炎、与器官相连的窦道及空腔。

3. 远红外线疗法　红外线是太阳光线中不可见光线中的一种，其位于光谱的可见光——红光之外。临床将红外线分为近红外线和远红外线，远红外线波长介于4~400μm之间，可穿透3~5mm的组织，并且对人体无辐射伤害。研究发现，波长为4~15μm的远红外线对人体有益。张新萍等对80例危重患者使用自制的远红外保护套，结果显示可以有效防治组织损伤和1期压力性损伤，降低足部压力性损伤的发生。王科伟对50例压力性损伤患者在常规护理基础上采用远红外频谱照射，压力性损伤治疗的有效率为80%，远红外频谱照射可以使血液流通更加顺畅，促进压力性损伤的愈合。远红外线中的热效应可以改善新陈代谢，作用到人体细胞上的蛋白质和小分子，从而使人体生物和组织恢复功能而达到正常的状态。

4. 超声波疗法　有效的超声波疗法是基于超声波透过伤口敷料照射伤口，用低强度脉冲超声波照射，频率为1MHz或3MHz，靶细胞强度为0.1~0.5W/cm^2，占空比为20%，照射时间为10分钟，每周照射5次。超声波的温热效应可以增加膜的通透性，进一步清除炎症，使组织水肿得到改善。另外，机械振动对组织产生的微细按摩效应也可以使组织硬块软化，达到治疗创面的效果。

5.水疗法 水疗法又称涡流治疗，通常用于清洁伤口、清创处理。将患者的病灶部位浸泡在水疗桶内，利用水疗的涡流，清除伤口的坏死组织，水疗的温度和水流也可以软化瘢痕、预防关节挛缩。适用于急性烧烫伤、创伤伤口、静脉溃疡、糖尿病足溃疡、3期压力性损伤、4期压力性损伤、不可分期压力性损伤、坏死组织超过50%以上的情况。压力冲洗是利用水压去除创面周围的坏死组织，水压要保持在4~15psi，压力<4psi就不能达到有效的清洁。或者利用漩涡产生的水压进行喷射冲洗，在漩涡中组织会变软，水压漩流就会去除变软的组织，给予病变组织最大水压持续30秒，将病变部位浸渍20~30分钟，每周治疗两次，适用于有渗液的创面、坏死性创面。水疗的按摩作用可以降低组织水肿和炎症，改善腿部溃疡的缺血情况，加速血液循环。

6.保温疗法 可利用辐射热治疗慢性创面的技术来治疗压力性损伤，通过电源连接温度控制单元，或通过充电电池进行操作，在创面上覆盖聚氨酯泡沫敷料，可以将创面和装置隔开，敷料可以将组织的渗出液得到更快地吸收，还可以通过窗口观察创面的基本情况。将一种连接温度控制单元的红外线变温卡插进敷料表面的套筒内，将温度调到38℃，温度升高后降低慢性创面渗液对新生成纤维细胞和内皮细胞的抑制作用，使血管扩张，增加创面和周围组织的血供，进而增加创面的氧供和营养，有效治疗压力性损伤。

7.电刺激 电刺激主要是通过电流和潮湿的创伤环境可以维持伤口的电流反应，造成极效应或者趋电性效应，可以有效改善伤口的感染，进而促进伤口的愈合。利用正极刺激伤口时，酸性反应使胶原蛋白增生，可促进局部受损组织的恢复。利用负极刺激伤口时，点击周围有碱性反应，会吸引中性粒细胞和巨噬细胞向创伤聚集，达到杀菌抗炎的作用。电刺激适用于清洁无感染的伤口或者2期压力性损伤、3期压力性损伤、4期压力性损伤的创伤。微安培直流电是使用200~1000微安培的电流刺激伤口，一般先以负极治疗1~3天，每天进行2~3次，每次2小时。使用电刺激治疗之前，要彻底清洁伤口，去除药物或敷料，避免阻碍电流或造成电流集中使皮肤灼伤。电刺激治疗不适用于骨髓炎患者及肿瘤患者，因为电刺激容易使骨髓炎患者形成囊肿，同时会刺激肿瘤细胞分化而快速生长。对于放置心脏起搏器的患者来说，电刺激不能使用在心脏附近。

第二节　压力性损伤的护理措施

一、护理方面

在压力性损伤的健康教育过程中，科室应对所有护士进行统一的规范化培训、理论授课；录制相关视频和各个并发症的护理操作视频上传到网络平台，供护士在线学习。同时，医院成立压力性损伤学组，护理部主任作为总负责人进行组织，学组组长负责协调，组员进行落实，充分发挥专业学组带头作用。对科室发放预防压力性损伤口袋书，讲解压力性损伤评估单的应用，每月查房督导并及时结果反馈，形成护理质量评价标准。压力性损伤学组成员还可以借助网络、多媒体手段，比如微信群、公众号、QQ群等，及时了解压力性损伤最新护理进展。

护士根据入院患者皮肤的表现及压力性损伤评分表，判断压力性损伤的分期，结合患者疾病及身体现状，制定具体的健康教育内容，并根据病情的动态变化，随时调整和完善相关内容。

1.个案教育　护士针对入院患者皮肤表现的不同，对患者采取个体化教育方式，边做操作，边讲解——按时翻身换体位，每1~2小时翻身一次；使用翻身枕、体位垫等物品摆放舒适体位；保持皮肤清洁干燥等。同时观察患者的动态反应，及时采取相应指导，告知患者如何减少摩擦力、剪切力和降低压力性损伤发生的各种危险因素，以保证健康教育后患者的自我护理能力有显著提高，使预防压力性损伤护理更具可行性。

2.**图片展示法**　用大量图片直观展示什么是压力性损伤、压力性损伤的好发部位及各期压力性损伤的表现、对身体的危害，使患者了解压力性损伤对身体直观的损害和对自身疾病的影响；从而提高患者预防压力性损伤的主动性、积极性，主动更换体位，对护士的定时翻身给予配合。

3.**制作预防压力性损伤健康教育手册及视频**　将宣教内容在手册中以图、文形式表现，在视频中以图、文、动画形式表达，生动形象地使更多的患者、家属了解压力性损伤，掌握行之有效的方法，真正有效地预防压力性损伤的发生。

（1）制作手册：内容包括压力性损伤的概念及危害、压力性损伤的高危人群、压力性损伤好发部位、压力性损伤发生的原因及分期简介、预防压力性损伤的方法。

（2）录制视频：运用各种视频制作软件录制相关操作的视频，例如：卧床患者轴线位翻身；卧床患者的搬运；压力性损伤患者的伤口护理等，上传于各网络学习平台、微信群、QQ群、公众号，以便于护士及患者掌握学习。

4.**出院随访健康教育**　护士在开展住院期间的压力性损伤防治健康教育的同时，应对出院时评估为压力性损伤好发人群，进行出院随访指导，达到防止压力性损伤发生，提高患者生活质量，减轻家庭、社会负担的目的。

二、患者方面

引起压力性损伤的主要原因是力学因素。患者应在医护人员的指导下进行自我锻炼及相关操作，用以预防压力性损伤的发生。教会患者床上移动、起坐的方法，指导患者翻身更换体位时应用力学原理，避免拖、拉、拽、推，防止剪切力和摩擦力的增加，以提高患者自我照顾的能力。教育患者建立良好的卫生习惯，勤擦拭身体，特别注意受压部位的皮肤，保持清洁，勤换衣服。大、小便失禁及出汗可使皮肤潮湿并浸渍床单以致摩擦力和剪切力增加而诱发压力性损伤，因此，对大、小便失禁的患者，应给予勤洗勤换，保持皮肤清洁、干燥和光滑，保持床铺的清洁、干燥和平整。

因患者的病情影响使翻身受限、身体不能倾斜或必须采用制动体位时，指导患者使用体位垫和/或水胶体、美皮康等，这样可以保护皮肤，减少接触面的压力，从而达到改善局部供血供氧，指导患者不要按摩发红的部位或发红的周边部位。

三、照顾者方面

照顾者长期与患者接触相处，能够更加精确细致地了解患者的需求，尤其在居家护理的过程中有着比医护人员更加不可取代的作用。以往照顾者会因为长时间地护理患者而产生厌烦情绪，或者因为患者本身病情久治不愈而萌生悲观、消极思想，又或者因为对压力性损伤没有足够的认识，没有掌握有效的预防方法等，都会通过照顾者的一言一行直接或间接地影响患者皮肤的状况、病程的长短、康复的进程及生活质量。如果患者患有糖尿病、晚期癌症、瘫痪等疾病，一旦局部组织长期受压，压力性损伤随时有可能发生。因此对照顾者的培训及健康宣教，能对患者压力性损伤的预防或康复起到至关重要的作用。只有对照顾者进行系统的相关知识的宣教、指导，提高照顾者对压力性损伤的重视和关注，掌握正确的皮肤护理方法、翻身技巧、大小便处理方法、肛周及会阴部皮肤的保护、减压工具的使用等，才有助于有效预防和减少压力性损伤的发生。

（1）介绍压力性损伤的相关知识。设计一些预防压力性损伤浅显易懂的宣传手册发放给压力性损伤高发人群的照顾者，如把各种骨折功能锻炼的方法制作成卡片分发给患者照顾者，并要求照顾者按时辅导患者锻炼。医疗机构、病区还应定时组织压力性损伤科普讲座，给予照顾者掌握知识的平台。

（2）照顾者要了解患者基本病情，对患者做到细心、耐心、关心。照顾者要熟练掌握翻身技巧，避免生拉硬拽导致皮肤发红破溃；要提供合理饮食，保证营养供给；要熟悉患者病情，了解药物名称及作用，复查时间、有效咳嗽咳痰方法等；勤沟通，多交谈，了解患者心理变化。诸如此类，可以让患者感受到家人的照顾及关心，满足患者被重视的需要，提高患者生活质量。

（3）责任护士根据照顾者年龄、文化程度、理解能力、学习能力、遵医行为及对压力性损伤知识的理解程度等多个方面考虑，选择合适的宣教方式。可以对住院陪护进行集中宣教、床边指导；可以进行个体化宣教，针对患者实际情况向患者家属讲解具体注意事项及对应措施。

（4）与时俱进，运用各种网络平台进行远程指导。对于出院患者，医疗机构、病区应建立随访登记表及电话咨询专线，通过健康教育和电话随访，提高照顾者护理主动性，与医务人员交流预防压力性损伤的方法，而照顾者这种有意识的配合，可以促进患者康复。建立压力性损伤知识宣教微信群、QQ群、公众号等，让照顾者在学习压力性损伤相关知识的同时，可以相互沟通交流，及时了解成功案例，增强照顾者及患者对疾病、对皮肤情况的信心。

四、出院宣教

1.预防措施——首先应该做到六勤 勤观察，勤翻身，勤按摩，勤擦洗，勤整理，勤更换。解除局部皮肤的压力是伤口走向愈合的第一步。

（1）至少每2小时翻身1次。

（2）如果患者长时间采取坐位姿势，应每20~30分钟移动一次受压部位，并注意患者足的放置。

（3）平卧时，床头抬高不应超过30°。

（4）使用翻身枕、软垫、海绵垫等保护用品，正确摆放体位。

2.保护皮肤

（1）避免潮湿、摩擦及排泄物等对皮肤的刺激。

（2）保持皮肤清洁、干燥，每日用温水清洁皮肤。

（3）保持床铺清洁、干燥、平整、无碎屑，被服污染要及时更换。

（4）搬移患者时不要拖、拉、拽、推，避免皮肤摩擦。

（5）不可使用破损的便盆，以防擦伤皮肤。

（6）勤剪指甲，防止抓伤皮肤。

（7）为患者安排合适的卧位，防止身体下滑。

五、其他方面

1.营养相关知识——改善机体营养，积极治疗原发病　营养不良的患者身体虚弱，活动能力下降，皮肤抵抗力降低，增加压力性损伤的发生概率。医护人员应根据患者的身体状况和疾病选择适合的食物，遵循高蛋白、高热量、高维生素的摄入原则，食物多样化，多吃蔬菜、水果和薯类，清淡、少盐低脂饮食，增加机体抵抗力，促进伤口愈合。必要时请营养科会诊制订食谱，以满足患者营养需求。

2.宣传戒烟　尼古丁会抑制血液循环、减少组织血供，因此，应教育患者戒烟。

六、注重心理护理

长期卧床的压力性损伤患者由于疾病久治不愈、活动不便、生活不能自理、疼痛等多种因素综合作用，容易产生焦虑、抑郁、悲观、绝望等消极心态，对生活和治疗失去信心。所以，医务人员要注意患者住院期间的心理变化。家属要和患者多沟通，调动患者的主观积极性，保持乐观精神，积极治疗原发病。

在患病初期加强患者的心理干预，了解患者思想动态，帮助患者解除恐惧、焦虑、紧张不安等心理问题，使患者能接受现在的身体状况及生活改变，保持心理健康。注意倾听患者主诉，随时给予心理支持，使患者情绪稳定，让患者了解压力性损伤虽然危害性大，但大多数压力性损伤是可以通过合适的预防和护理措施避免的，不论使用哪种方法，都应注意首先给患者做认真细致的思想工作。使患者知道为什么必须这样做，怎样才能做好，取信于患者是提高患者配合护士实施压力性损伤防护行为的关键之一，也对预防和减少压力性损伤的发生起到了关键的作用。

第三节 压力性损伤的预防原则

发生压力性损伤后，会让患者更加不舒适，在医院就诊需要更多时间，医疗护理费用也会随之上涨，进而影响患者的生活。通过压力性损伤危险因素评估可以选出危险性高的人群，对他们进行相关干预，可以有效预防患者发生压力性损伤。

一、减轻局部压力，避免摩擦力和剪切力

（一）定时翻身
1.翻身注意事项
（1）翻身间隔时间：体位变换是预防压力性损伤最主要的措施，根据患者的具体情况制定翻身计划，包括翻身的时间、方式、体位、

操作者签名等。研究显示，2小时至少为患者翻身一次，但对于长期卧床患者，要根据患者的皮肤状态和全身情况调整翻身的间隔时间。如果2小时翻身时皮肤出现发红，若在15分钟内皮肤发红能褪色，说明局部可以承受2小时的压力；如果15分钟皮肤发红不能褪色，说明皮肤不能承受2小时的压力，将翻身时间缩短到1小时。对于可以随意改变体位的坐位患者来说，应15分钟就改变体位1次。坐轮椅的患者要间隔15~30分钟必须减压15~30秒，可以用手撑在扶手或者坐垫上，将臀部悬空，防止局部皮肤一直受压。

（2）翻身技巧

1）照顾者的姿势和施力原则：①双脚分开，保持前弓后箭的姿势，不要用手和腰的力量，应利用身体重心的转移来进行翻身，翻身时身体尽量靠近患者，以节省力气。②维持腰背挺直，不要弯腰，以免肌肉拉伤，利用膝盖弯曲和两脚之间重心的转移力量。③搬动患者时动作不要太鲁莽，要提前告诉患者。④要以肢体的近端为施力点，不能硬拉患者的手来翻身，以免造成二次损害。翻身后要拉起两侧床档确保安全。

2）患者的准备姿势和原则：①翻身之前去除枕头、被子等，预留出足够的空间。②翻身过程中随时关注患者的上下肢，避免翻身后压迫近床侧。③使床单位和患者衣服清洁干净，避免出现褶皱压迫皮肤。④翻身结束后，用软枕支托患者脚踝或者足跟等易压迫的部位。

3）翻身的步骤：①洗手，向患者解释翻身的动作及目的。②固定床轮，去除枕头、被子等，但要注意保护患者隐私，给予适当遮盖。③调整床的高度，将床摇平，将患者移至床的一侧，并将床档拉起。④站在患者要翻身的近侧，放下床档，将患者远侧脚跨在近侧脚上，将患者双手交叉在胸前。⑤照顾者一手在大腿后方，一手在肩胛骨协助患者进行翻身。⑥患者下方的腿保持伸直位，上方的腿保持膝盖弯曲，双膝之间垫以软枕。⑦将患者头侧的手拉开，避免压迫，利用软枕协助患者维持舒适侧卧位。⑧拉起床档，将呼叫器放于患者易拿取的地方，翻身过程中随时注意患者生命体征的变化，完成翻身后洗手。

2.体位变换 鼓励并协助患者经常变换体位，运用正确的方法进行翻身，注意保护皮肤。清醒或躁动的偏瘫患者容易向患侧翻身，患侧受压就容易发生压力性损伤，所以应尽量避免患侧受压的概率。同时，在翻身时，各种体位的变化也应遵循各个体位的要点和注意事项。

（1）平卧位：维持头、颈、脊椎在一条直线，脸可偏向一侧，防止误吸，使呼吸顺畅。双手自然放于身体两侧，肩关节稍外展，肘要伸直，掌心朝上，大腿也自然伸直，小腿下方可以垫软枕以放松腹肌，但要注意下肢循环不良的患者，软枕不要放在腘窝处。对于长期卧床的患者可以使用足托板或者软枕，使踝关节尽量与小腿呈90°功能位，预防足下垂。

（2）侧卧位：维持头、颈、脊椎在一条直线，双臂放于胸前，一腿伸直，另一腿弯曲，可在两腿间膝盖、脚踝、上肢及背后垫软枕，同时要特别注意耳朵、肩峰、肋骨、大腿粗隆、膝盖内外踝以及脚踝等受压的部位。

（3）俯卧位：俯卧位可以松弛背肌，预防膝、髋关节挛缩。可将软枕垫于胸部、大腿、小腿下方，防止胸部受压，使大腿伸直、膝关节微弯，上肢呈外展与外转的姿势，同时要特别注意脸颊、耳朵、下巴、肩部、乳房（女性）、生殖器（男性）、膝盖以及脚趾等受压的部位。

（4）半俯卧位：上方腿弯曲，下方腿伸直，将软枕垫于头部、肩下、两腿间膝盖以及脚踝处，保持脊椎平直，半俯卧位时要特别注意脸颊、耳朵、下巴、肩部、一侧胸部和臀部等受压的部位。

（5）30°斜侧卧位：将背部悬起，与床面呈30°，把软枕放在背部，另一软枕放在两条腿之间，并使下肢屈曲，避免大腿粗隆、膝盖之间以及脚踝之间过度受压造成皮肤损伤。

（二）使用减压装置

1. 局部 各种局部减压装置在临床中广泛应用，常用于枕部、肘部、四肢、骶尾部及足跟部，主要是通过受压时的沉入量，增加身体的接触面积，使患者的体重平均分布在较大接触的面积上以实现减压的目的。不同的减压装置使用的材质也不同，常见的有泡沫、硅胶、橡胶等材质。泡沫坐垫能够促使良好坐姿和舒适，适用于乘坐时间较少者；固态或者液态硅胶坐垫，能够提供骨盆稳定性，增加躯干控制力，适用于压力性损伤高风险的患者；充气坐垫的主要材质是橡胶，分压效果较好，适用于压力性损伤高风险的患者。每种材质的减压垫都能分散压力，降低局部剪切力，减缓皮肤摩擦，适用于不同压力性损伤风险因素的患者。

2. 全身 全身减压装置最常见的就是气垫床和水床，其中，波浪形气垫床、球形气垫床、多房性电动充气床垫应用比较广泛，小房交替式充气与泄气，可改变床面上的支撑部位与压力，既能减轻压力，还能调节同一部位受压的时间。空气缓慢释放床，使空气通过床表面的纤维织物缓慢渗出，使患者漂浮在床上达到减压的目的。空气射流床可使暖空气通过覆盖有纤维聚酯膜的颗粒状的陶瓷串珠，使之产生类似于流波的串珠运动，从而变换受压量的大小，以达到减压的目的。

（三）避免剪切力和摩擦力

（1）使用辅助设备（如床单、吊架等）移动或改变患者体位时，应用规范的方法，避免不规范动作，保护皮肤，防止发生损伤。

（2）当患者坐轮椅时，应在足部或者腿部垫软枕，防止身体出现下滑，或者缩短坐轮椅的时间。

（3）当床头抬高30°时，就会出现剪切力，患者的骶尾部也易受到压迫，所以半坐位时床头要小于30°，持续时间要少于30分钟，根据患者的病情和实际情况来确定适合的角度。在腿下垫一个软枕，以防止身体下滑过程中产生的剪切力和摩擦力。

（4）对于躁动的患者来说，可在足跟部粘贴泡沫敷料，或者使用足跟减压靴，尽量减少对足跟部的压力。

二、皮肤护理

（1）定期检查皮肤，特别是骨突受压处的皮肤。

（2）保持床单位、衣服和皮肤的干净，降低局部的摩擦力。如果大、小便失禁，要及时清理干净，不要让皮肤长时间在大、小便中浸泡，以免损伤皮肤。擦洗局部皮肤组织时要轻柔，用刺激性小的进行清洗，不要用纤维重的材料进行擦洗。

（3）局部皮肤不应涂抹凡士林等油性剂，这类物品不透气，影响皮肤细胞的正常呼吸，影响水分蒸发，这更容易导致皮肤的受损。但皮肤清洁后可以使用合适的润肤露。

（4）不建议使用烤灯，因为局部皮肤加热会增加组织细胞的需氧量，造成细胞缺血，甚至坏死的发生。

（5）局部的氧疗，会导致局部组织生理异常，形成潮湿区域，增加需氧菌的感染，因此也不建议使用局部氧疗法。但研究表明，高压氧治疗可以提高整个机体的细胞携氧能力，有利于压力性损伤的愈合。

（6）研究发现，按摩皮肤这种方法也不可取，若皮肤颜色呈现红色超过30分钟仍不能颜色变浅，就说明皮肤组织受到损伤，这样的情况下按摩皮肤将加重局部受损的程度。

三、营养支持

（1）联合营养师、主管医生为患者确定合适的方案，对营养失衡的患者提供营养补充，增加高热量饮食，进食蛋白质高的食物，在一定程度上可以预防皮肤受损。

（2）对于压力性损伤的危险人群，可以根据营养指南给予适宜的水分［0.24ml/（kJ·d）］、热量［125.5~146.4 kJ/（kg·d）］、蛋白质［1.25~1.5g/（kg·d）］，提供高蛋白食物以增加营养。合理膳食，荤素搭配，少量多餐，每天至少进食超过12种食物。

（3）蛋白质摄入量增加时，需及时监测肝肾功能，功能异常时，增加更多热量的摄入，减少蛋白质的含量，以此达到相对平衡。

（4）每日监测患者营养摄入量和具体的排泄情况，包括有无腹泻或便秘情况的发生。

（5）定期监测营养指标，体重的下降能反映患者的营养状况，3个月内体重下降过快，超过平常的5%，6个月大于10%，就认为有营养不良的状况出现。应每周至少测量1次体重，监测总蛋白和血红蛋白等相关指标，保持机体营养的动态平衡。

四、健康教育

（1）制定翻身计划，至少每2小时翻身1次，用正确的方法进行翻身，避免暴力生猛等动作，严格按照计划进行体位改变。

（2）使用合适的减压装置，包括局部和全身的减压装置，在医护人员正确评估后才能使用，教会患者和家属正确的使用方法。

（3）正确护理皮肤，告知患者和家属常见的护理误区，使用气垫床也要按时进行翻身，避免盲目按摩，每日擦洗皮肤，保持干净卫生，每日按时检查皮肤，有异常及时发现并及时进行干预。

（4）加强营养，向患者及家属宣教，让其认识到营养对于预防皮肤损伤是非常必要的。向患者讲解要多吃高热量的食物，增加蛋白质的摄入，并注意监测体重、大便等情况。

（5）一经发现皮肤有异常情况，立即到医院进行相关咨询及治疗。

附1 压力性损伤与减压装置的应用

压力性损伤常常发生在长期卧床、昏迷、营养不良、骨折制动等不能自主翻身的患者。压力性损伤的形成与组织长期受压有关。Braden评估量表从感觉、潮湿、活动度、可动性、营养、摩擦力和剪切力六个方面对患者进行风险评估，其中形成压力性损伤的外源性因素包括力学因素摩擦力和剪切力及潮湿。外源性因素是形成压力性损伤的主要因素，是可以通过减压措施进行预防的。垂直压力也是导致压力性损伤的重要因素，患者自身的体重、医疗器械使用不当等是垂直压力大部分的来源。手术体位的被动体位等也会加重垂直压力的损害。垂直压力使皮肤局部组织缺血缺氧，加速细胞老化，进而导致细胞死亡的发生；摩擦力使得局部皮肤皮温升高、角质层受损，增加了发生压力性损伤的敏感性；剪切力使皮肤深层发生移位，切断供血，降低皮肤张力，易造成深部组织损害。由此可见，减轻力学因素对局部组织的影响，就能减少压力性损伤的发生。减轻局部组织压力是预防压力性损伤的关键因素，并贯穿于整个皮肤护理过程。不同体位，患者受压部位不同，医务人员要熟知各体位的受压点，才能更好地实施减压措施。对身体局部受压部位采取有效的减压措施是预防压力性损伤发生的重要手段。有效减压的主要措施包括减轻局部组织压力和减少受压部位的受压时长。前者常用的方法是使用各种减压装置。后者常用的方法是翻身。但是减压装置的使用并不能代替翻身，不能因为使用了减压装置就不再使用翻身，也不能频繁地翻身不使用减压装置，翻身和使用减压装置的效果不能相互替代，两者要相互配合实施。临床上常用的减压方法包括主动/被动翻身、采取自我减压方法和各种减压装置的使用。

一、减压概述

（一）翻身频率

预防压力性损伤最简单、经济、有效的方法是翻身。合理的翻身频率能减少局部组织受压时间，改善组织缺氧，从而有效降低患者发生压力性损伤的风险。在临床工作中高危患者均应建立翻身卡，定时翻身，观察、记录患者局部受压部位情况。国内外对于适当的翻身频次至今没有统一的标准，国内临床护理工作中翻身时间为1~2小时翻身一次，分别采取侧卧位、平卧位、半坐位等姿势，以减轻局部组织受压情况，但此翻身频率并未考虑到患者体重及全身营养状况的差异性以及是否使用减压装置、减压装置的种类等因素的影响。近年来有研究表明使用减压装置可以适当延长翻身时间，可由1~2小时延长至2~4小时翻身一次。传统的频繁翻身不仅影响患者休息，增加患者的各项风险和不舒适感，也增加了护理人员的工作量。医务人员要根据患者实际情况决定是否使用减压装置，使用何种减压装置，制定合理的翻身频率，为患者提供更好的护理。

（二）自我减压的方法

1.定义　自我减压法又称主动减压法，通过教会患者采取一定的方式减轻局部的压力来预防压力性损伤的发生。

2.基本操作方法　患者双手或单手轮流垫入臀下，再徐徐握拳，减轻骶尾部皮肤压力和受压时间，使骶尾部每隔一定的时间就得到一次舒缓减压的机会。减少局部组织压力和受压时间是有效预防压力性损伤的关键方法，此方法要求患者定时对受压组织局部自我减压，并根据病情进行不同的功能锻炼。患者将双手置于臀下5~10分钟，最长可达15~20分钟，若感觉受压手部不适可抽出稍作休息后再放回。局部自我减压法中双手置于臀后且避开骶尾部可以直接使骶尾部抬高不受压，同时使局部组织充分透气，避免局部组织过分潮湿，使压力性损伤不具备产生的条件。

3.适应证　自我减压这种方法适用于各种骨折及只有部分生活自理能力的患者。对于长期坐轮椅者也可进行自我减压。坐轮椅患者最易发压力性损伤的部位是坐骨结节，其次是肩胛骨、肘部、足跟等，除使用相应减压措施外，患者主动进行自我减压也是预防压力性损伤的经济、有效的手段。对于坐轮椅且有一定活动能力的患者，在保证安全的情况下鼓励其30~60分钟进行一次臀部减压训练，每次30~60秒，具体根据患者病情及承受能力调整频次及持续时间（如双手支撑身体臀部抬离椅面，身体左右按时交替抬离椅面等），从而减少局部组织受压时间，减少压力性损伤的发生。

（三）常见减压装置类型

减压装置是通过分散受压局部组织的体表压力，以达到预防或减轻局部皮肤受损目的的设施或装置。现在临床上通常使用的减压装置包括全身减压装置和局部减压装置。

1.全身减压装置　全身减压是指对长期卧床患者，通过增加整个身体与床垫接触面积的方法来分散压力，以降低局部受压，防止压力性损伤发生的减压方法。常见的全身减压装置的分为静态减压床垫和动态减压床垫。其中，医院标准床垫属于非减压床垫。

（1）静态减压装置主要通过增加身体与床垫之间的接触面积，最大程度降低局部组织压力，从而降低压力性损伤发生的概率。常见的静态减压床垫有高密度泡沫/海绵床垫、凝胶泡沫垫、静态空气垫、水床垫等。

（2）动态减压装置主要通过床垫与身体接触部位不断变化，减少局部组织受压时间，改善局部组织缺血、缺氧等损伤的情况，从而降低压力性损伤的形成。常见的动态减压床垫有喷气气垫床、交替充气床垫、悬浮床等。

2.局部减压装置 局部减压是指使用局部设施或装置分散骨隆突处皮肤所承受的压力，减少受压部位缺血、缺氧情况，以避免骨隆突处发生压力性损伤的减压方法。常见的局部减压装置可分为局部减压垫、体位垫和减压敷料。

（1）局部减压垫：包括足部减压装置、俯卧位减压垫和坐垫。

①足部减压装置："C"形圈（适合手足部减压）、充气减压垫、浅杯状足跟垫等。

②俯卧位减压垫：传统海绵垫、高分子凝胶垫等。

③坐垫：凝胶坐垫、水垫、充气坐垫、泡沫/海绵垫等。

（2）体位垫：包括三角垫、"R"形垫、腿部抬高垫、膝关节抬高垫（又称半圆形体位垫）等。

（3）减压敷料：包括水胶体敷料和泡沫敷料。

二、各种减压装置的介绍

（一）构成减压装置材料的种类

现在市场上减压装置的材料分为高密度泡沫/海绵、凝胶、水、空气，现将其优缺点进行对比分析（表3-1）。

表3-1 构成减压装置材料的分析对比

名称	优点	缺点
泡沫/海绵	具有良好的吸湿性和透气性，保暖、弹性大，质地柔软，可承受患者体重，不需要电力驱动，无噪音，价格便宜	闷热、易变形，支撑性较差，不易清洗。使用寿命短
凝胶	具有黏弹性、良好的柔韧性、支撑性、抗压性。透气、散热性良好、使用寿命长。不易变形，不吸水，易清洗，不需要电力驱动，无噪音	价格较贵，重量较重，不易于搬运，无法与空气很好地对流，无法维持身体舒适的温、湿度

名称	优点	缺点
水	方便取材，柔软舒适，可塑性强，吸热性好	易漏气、漏液，难以控制合适的水量及床垫表面温度
空气	取材方便，很好地保持局部皮肤干燥，有效减压。动态充气床垫：可根据情况调节气垫气压	据患者情况制定充气压力，定期检查气压是否符合要求，有无漏气，防止锐器刺破，应加强床档保护，防止坠床

（二）全身减压装置的适应证、原理特性及注意事项

1.高密度泡沫/海绵床垫

（1）适应证：适用于Braden评分为15~18分轻度危险的人群；1、2度压力性损伤患者；全身多发骨折；骨盆骨折；下肢骨折；脑功能障碍、肢体功能障碍、活动障碍等不宜翻身或长期卧床的患者。

（2）原理特性：这种床垫能够分散身体表面压力达到减压效果，可直接放在床上，也可放于床垫上。其厚度以10cm为宜，研究表明，2cm厚的泡沫/海绵床垫不会显著降低股骨大转子处的压力，4cm厚的泡沫/海绵床垫可降低30%的压力，质地越稠密、越厚的泡沫垫减压效果越好。

（3）注意事项

①床垫弹性以患者睡后腰背部下陷深度不超过3cm为准。

②经常评估床垫的有效性，注意检察床垫厚度，尤其是患者骶尾部床垫厚度，若厚度小于1cm或床垫厚度压缩大于1/2时及时更换。

③选择合适的床罩，过紧或过松均会降低减压效果。

④多汗或失禁患者应在减压装置基础上加用透气性、吸收性好的尿垫或中单。

⑤长期使用过程中要每月暴晒一次，每次30分钟。

2.凝胶泡沫床垫

（1）适应证：适用于较长时间的手术术中压力性损伤的预防，

Braden评分为15~18分轻度危险的人群；1、2度压力性损伤患者；急危重症患者压力性损伤的预防；全身多发骨折；骨盆骨折及活动障碍患者。

（2）原理特性：由支撑性、抗震性能良好的凝胶结合减压性能良好的泡沫构成，绿色环保，无噪音，易于清洗，床罩具有防水性。通过分散人体表面压力强度，减轻摩擦力和剪切力达到减压效果。可直接放在床上，也可放于床垫上。其减压效果优于泡沫/海绵床垫。

（3）注意事项

①凝胶泡沫床垫质量较重，搬运过程中防止损坏。

②床罩松紧度适中，过紧或过松均会降低减压效果。

③此床垫不吸水，易于清洗。

④失禁或多汗患者使用加铺尿垫。

3.静态空气垫

（1）适应证：适用于压力性损伤高危人群；1、2度压力性损伤患者；骨折活动不便患者等。

（2）原理特性：舒适、柔软，增大局部组织接触面积，从而降低压力性损伤发生率。严格按照使用说明书打入气体，将红色阀朝上，便于心肺复苏时的快速放气。需放在床垫上使用。静态空气床垫较柔软且无医疗耗电，较动态空气床垫使用成本低。

（3）注意事项

①根据气垫床标识使气垫正面朝上，不要铺反。

②在气垫与患者身体之间铺透气性、吸汗性良好的床单。

③使用气垫床并不能大幅度降低主要受压部位的压力，骶尾部、足跟等处仍承受较大压力，局部根据情况使用合理用具、定时翻身及做好相关的基础护理。

④气垫床的缺点是清洗、消毒不方便，不能做到一人一用，在不同患者之间反复使用容易交叉感染。

⑤班班检查减压床垫充气量、软硬度是否适度并询问患者舒适度，如有异常、不适及时查看原因。检查方法:协助患者平卧于减压床垫，检查护士双手能顺利插入患者臀部下方，且未触及患者的臀部则表明充气适度，如果不能插入为充气不足，需补充气体;如果双手插入容易，患者主诉床垫表面坚硬不适，则为充气过度。

⑥静态空气垫可通过充气阀门适度放气至患者舒适，硬度合适为宜。

⑦无法反复充气，锐器刺破时，影响使用效果。

4.水垫

（1）适应证：压力性损伤高危人群；已发生压力性损伤患者及各种骨折等原因造成活动不便者。

（2）原理特性：水垫与皮肤间的摩擦力小，患者感觉舒适，具有良好透气性，对受压组织进行压力再分配，垫内的液体流动性较好，可降低受压部位温度，能够重新分配压力从而减少压力性损伤的发生。

（3）注意事项：水垫仅充盈了1/4的气体故硬度较高，因而舒适度较好。患者照看人员通过按压水垫两端产生波动，通过波动起到按摩作用;清洗消毒方便，可重复使用，使用过程中防止漏气漏液。

5.喷气气垫床

（1）适应证：适用于各期压力性损伤患者；压力性损伤的预防；长期卧床、限制翻身活动的患者等。

（2）原理特性：气垫床由气垫和气泵两部分组成，气泵持续运转，向床垫源源不断地输送空气，输送过程中产生缓和波动，起到按摩作用。垫面表面波浪设计，增加了接触面积，垫面的喷气结构能降低被褥和床单的湿度，从而起到减轻、预防压力性损伤的作用。可将喷气气垫床直接放在床垫上使用。

（3）注意事项

①有气孔的一面应朝上，防止铺反。

②气垫与患者身体之间铺透气性、吸收性好的床单。

③失禁或多汗患者加铺尿垫。

④注意检查床垫的硬度，可通过气泵调节床垫软硬度。过硬或充气不足1/3均影响气垫使用效果。适当的充气才能起到气垫床的最大作用。

⑤若大于30分钟，气垫仍未充到合适硬度，应检查气泵是否正常，气垫是否漏气。

⑥气泵持续运转产生噪音，部分患者难以接受。

⑦气泵的持续运转需要电力，一旦断电导致气垫起不到减压效果，使用过程中应避免断电，长时间断电应撤下床垫，必要时更换静态减压床垫。

⑧使用气垫床期间应加强床档保护，防止患者发生坠床等不良事件。

⑨气垫床的床罩不易固定，应加强巡视。

⑩使用气垫床不能减少骨隆突处如骶尾部、足跟、足内外踝、肩胛骨、肘部等处的压力，应根据局部情况使用合理护理用具、定时翻身及做好相关的基础护理等。

6.交替充气床垫

（1）适应证：适用于压力性损伤的预防尤其适用于Braden评分＜12分者；已发生的各期压力性损伤患者；长期卧床、限制活动的患者等。

（2）原理特性：由气垫床和气泵两部分组成，气垫床由若干个独立单元气室构成，气泵持续运转，各个气室均匀、动态地每5分钟进行一次交替充气，交替更换受压部位，促进受压部位血液循环，波浪形设计的垫面有助于分散垂直压力，气垫表面的微孔均匀喷出空气，促进气流循环，保持皮肤干燥，从而降低压力性损伤的发生率。

有研究表明，交替充气床垫预防压力性损伤的效果较喷气式床垫效果好。

（3）注意事项

①注意检查气垫硬度，因其有18个独立气室，检查时应逐个检查，避免一个或几个气室漏气影响使用效果。

②气泵输出气压以6kPa最为适宜。

③其他注意事项同喷气气垫床注意事项。

7.悬浮床

（1）适应证：大面积烧伤患者。

（2）原理特性：悬浮床是利用矽沙/陶瓷粉流体移动提供浮力，可使创面不受挤压，使创面更易形成干痂，预防感染。随着体位变换，支撑面不断改变。加快创面愈合，降低压力性损伤发生率。

（3）注意事项

①因悬浮床的支撑性较差，部分患者无法适应悬浮床的感觉。

②因其需要电力驱动，产生噪音影响患者休息。

③病室应控制在合适的湿度范围，悬浮床易受周围环境的湿度影响。周围环境湿度过大，悬浮床会吸收水分，影响悬浮功能。

④悬浮床的散热、导热性较差。

研究表明，各种全身减压装置的使用或多或少地可延长翻身时间，最长可延长至6~8小时，减轻了护士工作量，减少了因翻身给患者带来的疼痛、不适等，增加了患者的舒适度，但减压装置的使用并不能代替翻身，翻身仍是不可缺少的护理措施。

（三）局部减压装置的使用及注意事项

1.足部减压装置 现在市场上可以购买到的足部减压装置其原理均为将足跟抬离床面1~2cm，使其不具备形成压力性损伤的力学因素，从而达到预防和减轻压力性损伤的作用。

（1）"C"形圈：适合手、足部减压，"C"形圈厚度为7~9.5cm，直径10cm，其材料由高密度海绵构成，透气性好，支撑性好。外有可拆卸、透气性好、柔软的外套，清洗方便。使用过程中注意避免内、外踝等骨隆突处受压；定期检查"C"形圈厚度，以防海绵垫压缩厚度缩小影响使用效果；海绵垫吸水性好，如有潮湿及时更换。定期暴晒消毒。

（2）充气减压垫：适用于足部压力性损伤的预防及已经发生足部压力性损伤患者的局部减压。减压垫充气后使足跟处于悬空状态，可反复充放气，易于清洗，表面有透气孔，有效保持皮肤的干燥性。使用过程中应注意充气量，充气过多，压迫局部组织骨隆突处，引起患者不适；充气不足，降低使用效果。避免锐器刺破，以防漏气影响患者使用效果。

（3）浅杯状足跟垫：适用于足部压力性损伤的预防，也可用于手部及骨折牵引。其材料构成是高密度海绵或凝胶加高密度海绵构成。浅杯状足跟垫可起到保护跟腱，避免骨隆突处受压的作用。

注意：足部禁用气圈、装水的手套、塑料类制品等物品进行减压，抬高足跟时，应保持膝关节屈曲，避免诱发静脉血栓。

2.俯卧位减压垫　俯卧位减压垫适用于俯卧位通气和手术中需要俯卧位者；因病情需要，需采取俯卧位通气者。

（1）传统海绵垫：不同密度的海绵，硬度有所不同，支撑性也受其影响。海绵垫的透气性较差，支撑性一般，手术过程中易使局部受压、潮湿，增加压力性损伤的风险。

（2）高分子凝胶垫：柔软性和支撑性好是它的特点。不仅能很好地降低压力性损伤的风险，还能保持皮肤干燥，增加患者舒适度。有研究表明高分子凝胶垫相较于其他减压敷料更适合术中患者的压力性损伤的预防。

3.坐垫　人体采取坐位时，大部分体重主要集中在人体的双侧坐骨结节。久坐致使局部组织压力、摩擦力增大，局部皮肤表面湿度增大，增加压力性损伤的风险。适用于长期坐着轮椅和极度消瘦营养不良患者压力性损伤的预防。临床上各种材质的坐垫均以减少局部组织压力为前提，从而达到预防、减轻压力性损伤的目的。

（1）凝胶坐垫：具有支撑性好、透气、散热性好的特点。可以起到减压、保持局部皮肤干燥、缓解局部组织皮温上升速度。使用过程中要注意凝胶坐垫是否老化，如已老化及时更换，以免影响使用效果。

（2）水垫：具有柔软、透气性好、可塑性强、易于清洗的特点。通过分散受压部位局部压力达到预防压力性损伤的作用。使用过程中注意避免被锐器损伤，以免影响使用效果。如有污染立即清洗。

（3）充气坐垫：具有舒适、柔软的特性，增大局部组织接触面积，从而预防压力性损伤的发生。每次使用前检查气垫硬度（方法如静态气垫床），避免锐器损伤。

（4）泡沫/海绵垫：具有良好的支撑性、柔软舒适，能够分散身体表面压力达到减压效果。吸收性好，易潮湿，一旦潮湿及时更换。长时间使用会出现海绵垫老化、压缩，要及时更换，每月暴晒一次进行消毒。

4.体位垫 翻身可减少局部组织受压时间，减压装置可以减轻局部组织的压力，然后结合合理利用力学原理为患者安置合适的体位，最大程度增大受力面积，减轻局部压力、剪切力和摩擦力，就能做到最大程度减少患者压力性损伤的发生。研究表明，患者采用30°倾斜侧卧位比90°侧卧位，身体受力面积加大，能更好地预防压力性损伤的发生。对于长期卧床、偏瘫等活动不便患者的体位变换依赖于体位垫。

（1）三角垫和"R"形垫：两者均使患者侧卧位时保持身体30°，将三角垫或"R"形垫垫于患者腰背部，此时患者呈半侧卧位，身体受力面积最大，且骶尾部悬空，避免其受压，减轻了局部压力，有效预防压力性损伤的发生。对于已发生压力性损伤患者局部起到保护、防压的作用。传统的三角垫 和 "R" 形垫由海绵和纯棉外套构成，其柔软、舒适，但受潮，不易清洗。使用三角垫 和 "R" 形垫过程中注意观察海绵有无变形老化，以免影响使用效果，给患者带来不适；三角垫 和 "R" 形垫不易固定，易发生移位，尤其对于意识不清、烦躁不安、极度消瘦患者使用效果较差，护理过程中要注意观察。长时间使用局部皮肤散热差，影响患者舒适度；三角垫 和 "R" 形垫的使用效果远远超过软枕，软枕的支撑性太差。

（2）腿部抬高垫：适用于下肢手术、下肢牵引等需将下肢抬高的疾病。由海绵垫和外套构成，柔软、舒适，可抬高下肢15~25cm，有利于下肢消肿。

（3）膝关节抬高垫（又称半圆形体位垫）：可垫于膝下或用于手术体位摆放，也可用于足部减轻足跟压力。其形状上为半圆形，下为平面。使用过程中不易移位。

5.减压敷料 减压敷料应用于压力性损伤好发部位的保护及已发生压力性损伤的治疗，常用的减压敷料包括水胶体敷料和泡沫敷料。使用方法是局部组织生理盐水冲洗，晾干，根据受压组织大小选择合适形状、大小（可根据实际情况进行裁剪）的敷料，粘贴贴合、牢固。减压敷料主要是通过减轻局部组织压力，增加局部血液循环，达到治疗预防效果的。

（四）如何合理选择减压装置

理想的减压装置应该是柔软、舒适、环保、无毒、透气、散热、支撑性好、无噪音、价格便宜、易于消毒、不易老化等，目前还没有一种完全符合条件的减压装置。

（1）不是所有患者都需使用减压装置，要根据具体患者情况评定，对于未发生压力性损伤且有自主活动能力的患者，鼓励其自主活动，主动进行翻身。

（2）动态减压装置易折叠，但有噪音，价格高；静态床垫价格低廉，无耗电。两者均适用于压力性损伤的预防，具体可根据患者病情，结合减压床垫材质特性，选择合适的床垫。

（3）对于睡眠质量较差患者，建议选用静态减压装置，避免气泵声音影响患者休息。

（4）肥胖患者选用减压装置时要考虑减压装置的支撑性。

（5）对于高危患者，联合两种及以上减压装置的使用效果高于单独使用一种减压装置的效果。

（6）对于危重患者减压床垫的使用，动态床垫优于静态床垫。

附2 压力性损伤局部保护敷料的使用

压力性损伤是在身体一处或多处出现的皮肤及其深部组织可深达骨头的损伤，其临床表现中除1期压力性损伤和深部组织损伤的皮肤完整性未受损，其他分期的压力性损伤中轻者损伤部分或全层皮肤，严重者损伤可深达肌层甚至骨头。压力性损伤所造成的皮肤损伤属于伤口的一种，压力性损伤一旦出现必须采取干预措施，且严重的压力性损伤无法自愈。在护理工作中医务人员要熟练掌握伤口分类法、伤口测量法，从而正确判断患者压力性损伤的分期、深度。同时医务人员还要了解伤口愈合过程，掌握各种伤口敷料的性能、适应证，根据不同时期伤口愈合特点，准确、合理地使用伤口敷料，从而为伤口愈合提供适宜的环境，增加患者舒适度，减轻患者痛苦。

一、伤口敷料的种类与选择

伤口护理是一项专科护理，护理全程要体现系统性，其护理过程复杂。目前市面上伤口敷料种类繁多，据统计已有2000多种，一般包括传统敷料和新型敷料。伤口敷料是伤口护理的产物，是伤口护理重要的产品，对伤口起到保护伤口、避免感染及促进伤口愈合的作用。伤口敷料从远古的天然材料发展到传统敷料到现代新型敷料，伤口愈合理论从干性愈合发展至湿性愈合，经历了漫长的发展过程，这一过程证明了湿性愈合能缩短伤口愈合时间，其较干性愈合更适合伤口肉芽组织生长。传统敷料价格低廉，临床上广泛应用于外科开放性伤口护理，现代敷料在慢性伤口愈合治疗方面较传统敷料有明显优势，在慢性伤口护理中起重要作用。

（一）干性愈合与湿性愈合的定义

1.干性愈合　是指保持伤口干燥，让伤口结痂，结痂脱落后伤口愈合。这是一种理想状态，如果结痂下有积液、感染化脓或其他原因导致结痂不脱落等情况，伤口很难愈合。

2.湿性愈合　是指保持伤口局部的湿润，不会形成结痂。其伤口愈合速度更快，避免结痂脱落/裂开伤口二次损伤，避免增加患者因伤口损伤造成的疼痛。

（二）传统敷料和新型敷料的优缺点

1.传统敷料的优缺点　传统敷料主要包括天然或合成的细带、药棉、纱布、绷带、胶布等，目前在临床上广泛使用。

（1）优点：吸收渗液性能良好，有效保持伤口干燥，防止污垢、有害细菌进入伤口，可以很好地保护伤口避免感染，价格低、易获取。

（2）缺点：因其吸收性能良好，易导致患者的创面出现局部脱水，对患者伤口会产生一定的影响，导致患者的伤口无法快速愈合；敷料浸透后需及时更换，否则无法对伤口起到保护作用，增加细菌入侵及组织感染风险；在给患者换药护理的过程中，敷料比较容易和肉芽组织粘连，引起创面二次伤害，也使患者出现伤口疼痛的情况，况且医护人员须对敷料进行频繁更换，不仅影响伤口愈合生长，还产生大量医疗垃圾，频繁更换的污染敷料处理不当还会造成环境污染。

2.新型敷料的优缺点　新型敷料主要包括生物敷料、合成敷料和组织工程创面覆盖物。临床上常用的薄膜类敷料、水凝胶类敷料、水胶体类敷料、泡沫类敷料、银离子敷料、藻酸盐类敷料等均为合成敷料。

（1）优点：研究表明，更快、更成功地促进伤口愈合需要创造适宜伤口生长的合适的温度和湿度。新型敷料可创造适宜伤口生长的湿润环境，既不会过度潮湿也不会过度干燥；不粘连伤口，降低了细菌感染率，减轻了更换敷料时造成的二次伤害和疼痛，缩短伤口愈合时间，减少色素沉着和瘢痕的形成；减少因频繁更换敷料产生大量医疗垃圾等。

（2）缺点：伤口愈合均有几个不同的阶段，是一个连续、复杂、动态的过程，虽然现代新型伤口敷料都是基于营造湿润的适宜伤口生长的环境，从而达到缩短伤口愈合的时间，但没有哪一类的敷料能适用于伤口愈合的各个时期。医务人员需要认真学习掌握各种敷料的适应证，选用合适的敷料，才能更有效地缩短伤口愈合时间，促进伤口愈合。

（三）临床常用各类新型敷料的特性
1.薄膜类敷料
（1）材料构成：这种薄膜敷料主要由聚氨酯类材料和脱敏医用黏合剂组成，分内外两层，内层为吸收性较好的亲水性材料，可吸收创面渗血、渗液，外层材料具有良好的透气性和适应皮肤伸张的弹性。

（2）优点：透明便于观察伤口；有弹性，可塑性强；氧气、水蒸气、二氧化碳等能自由通过，但不能渗透细菌、灰尘等，防止交叉感染；能紧密贴于创口表面，保持伤口湿润环境，促进创面愈合，促使坏死组织尽早脱落；因为敷料创造的环境很好地保护了外露的末梢神经纤维，患者活动时创面外露神经不易被刺激，从而患者疼痛会减轻；同时因为其是透明可视的，方便医务人员对伤口进行检查、观察、记录。

（3）缺点：因为此类敷料吸水性能不良，一旦吸收饱和未及时更换会造成局部渗液无法吸收，可能诱发或加重局部伤口的感染。

（4）适应证：常用于相对清洁创面，主要用于部分皮层损失的伤口、低渗性伤口，如轻度烧伤、1期压力性损伤、2期压力性损伤等。

也可作为其他敷料的防水性敷料使用。

（5）禁忌证：不适于渗液多的创面，不宜用于感染伤口及深部伤口；周围皮肤脆弱、破损者禁用。

（6）注意事项

①保持敷料范围内的皮肤清洁、干燥，便于粘贴。

②一旦发现敷料破损、卷边、渗液无法吸收时，应立即给予更换。

③无张力粘贴敷料，先粘贴中心部分再粘贴周边部分，防止敷料产生剪切力，加重皮肤损伤，敷料大小要超过伤口边缘2~3cm。

④随时观察伤口，如有异常及时处理。

2.水凝胶类敷料

（1）材料构成：水凝胶敷料是一种具有三维网状结构且不溶于水的胶状物质，常由聚氧化乙烯、聚丙烯酰胺等合成聚合物组成，这些聚合物相互交联，以便补获水分。因其生物特性，可分为无定型水凝胶和薄膜型水凝胶两种形式。

（2）优点：水凝胶敷料的主要作用是自体清创，其表面光滑，生物相容性好，无刺激，减少了对周围皮肤的刺激；可塑性强，可用于任何部位的伤口；含水量较其他敷料高，能保证伤口处于潮湿的环境中，同时对伤口坏死组织可进行自溶达到清创的效果；有强大的吸收性能，对创面的渗液能够及时吸收；水凝胶片能保护创面，避免脱水干燥；敷料更换方便，无损伤及痛苦，不会因为撕扯造成伤口二次损伤，可减轻患者的不适和心理恐惧；水凝胶敷料易于塑形，可以和不同形态、不同位置的创面完美贴合，减少因贴合不紧密造成细菌、污物入侵的机会，降低创面伤口感染的风险，其营造的伤口环境利于肉芽组织、新生血管、上皮细胞的生长，从而缩短伤口愈合时间，减少疤痕形成。

（3）缺点：不能阻止细菌入侵；对正常皮肤有损害，不宜直接接触；黏性较差，需要二次固定，常用绷带加以固定；吸收能力有限，分泌物多时需频繁更换敷料。

（4）适应证：常用于轻度渗出伤口、坏死的创面、干痂腔洞、窦道填塞、干燥结痂或腐烂组织较多的伤口，也可用于保护外露的深部组织如肌腱、筋膜等。

（5）禁忌证：渗液较多或感染的伤口。

（6）注意事项

①水凝胶可以引起正常皮肤局部皮肤炎性反应，不宜直接接触正常皮肤。

②使用无定型水凝胶敷料时，要落实无菌操作原则，切勿用手直接涂抹，可用无菌棉签等物品将无定型水凝胶涂于坏死、腐肉组织处，不可过多，以免浸润周围正常皮肤。用于腔洞、窦道的填塞时，用量不宜超过腔洞的1/4~1/3以免溢出。

③水凝胶敷料用于伤口换药时，敷料更换时间一般5~6天更换一次。

④渗液过多时及时更换。

⑤因其自溶清创作用，应用初期可能会出现伤口面积变大或变深，属于正常现象，使用过程中密切观察伤口创面颜色及血运情况。

3.水胶体敷料

（1）材料构成：水胶体敷料是目前在临床工作中使用较广泛的一种新型伤口敷料，该敷料为半透明敷料，由弹性较好的聚合水凝胶与合成橡胶和黏性物混合加工而成。其结构可分为内外两层，外侧和内层分别对应的是不透水层和水胶体层，水胶体混合物主要是由明胶、果胶和羧甲基纤维混合而成。水胶体敷料较薄膜类敷料要厚很多，敷料的吸收能力的大小与胶层的厚度成正比。当伤口渗液与敷料胶层相接触时，胶层吸收渗液并形成凝胶。

（2）优点：水胶体敷料黏性好，固定牢固，操作简单方便。弹性好且便于裁剪，适用于任何部位的伤口；紧密贴合伤口创面，无缝隙，可以阻挡污物、细菌的入侵，同时保障了湿润的环境，利于伤口生长；可起到部分清创作用；水胶体敷料还可促进创面细胞胶原蛋白的合成，创造利于伤口生长的环境，增加局部血流灌注，缩短伤口愈合时间；水胶体敷料对伤口创面保护性好，可减轻患者疼痛并降低频繁换药对创面造成的再损伤，降低创面伤口的感染率。

（3）缺点：创面伤口大量渗液时，需及时更换敷料，增加了护士换药量；使用过程中易出现卷边导致敷料密闭性减弱影响伤口愈合；吸收渗液的凝胶与伤口分泌液容易混淆；胶体层吸收渗出液饱和后若不及时更换，容易造成伤口环境过于潮湿，增加伤口感染风险。

（4）适应证：轻度烧伤及外伤等轻度到中度渗出性的伤口；对压力性损伤的发生有一定预防作用，同时在已发生的压力性损伤的治疗过程中起到重要作用，临床上常用于1、2期压力性损伤的治疗。对静脉炎的预防及治疗均有一定意义。随着研究进展，水胶体敷料的应用已逐步扩展到某些皮肤疾病及过敏体质患者的管路固定等方面。

（5）禁忌证：不能用于高渗液或感染的伤口；不能直接用于暴露肌腱、骨骼的伤口；不能用于神经性溃疡；不可直接用于填塞空腔、窦道等。

（6）注意事项

①合理选择敷料，一般根据伤口大小、形状、位置，选择合适尺寸、形状的敷料，敷料要完全覆盖伤口，一般要超过伤口边缘2~3cm。保持敷料清洁、干燥。

②敷料破损、卷边、伤口渗液无法吸收时，立即更换。

③无张力粘贴敷料，先粘贴中心部分再粘贴周边部分，防止敷料产生剪切力，加重皮肤损伤。对于敷料松动者，外部可加用胶带等粘贴性好的敷料加固。

④随时观察伤口，当敷料外观变成乳白色或渗液积聚时提示更

换敷料。

⑤敷料更换时间一般1~3天，保护性使用时可适当延长使用时间，具体根据患者情况而定。

⑥因其密闭性强，通气性差，伤口会产生异味，换药时应用生理盐水先冲洗创面，直至异味消失。

⑦护理工作要注意鉴别诊断：凝胶与伤口脓性分泌物，避免混淆。凝胶形似脓性分泌物，用生理盐水冲净即可。

⑧当创面深度＞5mm，在使用水胶体敷料覆盖前应首先选用合适的材料将洞穴进行填充。

4.泡沫类敷料

（1）材料构成：此产品是泡沫化的聚合物以及硅胶合成的片状敷料。目前使用最多的材料是聚氨酯泡沫（PU）和聚乙烯醇泡沫（PVA）。现在的泡沫敷料有定型、粘合、围绕等多种形式。新型的泡沫类敷料外层和内层分别对应着疏水材料和亲水材料。

（2）优点：这类敷料吸收性能好，防止渗出液浸渍周围正常皮肤，减少换药频次，同时为伤口提供一个恒温、湿润的微环境；其透气性好，对空气几乎完全通透，同时可以防止灰尘、细菌进入，防止感染；具有多孔性，富有弹性，可塑性强，不会对伤口造成二次机械伤害，可根据伤口形状进行裁剪，能制成各种厚度，适用于身体任何部位伤口；对渗出液的吸收力很强，可作为药物载体。可以缓冲外界压力，对创面具有减压的效果。使用过程中敷料不会与肉芽组织粘连，不会粘贴及残留于创面之上，更换敷料时患者无痛感。

（3）缺点：对于无黏性的敷料，需要外固定；在干燥伤口无法进行坏死组织自溶、清创；敷料不透明，不方便观察创面情况。

（4）适应证：适用于中到大量渗出液的伤口，如Ⅱ度烧烫伤创面，3期压力性损伤至不可分期压力性损伤，供皮区保护和皮肤移植部位及各种手术后切口等。

（5）禁忌证：不可用于干痂伤口。

（6）注意事项

①根据伤口尺寸、位置、形状选择合适大小、形状的敷料，敷料要完全覆盖伤口，敷料边缘超过伤口边缘2~3cm。

②敷料更换时间一般为7天，具体根据渗液及敷料保持好坏程度而定。

③泡沫敷料吸收能力强。当敷料吸收膨胀接近伤口边缘时及时更换。

④无黏性需二次固定时，选择透气性好的外固定敷料。

5.银离子类敷料

（1）材料构成：银可以以不同的形式存在，如含银的无机化合物、银纳米粒子或纳米晶体的银金属粒子等。含银敷料是指含银化合物或纳米银，通过释放银离子或纳米银颗粒而获得抗菌性能的一类敷料。银离子敷料根据载体的不同可以分为传统纤维含银敷料、水凝胶含银抗菌敷料、泡沫型含银抗菌敷料、薄膜型含银抗菌敷料等。

（2）优点：具有高效、持久的广谱抗菌作用；不易产生耐药性。其原理是银离子在伤口创面逐渐释放，达到长效、持续杀菌的作用，其吸收性好，可以减少换药频次；有效控制伤口环境中微生物的生长；保护伤口创面，避免伤口感染，减少瘢痕形成。不与伤口创面粘连，减轻患者的疼痛不适。

（3）缺点：银被机体吸收而导致的毒性反应；耐药菌的形成；机体吸收聚集导致的创面局部皮肤出现色素沉着。

（4）适应证：用于高渗出伤口；感染或有感染倾向的伤口；烧伤创面；深部伤口洞穴的填塞和各种难愈性创面（糖尿病足、深部压力性损伤等）；供、植皮区创面的感染等。

（5）禁忌证：不能用于生长良好的肉芽组织；对银及其含银物质过敏者；对孕妇、哺乳期妇女、新生儿及婴幼儿慎用含银敷料；严重的创面感染，应联合抗生素使用，禁止单一使用含银敷料。

（6）注意事项

①根据渗出液多少的情况选择合适载体的含银敷料，其中含银泡沫敷料、含银藻酸盐敷料等含银敷料比载体为非织造布、碳纤维、水凝胶类含银敷料吸收性强。渗液多时应选用前者。

②含银敷料具有广谱抗菌作用，是防治创面感染的护理手段，严重感染时要联合全身抗生素的使用。坏死组织较多、伤口较深时应先进行伤口清创治疗，再进行抗感染治疗。

③低剂量银长期反复使用可产生耐药性细菌，要定期检查创面细菌的种类及耐药性。

④使用时间大于一个月或全身体表面积30%以上的大面积伤口应谨慎使用含银敷料，应经专业人士定期复查、评估，防止伤口着色、毒性反应发生。

⑤无渗液、少渗液、浅表伤口、无菌手术切口等不适合含银敷料的使用。

⑥使用含银敷料时应保持创面清洁、干燥，充分晾干冲洗液、消毒液，防止与银离子发生反应，影响伤口愈合效果。

⑦含银敷料更换时间一般为5~7天。

6.藻酸盐类敷料

（1）材料构成：海藻酸盐的主要成分是从海水中的褐色海藻提取的天然多糖。它是利用藻类中的多糖藻酸盐制成的敷料。海藻酸是各种金属离子很好的载体，可与金属离子结合形成盐。藻酸盐敷料主要原料为甲基碳化钠纤维素和藻酸钙。

（2）优点：海藻酸钙具有很强的吸收能力，能吸收相当于自身重量数十倍的渗出物，为普通纱布的5~7倍，减少伤口积液和细菌感染，减少换药频次；无毒性、无刺激性，不伤害新生肉芽组织、不粘连伤口；藻酸盐类敷料在接触伤口渗液后形成凝胶，保持伤口的湿润环境；有促进伤口凝血、止血的功能；减少细菌侵入，促进伤口愈合；可塑性、顺应性好，适用于任何伤口，可进行伤口填塞。

（3）缺点：黏附性差，需要二次固定；可能造成伤口脱水；敷料吸收渗液形成的凝胶易与伤口脓性分泌物混淆；易有异味形成。

（4）适应证：各类高渗出创面，各类出血性伤口及手术后创面；各类慢性、难愈合创面（如压力性损伤、糖尿病足溃疡、下肢静脉溃疡）；也可用于腔隙性伤口、窦道的填塞（肛瘘、造口方面）。

（5）禁忌证：不适用于干燥、结痂伤口；深度到达骨骼的伤口、Ⅲ度烧伤的伤口禁用。

（6）注意事项

①敷料吸收渗液的凝胶易与伤口分泌物混淆，医务人员要注意区分。

②渗液较少时使用可造成伤口脱水，若需使用藻酸盐类敷料可先用生理盐水浸泡。

③伤口填塞时，不宜填塞过多，以免吸收膨胀后造成患者不适。

④敷料更换时间为7天左右，感染严重或渗液过多者根据情况而定。

（四）理想伤口敷料的功能

皮肤受到损伤后可能引起各种病理、生理改变，如新陈代谢及体温的改变，水分和蛋白质的过度散失及内分泌和免疫系统的失调等。不同伤口根据其受伤原因、受伤程度、有无感染等选择不同功能的敷料。理想伤口敷料应满足保湿、吸收性、密闭性、形状等方面功能。

（1）使伤口保持相对恒定的温度（37℃），具有隔热功能。

（2）敷料与伤口接触面保持无菌，提供一个无菌的环境。

（3）能吸收多余渗出物，填充死腔。

（4）具备良好的通透性，止血、止痛，易于粘贴、固定。

（5）密闭性好，能有效防止细菌及有害物质污染伤口。

（6）移除敷料时不会造成伤口的二次损伤，无敷料残留。

（7）使用方便，适用于身体各部位，舒适、无毒、无刺激。

（8）价格低廉。

需要说明的是虽然近年来新型敷料发展迅速，种类多样，但目前还没有能满足以上所有标准的敷料。

（五）敷料的选择原则

临床上敷料选择是根据伤口情况决定的，只有准确地评估伤口，充分了解各种敷料性能，结合患者实际情况及需求，才能制定出更加合理的伤口护理方案。临床上最简便的判断伤口情况的方法是根据创面颜色、深度、面积和渗出液的量来选用敷料。

二、新型伤口敷料在压力性损伤中的应用

压力性损伤在长期卧床、无法自主活动的患者中发病率高，压力性损伤的预防和治疗是临床护理工作中的难题。新型敷料的出现在预防和治疗压力性损伤中取得了很多的成就，不仅缩短了病程，也减轻了患者的痛苦。现将新型敷料在预防和治疗压力性损伤的应用情况介绍如下。

（一）新型敷料在预防压力性损伤中的应用

1.在高危人群中的应用 压力性损伤发生的原因是局部组织长期受压持续缺血、缺氧导致的，好发于长期卧床和/或无自主活动能力的患者，若患者合并营养不良则发生压力性损伤的概率较营养正常者更高。对于高危易发人群，压力性损伤的预防工作尤为重要。如果没有压力的存在就不会发生压力性损伤，临床中减轻组织受压情况的方法除了合理使用减压装置外，还可以选择合适的敷料保护局部皮肤环境，减轻局部组织压力，降低皮肤损伤风险的发生率，用于局部皮肤保护最常用的敷料是泡沫型敷料，其次是水胶体敷料。

2.在术中患者的应用   有研究显示：对于手术患者局部受压皮肤应用敷料保护是预防术中压力性损伤的重要措施。对于需要手术的患者，术中患者无法变化体位，受到手术时长、手术体位及麻醉后组织灌注的改变的影响，局部组织长时间（＞2小时）持续受压、受潮，且医护不便于观察受压皮肤情况，增加了患者术中受压部位发生压力性损伤的风险。为了更好地预防压力性损失的发生，除了在术前对患者进行全身因素、局部因素的合理评估，更要结合术中体位在必要部位采取保护措施。使用合适的敷料不仅能缓冲局部组织的压力，改善组织血流量，减轻剪切力、摩擦力，而且还能吸收局部汗液、渗液，防止皮肤过于潮湿，使皮肤处于良好的环境状态，从而有效预防压力性损伤的发生。术中预防压力性损伤发生首选泡沫敷料。

（二）新型敷料在各期压力性损伤创面护理中的应用

压力性损伤的发生、发展是动态发展变化的，随着皮肤损伤的变化，使用的敷料种类也随之变化。现将各期压力性损伤创面处理要点及敷料选择统计如表3-2所述。

表3-2   各期压力性损伤处理要点及敷料选择

名称	创面护理要点	敷料选择
1期压力性损伤	此期患者创面局部皮肤完好，有触痛，局部皮温升高、变硬。护理要点：减压、保护皮肤完整性、促进血液循环	薄膜敷料 水胶体敷料 泡沫敷料
2期压力性损伤	此期患者局部表皮形成水疱和/或创面真皮层部分缺失，无腐肉、坏死。局部处理要点：生理盐水冲洗、晾干。护理要点：减压，减少摩擦力，预防感染。对于水疱的处理根据水疱直径大小决定，大于5mm应在无菌条件下抽出水疱内浆液，小于5mm可直接敷料覆盖	无论水疱大小、是否需要抽吸浆液均可使用水胶体敷料、薄膜敷料；部分皮层受损根据创面基底颜色及渗液情况选择水胶体敷料、薄膜敷料、泡沫敷料、藻酸盐类敷料；局部合并感染需进行局部消毒并避免密闭式覆盖

名称	创面护理要点	敷料选择
3 期压力性损伤	此期患者局部全层皮肤缺损，可见腐肉、可有潜行或窦道，但未涉及深部组织。护理要点：减压，清创（生理盐水冲洗伤口），准确评估伤口，预防控制感染，合理饮食，健康宣教	清除腐肉后，根据创面基底颜色、渗液情况、有无潜行可选择单独或联合使用两种及以上敷料，常用：水胶体敷料、藻酸盐敷料合并水胶体敷料或泡沫敷料、水凝胶合并水胶体/薄膜敷料、银离子敷料等
4 期压力性损伤	此期局部全层皮肤和组织缺失，深达肌层、骨骼，可见腐肉和焦痂，常用窦道、潜行。护理要点：减压，清除焦痂，抗感染，准确评估伤口，合理饮食，健康宣教，心理护理	此期敷料选择多为敷料的联合使用：银离子敷料、藻酸盐敷料合并薄膜敷料/泡沫敷料、水胶体敷料等
不可分期深部组织损伤	此期压力性损伤均需进行清创，才能准确判断局部损伤情况，是否进行应结合患者身体状况，由专业医务人员进行评估决定。护理要点：减压，清除腐肉，正确评估局部皮肤情况，选择合理清创手段	结合创面情况，联合使用敷料：水凝胶敷料、藻酸盐敷料、银离子敷料、水胶体敷料

注：压力性损伤随着病情变化，可能病情减轻也可能加重，每次换药医务人员都要认真评估，合理使用敷料，伤口冲洗优于擦洗，一般选择生理盐水冲洗伤口，并充分晾干或用无菌纱布将伤口及周围皮肤水分吸干。局部合并感染的伤口，禁止进行密闭式覆盖，最外层敷料可选择纱布覆盖。

第四章　各科压力性损伤护理

第一节　骨科患者压力性损伤护理

一、骨科患者及脊髓损伤概述

骨骼肌肉系统出现损伤，需运用物理或药物、手术等方法治疗并维护其正常功能。急、慢性运动系统所造成的骨骼肌肉系统损伤约占半数，包含了骨折、脱位、软组织的完全或不完全断裂等，其中以骨折最为多见。

受外伤、炎症、肿瘤等因素的影响，脊髓结构和功能受损，不同程度地妨碍了运动、感觉和自主神经功能，造成脊髓损伤（spinal cord injury，SCI）。在我国，SCI主要发生于高处坠落致脊柱骨折、脱位，或砸伤、交通事故等。其多发于21~69岁的中青年男性，以工人、农民、学生最为集中。据报道，世界范围内脊髓损伤均呈现逐渐上升的趋势。我国脊髓损伤病例以每年5万人的速度在增加；世界范围内的患病率在1‰左右，每100万人每年新增10~83例。伴随脊髓损伤而来的严重的伤残和医疗支出，成为患者、家庭和社会难以卸掉的重担。

脊髓损伤有几种不同的损伤程度：一是仅损伤平面以下感觉；二是完全性SCI，患者运动功能完全缺失；三是不完全SCI，即损伤平面以下的感觉、运动功能部分缺失。患者的损伤平面，以及是否完全性损伤都会影响脊髓损伤后的功能状态。脊髓损伤患者要面对的困难，不仅仅是难以独立生活，也不仅仅是身体功能的障碍，更要面对可能引发的慢性疼痛、压力性损伤、深静脉血栓、骨质疏松、泌尿系统感染、神经源性膀胱和肠道等一系列并发症。

受疾病本身的影响，或受牵引固定、手术等治疗手段的限制，或长期卧床等疗养需求的不得以，骨科患者往往成为压力性损伤发生的高危人群。而压力性损伤可能发生在患者骨折或脊髓损伤后的任何阶段，包括入院前、急诊科、放射科、手术室、病房和康复中心。一旦发生压力性损伤，会造成护理成本、住院时间及费用的增加，不利于医疗资源的合理利用。因此，骨科护理质量的高低，一要看是否采取有效手段防止压力性损伤的发生；二要看是否能有效处理不可避免的压力性损伤。

二、脊髓损伤患者发生压力性损伤的高危因素

导致骨科患者或脊髓损伤患者发生压力性损伤的因素有多种，且这些因素可能相互影响，为后续治疗带来压力。为预防压力性损伤，临床医护人员应综合判断患者哪些因素可能会成为引发压力性损伤的高危因素。

（一）内源性因素

1.**病因** 压力性损伤的发生率与骨折、脊髓损伤部位或时间及损伤程度有密切关系，其中脊柱、下肢、骨盆骨折和颈段、胸段、骶尾段脊髓损伤的患者由于运动障碍、皮肤感觉障碍、括约肌及自主神经功能障碍等因素导致压力性损伤发生率较高。相较于其他科室，骨科病房住院患者受限于复杂的病情和长时间的卧床，更易发生压力性损伤。

2.**营养状态** 因疾病、手术等因素导致营养需求增加、分解代谢增加，同时长期卧床患者胃肠功能低下、营养摄入量减少，容易造成营养不良，增加压力性损伤发生的概率。

3.**年龄** 随着现代社会老龄化的增加，老年人的皮下脂肪减少，

皮肤感觉减弱，皮肤的屏障能力和自愈能力降低，活动性差，失禁的可能性增加，老年骨质疏松患者意外骨折（髋部骨折等）也随之增多，压力性损伤的出现概率变得更高。

4.活动及感觉障碍 患者肢体和感觉活动障碍，不能感受到压力、摩擦力、剪切力及潮湿等因素带来的不适，没有相应部位的活动能力，是压力性损伤发生的主要危险因素。因为骨折、脊髓损伤、肌张力减低、长期卧床、矫形器械的使用等，导致患者进行自主或被动活动受限，局部皮肤长期受压引起组织缺血，压力性损伤随之发生。骨科患者术后需长时间、绝对静养。如脊髓损伤，胸腰椎骨折，下肢牵引固定等术后要卧硬板床，使得受压部位和硬板之间的摩擦和压力更大，压力性损伤更易多发。一般而言，身体重力主要的支撑点，如骶尾部、坐骨结节、股骨大转子、足根部等骨头突出部，更容易发生压力性损伤。主要是因为：①这些部位缺乏肌肉和脂肪保护，长期的压力或剪切力容易阻碍血液循环；②变动身体位置时，会发生身体下滑或前移倾向，因重力造成的下滑力，床单和皮肤之间的向上摩擦力，骨头突出部的皮肤和骨骼之间发生微小运动，形成剪切力，使得这些部位更易发生压力性损伤。

5.疼痛 患者会因害怕疼痛（如骨折疼痛）而拒绝活动肢体，选择忍受局部受压产生的不适和疼痛。疼痛严重的患者为了缓解疼痛，常常处于强迫体位或选择固定体位，从而忽略受压部位的皮肤损伤。因此，疼痛也是发生压力性损伤不可忽视的因素。

6.皮肤状况 骨科患者使用辅助治疗器械（如保护支具、皮牵引、石膏固定等），限制了患者的活动范围，增加了患者皮肤受压的可能性，因缺乏透气性导致皮肤潮湿，改变局部皮肤的微环境，继而诱发压力性损伤。受损害的皮肤本身对摩擦等机械性作用的防护能力下降，从而更容易引发医疗器械相关压力性损伤。

7.并发症 骨科患者、脊髓损伤患者若有某些内科疾病如肺部疾病（慢性阻塞性肺病）、心脏疾病（充血性心力衰竭）、糖尿病或糖耐量降低、高脂血症、肾衰竭、类风湿关节炎、肿瘤等，都会提高压力性损伤发生的概率。若发生肺部感染，诸多身体症状，如体温、代谢、汗液、皮肤等都会发生变化，增加了患者压力性损伤发生的概率。充血性心力衰竭使机体处于慢性缺氧状态，组织损伤的易感性加大。若有高血糖症状，压力性损伤发生概率变大，压力性损伤伤口愈合速度变慢；若有疼痛或关节炎症状，患者活动意愿和能力都有所降低。

（二）外源性因素

1.**矫形器械因素** 矫形器械虽然辅助固定位置，但也限制了活动空间，使得身体相应部位处于长期受压之下。若患者使用石膏固定身体部位，可能会因石膏边缘过紧或摩擦患处，加剧肿胀，加大压力性损伤发生的概率。颈椎病患者使用枕颌带时，可能压迫下颌角和枕骨粗隆处；使用颈围时可压迫和摩擦下颌角皮肤、双侧锁骨处及胸骨上缘皮肤引起压力性损伤；髋部术后辅助体位垫，长期保持同一体位，可导致足跟压力性损伤的发生等。

2.**手术相关因素** 术前等待时间、麻醉及药物影响、手术创伤、手术方式、手术时间及失血情况等都可能导致患者发生压力性损伤。医护人员根据患者病情实际情况选择治疗方案，从患者入院到手术的等待时间越长，肢体活动性受限的时间越长，局部皮肤的压力持续存在，可导致压力性损伤的发生和发展。在麻醉药物作用下，术中患者肌肉放松，被置于固定体位；术后麻醉药效未完全消退和镇痛泵的使用，导致患者感觉和运动神经阻滞、肌肉张力降低，降低了疼痛、压力性损伤及体位不适的敏感性。有手术创伤的患者机体会发生应激反应，组织器官耗氧量、机体免疫功能和皮肤抵抗力都受到影响，会加大术中摩擦力和剪切力使得负重部位和骨突部位的皮肤，较术前更易形成压力性损伤。压力性损伤发生的概率，受到手术类型和时间，手术体位和入路等的影响。骨突出部位、皮肤受压部位都会增加压力性损伤发生的概率。由此提醒医护人员应加强对患者受压部位皮肤的观察，注意减压措施的使用，做好预防护理和手术前后的皮肤检查。

3. 护理知识缺乏因素　由于造成压力性损伤的因素众多，医护人员也需要逐步积累压力性损伤护理的知识和经验。医护人员根据患者疾病和身体状况，结合压力性损伤易患因素，对可能造成的压力性损伤进行预判，采取恰当的预防措施和治疗对策，将对患者可能造成的伤害降到最低。

4. 健康教育因素　骨科患者及家属一般都对手术较为谨慎，即便术后也因担心手术效果不敢活动术侧肢体，再加上镇痛泵降低了肢体感觉，患者及其家属很容易忽略活动相关肢体。护士对于一般情况较好、无严重并发症的患者评估和指导不到位，从而忽略了床上活动的指导，导致患者长期维持同一体位，诱发压力性损伤的形成。

三、骨科患者压力性损伤的好发部位

（一）与体位有关的部位

经常受压，无肌肉包裹或肌肉层较薄，缺乏脂肪组织保护的骨隆突处等，常见压力性损伤。一般来说，受压部位的确认跟人的坐卧位有关。当人处于坐位时，坐骨结节处为受压部位。当人处于仰卧位时，枕骨粗隆处、肩胛、肘部、骶尾部、足跟等为受压部位，最常见于骶尾部。当人处于侧卧位时，耳廓、肩峰、肋骨、髋部、膝关节内外侧、内外踝等为受压部位。当人处于俯卧位时，面颊、耳廓、肩峰、髂前上棘、肋缘突出部、膝前部、足尖等为受压部位。

骨科患者与体位相关的压力性损伤好发部位，见于骶尾部、肩胛部、足跟等长期受压力作用的部位，以及全身骨突处等。当患者处于卧位，特别是侧卧位时，需加大对两侧大转子皮肤的观察，以防发生压力性损伤。

（二）与体位无关的部位

1.石膏固定引起的压力性损伤 由于石膏管型坚硬，能够严密贴合所护肢体，石膏固定成为骨科常用的治疗方法之一。但缘于受创肢体难以适应创伤后的肿胀，在受伤部位受到石膏模具的压迫时，会引发血运障碍，形成局部压力性损伤，情况恶劣时可能出现肢体缺血坏死的情况。石膏边缘、骨突出处、足跟部（下肢石膏固定）等均为易发部位。

2.各种保护支具导致的压力性损伤

（1）颈托导致的压力性损伤：颈椎病患者手术后取去枕平卧位，且因术后伤口疼痛而不敢轻易活动、变换体位。颈托与颈部组织接触不均匀，且质地较硬，导致组织所受到的不适感觉容易被伤口疼痛所掩盖，减压不及时或颈托佩戴不正确则易导致相应部位压力性损伤。常见部位有下颌、颈后、枕部、耳垂、引流管走行方向。

（2）胸背支具导致的压力性损伤：适用于胸椎结核、胸腰椎间盘突出等患者，由于力的作用易发生压力性损伤。常见部位有脊突、腋下、肋弓、髂骨、髂前上棘。

（3）肘支具：适用于神经系统损伤导致肘关节周围的肌肉瘫痪，屈伸功能丧失，压力性损伤好发部位为肱骨内外髁、尺骨鹰嘴。

3.各种牵引导致的压力性损伤

（1）颌枕带持续牵引：采用颌枕带牵引时重量应核实，否则过重会压迫下颌引起压力性损伤及张口困难，压力性损伤好发部位为下颌、耳廓、脸额。

（2）锁骨固定带及皮肤牵引带：锁骨固定带的锁扣及铁环牵引易对肩背部造成压力；皮肤牵引带膝部两侧锁扣易对膝部两侧造成压力。长时间的牵引力量也会造成压力性损伤。

（3）股骨、髁上骨牵引：压力性损伤好发部位为骶尾部、患肢足跟部。

（4）胫骨、结节骨牵引：压力性损伤好发部位为患肢足跟部。

（5）海绵带牵引：长期使用小腿海绵带牵引或长腿海绵带，力学因素的作用极易发生压力性损伤，压力性损伤好发部位为股骨髁、内外踝、足跟部、跟腱处。

四、骨科患者压力性损伤的预防措施

当前，循证护理学的加入对骨科患者压力性损伤的治疗有很大帮助，可减少压力性损伤发生的概率。以临床研究提供的证据为基础，以医护人员的临床经验为依据，以患者的个人意志为倾向，联合制定有效的循证护理方案是当前的趋势。针对骨科患者的专科特殊性，现将护理难点和要点总结如下所述。

（一）石膏固定、牵引患者压力性损伤的预防

1.正确操作避免人为压力性损伤的发生

（1）石膏固定操作：大鱼际敷抹石膏塑形。石膏边缘修理整齐、光滑。抬高患肢。需注意的是，石膏未干时，严禁手指按捏或挤压，否则石膏受压表面会凹凸不平。石膏干透后搬动患者时，为避免石膏上出现压迫点，要用手掌托起石膏，而不是用手指抓捏。

（2）牵引操作：护理人员日常检查包扎松紧度、牵引的位置、压力线的状况及牵引效果等，将牵引重量限制在2.5~3千克之间。牵引过重会损伤踝部及足后跟皮肤，引起水疱；牵引过松会达不到预期效果。以骨盆带牵引为例，骨盆带宽度的2/3需覆盖住髂嵴以上的腰部，其牵引带对称分布于骨盆两侧，同时在足侧系于滑轮上，完成牵引。必要时，可在双腋下各布置一带进行对抗牵引。再比如，实施骨盆兜悬吊牵引时，需从骨盆后方使用兜带包住，在前方两侧各系一牵引绳，交叉至对方上方的滑轮上，完成悬吊牵引。最终牵引效果以能

将臀部抬离床面5cm为佳。

2.各种棉垫保护的重点部位 在石膏内加均匀、平整的衬垫，重点关注骨突起处、关节处。顺纵轴充分拉平关节弯曲处屈侧的石膏，以防出现褶皱而向内压迫皮肤，特别注意对骨突出部位的保护。

棉垫或者泡沫敷料可在牵引时使用在骨突出部位，以防止皮肤磨损或产生压力性损伤。在对患者进行下颌带牵引时，下颌角及耳后枕骨粗隆处可使用棉垫。在对患者进行下肢牵引时，先保持患者外展中立位然后在膝关节和踝关节下使用软枕或折叠普通毛巾，阻止牵引带下滑，预防关节僵直和皮肤压伤。骨牵引时，大腿根部可垫海绵，跟腱处加棉垫保护，并选择高度恰当的棉垫；最终效果以足跟部离牵引带3cm为宜。

3.加强皮肤观察和检查及对压力性损伤的护理评估 每日检查皮肤状况。患肢应定期用清水擦洗。为防止骨突部位受压，骶尾部、足后跟、外踝等需定时按摩。

定时帮助患者变换体位。多询问患者感受，检查受压部位的颜色、温度变化。多观察患肢末梢循环，留意肢体感受，观看患肢的颜色、皮肤温度的变化等，尤其仔细观察足背动脉的波动情况，预防压力性溃疡及坏死。多观察（每日至少2次）露在石膏外面的皮肤，特别是沿石膏边缘及未包石膏的骨突出部位的皮肤，掌握未包裹皮肤的血运情况，患者感觉及运动情况。若出现红肿、摩擦伤等早期压力性损伤症状，应及早处理。对于皮牵引患者，要求每2~3小时按摩骨突出部位；悬空足跟或在足跟垫软垫，必要时在骨突出部和足跟部位，按1~2次／日的频率，使用1%碘酊涂抹，或者贴防压力性损伤膜保护。

（二）骨科患者压力性损伤告知的内容

骨科患者由于皮肤的完整性的改变，以及各种辅助治疗器具的应用，预防和减轻压力性损伤尤为重要。首先，骨科患者应注意皮肤的护理，保持皮肤清洁、干燥，照顾者按时给予床上擦浴，保持床单整洁、无杂物；按时更换体位，避免长期压迫局部皮肤组织，增加患者身体与床的接触面积，降低接触面的压力。其次，颈椎病手术后患者预防颈托压迫组织，术前选择合适的颈托，在颈托内垫好棉垫。定时检查颈托固定部位皮肤组织有无受压痕迹，如有受压及时解决。然后，对于处于压力性损伤高度危险的骨肿瘤患者要向患者及其家属进行适当告知，做好患者和家属的健康教育培训，骨肿瘤患者需要家人更多的关心和照护，非常有必要对其进行压力性损伤防护知识的培训，获得患者和家属的主动配合。多鼓励患者进食肉类、蛋类、蔬菜等高蛋白、高热量、高维生素饮食，对不能进食者做好肠内、外营养支持的护理，保证营养平衡，最大限度增强患者体质。

（三）医护人员对骨科压力性损伤应掌握的内容

1.全面评估患者，及时管理病情变化　借助压力性损伤风险评估工具，如Braden量表等，评估骨科患者、脊髓损伤患者等的压力性损伤风险程度，对筛查出来的高度危险患者重点预防，并可将"压力性损伤高危"标识挂在床头。每日评估并详细记录患者皮肤状况、翻身情况，班班交接，以防疏漏。Braden评分为中度危险（12~14分）的患者应每3日复评1次；评分为高度危险（<12分）的患者应每日复评1次，有病情变化随时评估，动态掌握患者压力性损伤发生的风险，以便及时采取有效的预防和预警措施。

2.评估局部压力性损伤，解除局部受压状态　在压力性损伤者入院时，医护人员要根据相关指南进行分期，并将压力性损伤程度、护理措施等必要信息告知患者和（或）家属。在获取患者或家属的知情同意后，当班人员应及时报告护士长和主管医生，并于24小时内报告压力性损伤护理小组和护理部，以获得专业的指导和监督。气垫床或海绵床垫可帮助患者全身减压；翻身枕、软枕等可减少局部受压。当患者手术时间大于2小时，根据其手术部位和手术体位，医护人员应使用泡沫敷料减少主要受压部位的压力。存在压力性损伤风险，尤其是中高度风险的患者，至少每两小时翻身一次；出现皮肤压红、充血时应考虑减少更换体位的时间。

3.**减少摩擦力和剪切力，避免或减少压力性损伤** 帮助患者调整坐轮椅姿势，以避免发生下滑。每隔30分钟抬高臀部以减压。如无特殊情况，患者半卧位时，床头角度应≤30°，半卧时间应≤30分钟，以避免剪切力对皮肤的损伤。用合适方法协助患者更换体位，以免造成额外伤害。皮肤与床单之间的摩擦，或皮肤与皮下组织的相对移动，都有可能形成压力性损伤，因此要避免对患者拖、拉、拽：比如，对于限制卧床而需在床上大、小便的患者，在放入和取出便盆时注意抬高患者躯体，避免直接拖拽；使用皮牵引的患者，更换体位前应适当松解牵引，避免患者术侧肢体扭曲、皮肤与牵引带发生摩擦受损；对使用泡沫敷料或水胶体敷料保护带有矫形器械（石膏、绷带、夹板等）的患者，松紧要适度；撤除医疗器具前，应加强对医疗器具下皮肤的检查评估。

4.**关注有内科疾病的脊髓损伤或骨折患者，做好护理，改善营养基础状况** 要重点关注高龄、消瘦、营养不良、术后使用镇痛泵、合并糖尿病等内科疾病的患者，按医嘱正确用药，监测药物反应，增加巡视次数，观察受压处皮肤情况；同时根据患者的化验结果，给予药物及营养支持，鼓励患者经口摄入高蛋白质、高热量、高维生素、低脂肪、易消化的食物等，密切观察其营养指标的变化，观察水、电解质平衡和活动能力等方面的变化，加强高危人群的皮肤检查和记录。

5.**心理护理和健康教育** 及时、有效和有针对性的健康教育，有助于患者早日掌握自身病情，并加以防范。一是危险因素：哪些行为或方法会造成或加重压力性损伤的发生。二是预防措施：哪些行为或方法可减少压力性损伤的发生。三是压力性损伤发生后的改善措施：自我护理技巧，活动肢体的方法，特殊部位锻炼或清洗方法，辅助材料的使用方法等。四是心理建设：患者心理变化或疑虑应及时告知医护人员，以获得专业解答或帮助。五是其他注意事项：如长期卧床患者的着重关注部位等。

第二节　重症监护患者压力性损伤护理

压力性损伤已经是一个全球性持续关注的问题，重症监护室患者因病情危重、长期卧床、意识障碍、营养不良、大小便失禁等原因，压力性损伤的发生率就会增加。如果发生压力性损伤，就会严重影响患者的健康状况和生活质量，护理工作者的负担也会增加，并且给患者的家庭也带来了经济负担和精神压力。

一、重症监护室压力性损伤概况

ICU即重症加强护理病房（Intensive Care Unit），又称加强监护病房综合治疗室，可以同步进行治疗、护理、康复，为重症患者或者昏迷患者提供治疗隔离场所和相关设备，提供最佳护理、综合治疗、医养结合、术后早期康复、关节护理、运动治疗等服务。

由于患者病情较重，并且长期卧床，抵抗力降低、往往存在营养不良的状况，还受到摩擦力、剪切力、皮肤温湿度等因素的影响，重症监护室的患者发生压力性损伤的概率就会变大，有研究表明，重症监护室患者的压力性损伤发生率高达41%，是普通病房的2~3倍。

如何预防ICU住院患者发生压力性损伤已经成为重症监护室护理工作的重中之重，而预防ICU患者压力性损伤的关键在于及时发现患者的高危因素，并及时采取有效的防护措施。

二、重症监护室患者发生压力性损伤的危险因素

（一）外源性因素

1.**压力、剪切力和摩擦力的共同作用** ICU多以昏迷、长期绝对卧床患者居多，不能自行翻身，长时间采用某种体位，皮肤长期与床面接触，即可产生压力，就会造成局部组织受压缺血和周围血管扩张，导致骶尾部、肩胛部等脂肪较少的骨突处容易发生压力性损伤。剪切力是指不同层次或部位的组织间发生不同方向运动时产生的一种力。当床头抬高＞30°，随着床头的升高，皮肤与床单位的接触面积也减小，当时间超过30分钟时，患者的身体也会出现下滑，深筋膜和骨骼随重力作用下滑，而浅筋膜与真皮附着，这就产生了牵张力，致使从筋膜下及肌肉内穿出供应皮肤的血管受牵拉或撕脱，就会损害血液供应系统，从而形成剪切性溃疡。当床面不平整时，有皱褶或有较粗大的颗粒时，摩擦力也将会增大。研究表明，有摩擦力患者发生压力性损伤的危险是无摩擦力患者的3.117倍。

2.**潮湿和体温的变化** 当患者大汗、多汗、伤口大量渗液时，使受压部位的皮肤潮湿，同样也会增加两者之间的摩擦力，提高皮肤受损的可能性。潮湿的环境利于细菌的繁殖，会破坏皮肤的保护屏障，使其抵御细菌的能力下降。研究表明，发热的老年患者体温每升高1℃，组织代谢需氧量就会增加10%。体温升高时，分泌汗液也增多，加大了发生压力性损伤的风险。体温下降时，外周血液循环受影响，也会增加皮肤受损的风险。

3.**药物因素** ICU患者多是使用呼吸机进行辅助通气，需要使用镇静药物来消除人机对抗，提高机械通气的有效性、增加氧供、保证循环的稳定，镇静药的使用会降低机体的感知觉，降低皮肤对破坏性压力的敏感性，降低或失去自我保护功能，无法自由地重新定位或控制身体的神经组织，带来了新陈代谢的变化。

（二）内源性因素

1.年龄　老年患者血管功能减弱，皮肤新陈代谢率降低，屏障功能减退，压力易传到组织间液，导致组织承受能力下降，局部受压后即可阻断毛细血管微循环，从而损伤皮肤保护屏障，发生压力性损伤。老年人皮肤脆弱，皮下脂肪变少，血管弹性下降以及承受压力的能力下降，这些原因导致老年人的毛细血管关闭压变为20mmHg。任何部位只要长时间受压，就会引起缺血、缺氧，甚至坏死，最终会发展成压力性损伤。

2.营养不良　在重症监护室，发生压力性损伤的原因之一就是机体营养不良。营养摄入不足、机体极度消瘦或体弱时，皮肤干燥、皮下脂肪缺失、肌肉失用性萎缩、组织弹性差，使人体的蛋白质含量降低，氮平衡为负，肌肉和脂肪组织保护不足时局部受压，容易引起压力性损伤。有研究显示，血清白蛋白每下降1g，压力性损伤的发生将增加3倍，血清白蛋白小于3.5g/L，压力性损伤的发生将增加5倍，血清白蛋白小于2.5g/L，压力性损伤的发生将增加6倍。体重能够反映一个人的营养状况，BMI指数低的人比BMI指数高的人更容易使皮肤受损。

3.呼吸、循环功能障碍　呼吸系统和循环系统功能障碍会导致皮肤血液和营养供应受损，削弱蛋白质、糖、电解质等的新陈代谢，降低皮肤屏障功能，易导致体内血管活性物质、趋化性介质、神经肽的释放和聚集，使皮肤容易出现疾病和过敏。循环功能障碍减少了皮下组织中的血液流动，削弱了毛细血管的弹性，并进一步减少了皮肤组织的氧气供应。它威胁皮肤的完整性，并增加压力性损伤的风险。

4.活动能力下降　长期卧床的重症患者因疾病而失去活动能力或失去自主变换体位的能力，会导致骶尾部、肩胛部、足跟部、内外踝部、左右股骨大转子等骨性突起部位持续受压而发生压力性损伤。熟睡期的运动研究表明，健康人在睡眠时每15分钟运动一次，那些在睡眠中平均运动低于20次的患者容易发生压力性损伤。重症监护患者由于镇静、麻醉、神经损伤等原因失去活动能力，中枢神经系统和外周神经系统功能下降，神经传导速度减慢，造成感觉功能障碍，发生压力性损伤的概率也增加。

5.水、电解质和酸碱平衡紊乱　重症监护室患者病情重，水、电解质和酸碱平衡紊乱较为常见，如酸中毒、高钾、高磷、低钾等。电解质及酸碱平衡紊乱，导致皮肤内环境失调，抵抗力下降，不利于受损组织的修复，同时也增加了压力性损伤发生的危险性。

6.大便失禁　重症患者常常因为意识障碍致肛门括约肌松弛不能控制排便，同时由于肠道感染、肠内营养不当、长期大量应用广谱抗生素等因素容易出现腹泻而引起大便失禁。患者病情危重、行动受限因自身重力的作用对骶尾部产生较大的压力，在皮肤屏障受到破坏的情况下更容易发生压力性损伤。

三、重症监护室患者发生压力性损伤的好发部位

（一）体位导致的好发部位

1.仰卧位　骶尾部、足跟部、枕骨粗隆、肩胛部、肘部等。

2.俯卧位　面颊部、耳廓、肩部、髂前上棘、膝关节、足趾、女性乳房、男性生殖器等。

3.侧卧位　耳部、肩峰、肘部、髋关节、膝关节内外侧、内外踝等。

4.坐位　坐骨结节等。

（二）设备导致的好发部位

1.呼吸机　人体皮肤通常可以承受的压力为2.1~4.3 kPa。持续超过2个小时，患者皮肤组织的一部分可能会受到不可逆转的损害并受

到严重伤害。使用不当时，呼吸机管路就会摩擦皮肤，时间长则会加重皮肤的负担，严重时可导致压力性损伤。

2.气管插管 在两种气管插管方法中，可以快速方便地使用口腔气管插管，特别是在患者出现呼吸或心脏骤停的情况下。但是，在较长的停留时间内，固定垫（例如牙垫和口咽通气道）会对口腔的黏膜、牙龈和嘴唇的皮肤造成摩擦、压力和其他刺激，从而对嘴唇和周围的皮肤造成过大的压力性伤害。

3.气管切开 气管切开是解决呼吸道阻塞，迅速改善通气功能的重要措施，气管切开状态需保持相当长的一段时间，气管切开术后固定气切套管的固定带，由于长时间的压迫，易导致颈部皮肤的损伤，严重者可发生颈部压力性损伤。

4.心电监护 监护室患者均需使用心电监护仪监测生命体征，对于水肿严重的患者，监护仪的导联线可对皮肤产生压迫，严重者可损伤皮肤。由于危重患者需密切监测生命体征，血压计袖带长期的压迫也可对患者上肢皮肤产生损害。对于合并水肿的危重患者，电极片也是导致皮肤损伤的因素之一，如果撕脱不当，还会导致皮肤撕脱伤。另外，血氧饱和度指套若不及时更换手指，也会对手指造成损伤。

（三）其他原因导致的好发部位

1.引流管 留置胃管或鼻肠管的患者，胶布长时间的压迫也可对鼻部皮肤产生损伤。外科引流管的留置，由于固定引流管的固定装置长时间粘贴皮肤，严重者也可发生皮肤压力性损伤。

2.约束带 重症监护室患者出现躁动等不配合治疗的情况，常常使用约束带约束患者四肢，如果约束过紧或者患者挣脱的力量太大，影响患者局部皮肤的血液循环，则会对皮肤造成损伤。

3.静脉通路 重症监护室患者病情重、治疗药物种类多、血管条件差，诸多因素导致重症患者常常使用PICC或中心静脉导管进行输液治疗，以上静脉导管的针翼长时间对局部皮肤的压迫可致皮肤发生压力性损伤。而且固定静脉导管的透明敷料，如果过度牵拉，随着粘贴时间的延长，贴膜回缩的力量就会在皮肤上产生剪切力，使敷料周围的皮肤破溃。在去除贴膜时，如果撕脱不当也会对皮肤造成一定损伤。

四、重症监护室患者发生压力性损伤的预防方法

（一）评估压力性损伤发生危险及皮肤情况

1.评估风险因素 风险因素指导致皮肤暴露于过多压力或降低皮肤对压力耐受性的因素，包括压力、剪切力、摩擦力、活动受限、运动障碍、营养不良、手术时间、高龄、失禁、使用医疗设备等。

2.识别高危人群 凡是存在活动能力、移动能力减退或丧失，以及组织耐受性降低的患者都是压力性损伤的高危人群，如脊髓损伤患者、老年人、手术患者、营养不良患者、严重认知功能障碍患者。早期识别高危人群有助于医护人员提高对该类患者的高度重视，从而展开有针对性的干预措施，以降低压力性损伤的发生率。

3.评估易患部位 压力性损伤好发于身体长期受压的部位，尤其是缺乏脂肪保护、肌肉薄而支撑重力多的骨突出及受压部位。护理人员应针对不同体位的好发部位重点观察，班班交接，预防压力性损伤的发生。

4.皮肤评估 患者入院24小时内应进行系统的全身皮肤评估，皮肤评估的频率应据首次皮肤评估的结果及患者病情决定，根据病情每48小时1次到每周1次。

5.风险因素评估表 Braden量表、Norton量表和Waterlow量表在临床上应用比较广泛，量表的信度和效度也得到各国专家的一致性肯定，具有一定的预测意义，相比较而言，Braden量表的使用更为广泛。入院患者及病情变化患者应准确、及时进行评估，包括感觉、潮湿、

活动度、移动力、营养及摩擦力/剪切力，根据总分将压力性损伤的风险程度分为低危、中危、高危和极高危。得分越高，说明压力性损伤发生风险越低。

（二）积极控制原发病

重症监护室患者预防压力性损伤的根本措施是积极控制原发病，采取有效的救护措施，尽早恢复呼吸、循环、肾脏等功能的稳定。充分利用肠内营养及肠外营养来补充足够的营养、维生素及微量元素，提高皮肤对缺血缺氧的耐受性。在出现病情变化时，采取主动的预防措施，防止压力性损伤的发生。

（三）体位安置与变换

1.加强翻身　每2小时翻身一次，在病情允许的情况下，建议患者选择侧卧30°或俯卧位，避免选择90°侧卧位。Guttmann提出与90°侧卧位相比，使用枕头支撑的患者侧卧30°体位能使患者避开身体骨突处部位，且每个受力点位置的压力均小于毛细血管关闭压，从而减轻局部压力，降低压力性损伤的风险。

2.减少摩擦力和剪切力　转动或移动患者时，请勿拖动或拉扯。力必须在平坦的表面上，以减少剪切力的形成。使用升降式座椅帮助患者在床上移动，使用常规的大座椅，帮助重症患者翻身，更换床单和衣服，为避免床具与之摩擦，需要多人一起工作以完全抬高患者的身体。正确地将膝盖和脚固定在半躺的位置，在脚和床底部之间放置一块棉垫，并使用床升降功能抬起膝盖或使用枕头来缓冲膝盖。

3.体位变换　合理的姿势改变频率是预防压力性损伤的最重要措施之一。通常，患者的卧床时间间隔为2小时，但对于长期卧床的患者，可以通过评估皮肤和整个身体的状况来调整卧床时间。如果皮肤发红在15分钟内消失，则认为可以忍受2个小时。如果皮肤发红未在15分钟内消失，则翻身时间应减少至1小时。在重新放置身体的过程中，尽量避免摩擦力和剪切力。

4.减压装备的使用 对于制动的患者可以使用减压贴，定时抬高臀部、腰部等部位，改变着力点。软组织受压变红是正常皮肤的保护性反应，解除压力30~40分钟后一般会褪色，无需进行按摩。另外，临床中还应用气垫床、啫喱垫等保护性措施，可以通过定时充气、放气起到柔软支撑的作用，使压力得到分散，可以有效预防压力性损伤的发生。

此外，还可以采用美皮康、水胶体等敷料贴于重症患者的好发部位，增强皮肤的抗压能力。为了更好地将敷料贴于身体的不同部位，如骶尾部、足部、耳部、颈部、面颊、手指等部位，可将敷料裁剪成不同形状。临床上在应用水胶体敷料预防压力性损伤时，可能出现在去除敷料时，将皮肤撕破形成创面的现象。如果皮肤确实已受损发红，首先应帮患者翻身，待皮肤红印消退或变浅后再粘贴敷料，另外还可在皮肤受损处先覆盖水胶体油纱，以隔绝皮肤与黏性敷料的接触，然后再贴水胶体敷料，预防因撕脱不当造成的压力性损伤。

5.避免皮肤刺激

（1）强化基础护理：重症监护室的患者经常卧床休息，并且由于出汗、引流、伤口分泌物和引流液污染等各种因素，不可避免地会污染和弄湿患者的皮肤，引起压力性损伤。重症监护室患者尤其要做好基础护理，保护皮肤。

（2）避免局部皮肤刺激：①保持床单平整、清洁、干燥、无碎屑，及时更换被服。②避免物理刺激，大、小便污染应及时清理，不可用力擦拭，避免使用刺激性强的清洁剂。③教会家属正确使用便盆，不要强塞硬拉。④骶尾部有皮肤损伤的患者，可用吸水性良好的OB棉条/造口袋收集污物，以防污染伤口。定时翻身检查皮肤等。

（3）减低压力、剪切力和摩擦力：重症监护病房的患者无法自行翻身，从而导致行动不便，无法改变姿势，压迫区容易出现局部缺血和缺氧以及压伤。护理人员应该给重症监护患者定时翻身和更换体位。对于不宜翻身的重症患者，护士将结合患者的身体状况，并使用气垫或海绵垫帮助患者分散压力。

6.不建议采取的措施

（1）不建议按摩受压部位：有关研究表明，按摩并不能防止发生压力性损伤，因为软组织受压变红是正常的保护性反应，解除压力后30~40分钟慢慢消退，并不会形成压力性损伤。如果持续发红，表明皮肤软组织已经受损，局部按摩会使骨突部位血流量下降，从而加重皮肤损伤。

（2）不建议局部氧疗：临床证实，局部垫气垫圈，将氧气管插入圈内空间送氧的方法，会导致局部组织生理异常，使局部区域潮湿，从而增加需氧菌感染。氧疗可以促进伤口愈合，但不是局部氧疗，高压氧疗可以提高机体的细胞携氧能力，从而促进伤口的愈合。

（3）不建议应用烤灯：应用烤灯加热局部皮肤，会使皮肤水分蒸发造成皮肤干燥，增加组织细胞代谢和需氧量，从而造成细胞缺血，严重者甚至坏死。

（4）不建议局部涂抹凡士林等油性剂：油性剂透气性差，影响皮肤细胞的呼吸功能，使水分蒸发量维持在较低的水平，更容易导致皮肤的浸渍，从而增加皮肤发生压力性损伤的危险。

第三节　移植患者压力性损伤护理

一、器官移植的相关概述

移植是指将个体的细胞、组织或器官用手术或其他方法，导入自体或另一个个体的某一部分，以替代原已丧失功能的一门技术。根据导入移植物不同，分为细胞、组织和器官移植。器官移植是指将健康器官移植到另一个体内，并使之迅速恢复功能的手术。器官移植的目的是代替因致命性疾病而丧失功能的器官，使被移植个体能重新拥有相应器官，并正常工作。

二、器官移植患者发生压力性损伤的原因

（一）内源性因素

1.**年龄** 年龄是发生压力性损伤的首要因素，我国老年人压力性损伤的发生率是10%~25%，随着年龄的增长，皮肤弹性下降、水分严重丢失，新陈代谢变慢，软组织和胶原合成受影响，皮肤血运也严重降低，皮肤一旦长期受压便容易将压力转移至组织间液和细胞，使组织承受压力的能力下降，受压部位易产生压力性损伤。在临床工作中可发现，年龄较轻者，如40岁以下移植患者，由于心理原因，害怕疼痛、情绪紧张，造成术后翻身及床上活动的依从性降低，出现压力性损伤的可能性较40岁以上的移植患者高。65岁以上的老年移植患者，由于年龄增加导致皮肤衰老及其他疾病损害，也易发生压力性损伤。

2.**性别** 临床工作中发现，男性对疼痛的敏感性较女性高，男性的皮肤代谢能力较女性高，移植术后的男性患者由于害怕伤口部位疼痛，在床上翻身及早期下床活动方面的依从性较差，导致局部长时间受压，加上皮肤代谢能力高、汗腺发达，易造成受压部位皮肤长时间处于潮湿的环境中，所以男性较女性普遍更易发生压力性损伤。

3.**糖尿病** 糖尿病患者本身的血管形成条件发生不同病理变化，造成血流灌注量降低，局部组织血液供应不足导致缺氧，皮肤抵抗力下降。另外，血糖升高易导致中性粒细胞功能减弱，手术伤口炎性反应降低，造成纤维母细胞生长和胶原合成减少，影响伤口愈合，一旦皮肤受到损害，愈合能力会减弱。器官移植术后的患者，由于长期使用药物造成的副作用，以及患者的自身因素，大部分患者血糖水平较

术前会发生变化，易患糖尿病，所以发生压力性损伤的可能性会大幅度增加。

4.凝血障碍 部分肾移植患者，术前及术后需要透析治疗，透析会清除体内毒素，但是同时凝血因子水平也会降低，血液黏稠度增加，凝血因子也易被活化，患者内外源凝血途径被激活，会导致凝血和纤溶系统紊乱。患者皮肤易出现大面积瘀斑，常发生在皮肤受到外部刺激以后，如静脉穿刺、腰背部及被碰撞处，瘀斑处由于皮下毛细血管破裂，凝血功能异常，组织缺血缺氧，皮肤对压力造成不适感的反应灵敏度降低，更容易造成压力性损伤。

5.水、电解质和酸碱平衡系统紊乱 移植术后由于药物（如免疫抑制剂）的副作用影响，术后电解质和酸碱平衡系统紊乱较为常见，如高钾、低钙、高磷、酸中毒等，重者会导致呼吸衰竭、休克等。患者水、电解质及酸碱平衡紊乱，体内环境失调，造成抵抗力下降，皮肤易受到外源性因素的影响造成压力性损伤，皮肤的修复能力下降，不利于受损皮肤的恢复。

6.营养不良 机体营养摄入不足时，压力性损伤的发生、发展和预后都会受到很大的影响。移植术后大部分患者需要长期服用药物，有些药物副作用会使患者胃肠道功能紊乱，如腹痛、腹胀、腹泻、恶心、呕吐等，会使患者食欲不振、蛋白水平下降。营养不良导致机体负氮平衡，会影响皮肤组织的抵抗力，造成受损皮肤处的延缓愈合。

7.肥胖 肥胖患者的体重大，皮肤脂肪层较厚，导致受压部位承受压力的能力减弱，而且肥胖患者主观方面不爱活动，更易造成局部长时间受压，进而加重压力性损伤的发生。

8.贫血 由于术后促红细胞生成素不足，患者血浆中存在抑制红细胞生长因子，红细胞寿命缩短，造血原料减少，术后各种原因造成失血，导致大部分器官移植术后患者会出现贫血的症状。贫血会引起皮肤瘙痒、干燥等皮肤并发症，同时贫血引起的血红蛋白低下会造成组织缺血缺氧、血管痉挛，易导致皮肤水肿，水肿部位皮肤弹性下降、恢复能力减弱，加上局部长期受压，加重产生压力性损伤的危险性。

9.低蛋白血症　部分器官移植，如肾移植术后的患者，肾脏疾病可能复发，患者会出现蛋白尿，导致蛋白流失，会产生或加重原有的低蛋白血症。移植患者术后摄入营养成分不充足，再加上术前蛋白质合成减少，消耗增加，容易发生低蛋白血症，使皮肤胶原合成降低，组织缺血、缺氧造成皮肤水肿，导致患者发生压力性损伤的危险性增加。

10.水肿　水肿是手术患者发生压力性损伤的影响因素，术后由于水、电解质紊乱，低蛋白血症等原因会造成患者水钠潴留引起水肿。水肿会导致患者皮肤弹性下降、皮肤血液循环减慢，严重时可发生皮肤纤维断裂，加上一定压力和（或）剪切力等刺激，容易发生压力性损伤。

11.肺部感染　心肺疾病在泛太平洋地区压力性损伤的防治临床实践指南（2012）中被认为是造成组织耐受性降低、引起压力性损伤的危险因素之一。肺部感染造成的低氧血症是器官移植术后常见的并发症。低氧血症会使肢端组织供氧下降，皮肤组织、受压部位肌肉缺氧是导致压力性损伤的重要原因。

12.其他因素　吸烟、精神压力及医疗因素也是发生压力性损伤的相关因素。吸烟者血液中一氧化碳与血红素的结合，降低对氧的运载能力，尼古丁使周围血管产生收缩，影响皮肤愈合。心理压抑、焦虑及恐惧会引起机体的应激反应，使患者处于脆弱易感的状态，造成抵抗力下降，引起淋巴管阻塞，导致无氧代谢产物聚集，为压力性损伤的发生提供机会。医院设施、护理技术及治疗手段等医疗条件对压力性损伤的发生有明显的影响，有些移植术后的患者，因为存在伤口及各种引流管、呼吸机的使用等，患者活动受到限制，容易使肢体血液循环受阻，从而加重发生压力性损伤的危险性。

（二）外源性因素

1.手术相关因素　泛太平洋地区压力性损伤的防治临床实践指南（2012）中指出，手术是使皮肤压力接触增加的危险因素之一，降低了患者通过改变体位来减少压力的能力。

（1）手术时间：器官移植手术复杂且过程时间长，常需要4~6小时，手术过程中长时间维持同一体位，使压力作用于局部，而外部压力作用于皮肤组织2小时以上肌肉会产生缺血改变，作用6小时以上肌肉完全变性，因此在手术中，患者皮肤的组织和肌肉可能会出现缺血样改变，从而造成压力性损伤。

（2）术中低温：器官移植手术当中，供体器官需低温保存，供受体的血管吻合过程中需要低温液体灌注，这些会导致患者手术过程中处于低温状态。低体温会使机体关闭外循环，受压部位血供减少、末梢循环障碍，从而易引起皮肤供血不足，易导致压力性损伤的形成。

（3）其他因素：术中需使用消毒液、冲洗液及患者的血液、体液等流至受压部位，刺激皮肤，造成皮肤灼伤、潮湿。加上手术的麻醉方式及麻醉状态，患者由于麻醉药物的作用，神经传导处于阻滞状态，血液循环以及感觉运动受损，造成局部组织缺氧，从而诱发压力性损伤的发生。

2.术后治疗及护理相关因素

（1）排斥反应：器官移植术后患者会有发生排斥反应的危险，排斥反应会引起机体一系列的炎症反应，如发烧、寒战及关节酸痛等，引起患者全身不适，增加压力性损伤发生的危险。术后服用免疫抑制剂，会减少机体排斥反应的发生，但是同时药物也会对机体产生副作用，如降低机体对感染的抵抗力，抑制骨髓细胞及胃肠道上皮细胞的产生，诱发贫血、感染、粒细胞减少和胃肠道症状，其中对皮肤影响最大的是糖皮质激素，长期大量服用糖皮质激素会使患者免疫力下降并使皮肤变薄，加之卧床使受损皮肤受到压力和摩擦力的影响，更容易加重压力性损伤的发生，并影响其愈合。

（2）术后制动：器官移植术后恢复期，术后出血是十分严重的并发症，为减少出血，医生会嘱咐患者卧床休息、减少活动，严重时会要求患者禁止翻身，这样会造成患者受压部位皮肤及肌肉长期受到垂直压力的作用，从而引起组织缺血缺氧，发生压力性损伤。

（3）各种管路的限制：器官移植术后会常规留置腹腔引流管及尿管，有时会有中心静脉置管及止痛泵，加上术后吸氧及心电监护等措施，患者术后早期活动会受到多种管路的影响。由于患者害怕下床活动和翻身时会引起牵拉管路造成疼痛或管路脱落，患者继而会不敢且不愿翻身。如果护理人员不能给予有效的指导与协助，很容易造成患者局部长期受压；如果患者对床上活动及翻身技巧掌握不当，使用拖、拉、拽等错误动作，会加大皮肤与床面的摩擦力，也易发生压力性损伤。

（4）术后使用止痛药物：部分器官移植术后患者会使用止痛泵，不使用止痛泵的患者由于术后伤口部位造成疼痛，也会要求医生为其开具止痛药物，而止痛药的使用会降低肢体对压力和疼痛反应的敏感度，使患者感受不到因过度压迫造成的疼痛和不适，加之手术伤口部位的疼痛程度会高于压迫部位的痛觉，从而掩盖受压部位皮肤及肌肉产生压力性损伤的现象，加重压力性损伤的发生。

（5）皮肤潮湿：器官移植术后感染的患者通常会出现发热甚至高热，发热会消耗机体大量能量，并影响蛋白质的合成，使皮肤抵御外界因素的能力减弱，同时患者在退热期会大量出汗，使皮肤受浸渍和摩擦的概率增大。如果术后患者发生漏尿或卧床时大便失禁，骶尾部及肛周皮肤会受到尿便的浸泡，增加发生压力性损伤的危险性。另外，患者术后伤口及中心静脉置管处的渗血、渗液较多时，医护人员未能给予及时更换敷料，渗出液及血液的长期浸渍，会加重患者感染的危险，其造成的发热也会加重压力性损伤。

三、器官移植患者压力性损伤的好发部位

无肌肉包裹或肌肉层较薄、缺乏脂肪保护、经常受压的骨隆突处易发生压力性损伤。部分患者器官移植术后长期卧床，加上术后营养缺乏会造成消瘦，此时患者肌肉、脂肪萎缩，骨头突出更加明显。95%以上的压力性损伤发生于下半身的骨突明显处，67%发生于髋部、臀部周围，29%发生于下肢。典型压力性损伤好发部位为骶尾、股骨大转子、坐骨粗隆、足跟和踝部，这些部位是患者卧床经常不变换体位时产生压力性损伤的危险部位。以下情况为器官移植术后患者常发生压力性损伤的部位。

（一）早期术后患者卧床时及存在伤口部位

患者不愿活动经常会采取仰卧位、健侧卧位或半坐卧位，若没有做到及时更换体位，患者极易发生压力性损伤。患者仰卧位，好发于枕骨、肩胛、双肘部、脊柱凸起处、骶尾及足跟；健侧卧位好发于双耳、肩峰、双肘部、肋骨凸起、双髋部、膝关节及踝部内外侧；半坐卧位好发于肩胛、双肘部、脊柱凸起处、坐骨结节、腘窝及足跟。

（二）患者术后带有多根管路及各种监护设备

由于管路长期压在或使用固定贴粘贴于患者局部皮肤上，以及各种监护设备的管路放置不当被患者压于皮肤下或管路放置位置没有及时更换时，也会造成压力性损伤，如伤口引流管、尿管、鼻导管、胃管、气管插管、心电监护仪的心电导联和指氧夹子等。

（三）术后患者下床活动无耐力

部分患者会经常采取坐轮椅的方式，长期坐位时坐骨结节是最容易发生压力性损伤的部位。坐位时从上至下的好发部位为：肩胛

区、肘区、髂前上棘、坐骨结节及足跟区。

四、器官移植患者压力性损伤的护理方法

（一）术前护理

有效地评估患者是否有发生压力性损伤的危险，对预防患者产生压力性损伤是极具必要性的。在患者入院2小时内，采用Braden评分表对患者进行综合有效的评估，并对有压力性损伤危险的患者制定具有针对性的具体化护理方案，可以有效地避免压力性损伤的发生，对于一些评分结果不在危险范围内的患者，仍需要做好压力性损伤预防措施。

术前做好有效的指导，对患者术中及术后避免发生压力性损伤，具有重要的先锋作用。例如，根据患者个人情况，术前鼓励患者多运动，指导患者在一种体位时尽可能地活动身体，让患者明白，即使是小范围的活动也可以减少局部皮肤所受的压力；鼓励患者术前多进食有营养、高蛋白的食品，以保持皮肤的营养健康情况；指导患者保持衣物、床单被褥清洁、整齐及干爽，保持良好的生活习惯；指导患者掌握床上翻身的技巧，告知其久卧不动会产生压力性损伤的后果，使患者从主观上消除因术后害怕疼痛而不经常翻身的想法；术前指导患者掌握使用轮椅的技巧，制造一个术后的模拟场景，上肢强壮的患者可以每30分钟便用双手支撑起身体10秒以上，以减少坐骨产生压力性损伤的机会。

（二）术中护理

由于器官移植手术持续时间长，患者需要保持同一卧位4~6小时或更久，无特殊情况时，手术床应当配备柔软的海绵垫或凝胶垫，并且患者的肩胛部、骶尾部、左右髋部及足跟部等易受压部位使用泡沫敷料加以保护；病房护士应加强与手术室的交接工作，提醒手术室

的医生及护士避免对患者产生直接或间接的压力；患者体温较低时，应加强对患者的保暖措施，使用保温毯，必要时冲洗液应尽量使用37℃的温生理盐水，减少体温的散失，降低术中压力性损伤的发生。

（三）术后护理

患者术后由于抵抗力降低、手术创伤、使用免疫抑制剂及大量激素的原因，皮肤抵抗力降低，修复能力变弱，容易受到外界因素的刺激，易造成压力性损伤。器官移植术后需立即重新对患者进行压力性损伤危险的再次评估，从而重新制定具有针对性的计划。

1.常规预防措施　器官移植术后指导患者至少每2小时翻身一次，翻身时避免拖、拉、拽等动作；继续在容易受压的部位使用保护性敷料，并且保持皮肤的清洁卫生，保持床单位的干净、整洁，避免皮肤感染；在床上使用便器时，应注意选择边缘光滑的器具，避免划伤患者皮肤，并且不要让患者久坐于便器上，这些常规的预防，可以有效降低术后压力性损伤的发生。

2.营养支持　术后根据患者情况，在禁食、水的情况下，为患者经静脉输注补充营养的药物。在患者胃肠道功能恢复以后，根据病情指导患者进食低盐、优质蛋白、高碳水化合物、高维生素的饮食，同时注意纠正水、电解质及酸碱平衡失调，加强患者的营养摄入，增加自身抵抗力，降低发生压力性损伤的危险。

3.患者出现术后并发症及一些特殊情况时

（1）器官移植术后出血的患者：患者发生术后出血时，医生会要求患者制动，采取平卧位，并禁止大幅度移动患者，造成出血加重。所以应在术后第一时间为患者更换气垫床，在避免出血和发生压力性损伤产生矛盾时，应做好与患者及家属的沟通工作，并做好详细、及时、准确的护理记录。应尽力采用各种预防压力性损伤的措施，如保持床单位清洁、整齐、干燥，防止因环境问题造成感染；易受压部位采用保护性敷料，必要时使用抗感染的药物；定时与家属共同为患者轻轻抬起身体，避免因同一体位造成局部长期受压而导致压力性损伤的发生。

（2）急性排斥反应的患者：患者发生急性排斥反应后，会出现高热、尿量减少、体重增加、腹胀、血压升高、头痛、乏力、关节疼痛等全身症状，病情十分危险，患者便会卧床不起甚至有生命危险，此时医务人员由于极度关注病情治疗方面，易忽略压力性损伤的发生。发热、水肿及肾功能障碍会使患者皮肤抵抗力下降，若再受到压力、摩擦力、剪切力及汗液浸渍等刺激，极易发生压力性损伤。所以护理人员在积极救治、执行医嘱的同时，要做好压力性损伤的预防。

（3）血小板减少的患者：血小板减少时，凝血功能会发生异常，造成皮肤淤血、瘀斑。器官移植术后使用药物的副作用会对血液系统造成影响，在出现血小板减少时，护理人员为患者进行护理操作或为其翻身时，动作应当轻柔，并减少冗杂的护理程序，减少对患者的皮肤刺激，以免造成皮下出血，加强对患者皮肤的观察和交接班等工作，预防压力性损伤。

（4）严重腹泻及漏尿的患者：由于服用免疫抑制剂及肠道菌群失调等原因，患者有时会出现难治性腹泻。当患者出现腹泻时，易出现营养不良、身体消瘦，腹泻也容易引起患者肛周皮肤潮红，甚至溃烂，此时加强对患者肛周皮肤的护理变的尤为重要。指导患者及家属每次排便后，用温水清洗肛周皮肤，避免用力擦拭，待其晾干后涂抹皮肤保护剂，并保持肛周皮肤清洁；同时给予饮食指导，指导患者少食多餐，摄入营养丰富的优质蛋白、高维生素、高热量、易消化的食物，避免进食刺激性、高渗性的食物；必要时为患者开具治疗腹泻的药物静脉输注。患者在术后由于尿管留置时间长，当拔除尿管后，部分患者由于不适应的原因，会造成漏尿。在发生这种情况时，除了应用药物，也应注意保持患者会阴部清洁，避免尿液长期刺激皮肤，使会阴部潮湿，造成破溃及感染。

（5）肺部感染的患者：器官移植术后患者一旦发生肺部感染，会造成起病急、病情重，多伴有呼吸困难和低氧血症的发生，会存在呼吸衰竭，并对大脑造成影响。此时患者多会采取半坐卧位而减轻痛苦，这种情况下患者骶尾部皮肤会长时间受压，并且此时患者摄入的营养不足，加上患者活动受限，皮肤很容易缺血、缺氧，造成压力性损伤，这时应为患者使用减压装置，并适当按摩患者下肢，以免由于血栓的形成而加重肺部感染和呼吸衰竭的情况。

（四）压力性损伤的治疗

由于长期大剂量使用免疫抑制剂及各种治疗药物，造成患者免疫力低下和部分药物的特殊性，身体抵御外界刺激和修复能力都会变弱，如果发生压力性损伤很难愈合，一旦不能得到及时、有效的控制和治疗，在合并感染的情况下，都会诱发患者发生生命危险。器官移植患者压力性损伤的治疗方案与常规压力性损伤的治疗方案基本相同，只是移植术后患者免疫力更低，进行各种侵入性操作时要更加注意无菌操作，并针对病情，使用抗感染药物加以辅助。对于全身情况较差（如贫血、低蛋白、肺部感染）的患者，应进行营养评估，将营养支持作为整体治疗的一部分。营养干预应从治疗压力性损伤的初期开始，进食高热量、高蛋白、高维生素的饮食，并根据特殊情况及时作出调整，使压力性损伤从内到外得到及时、有效的治疗。

（五）指导患者及家属避免一些预防压力性损伤的误区

（1）避免局部过度按摩，局部过度按摩会使骨突处组织血流量下降，反而不利于预防压力性损伤。

（2）避免过度、频繁清洁皮肤，用热水或酒精之类的消毒剂过度擦拭皮肤，会刺激皮肤造成损伤。

（3）避免使用非必要的烤灯，一些患者家属错误地认为术后使用烤灯会减轻患者疼痛，但是因烤灯会使皮肤干燥，造成组织细胞代谢过度及需氧量增加，反而会加重细胞缺血，甚至造成坏死。

（4）避免涂抹凡士林、氧化锌等油性剂，因油性剂没有通透性，会影响皮肤呼吸，会造成皮肤浸渍。

（5）避免人人都使用气垫圈，对于水肿和肥胖的患者，气垫圈会使局部血液循环受阻，造成静脉炎和水肿，同时妨碍汗液蒸发从而刺激皮肤。

这些方面的指导与宣教对于器官移植手术的患者与家属都是很必要的，可以有效地帮助压力性损伤的治疗与护理。

第四节　器官衰竭患者压力性损伤护理

一、器官衰竭患者的病情特点

器官衰竭，或称多器官功能衰竭，主要表现为人体出现两个或两个以上的机体重要器官系统同时或短时间内相继受损以致功能衰竭即为多器官功能衰竭。例如心脏、肝脏、肾脏、呼吸系统、中枢神经系统及胃肠道等重要身体器官的慢性疾病及并发症。

多器官功能衰竭或失调，会进一步加重由低蛋白引起的组织水肿和由贫血、肺部感染引起的组织低氧，导致更容易发生压力性损伤且难以愈合。器官衰竭患者以高龄者居多，通常合并有其他慢性疾病。有的患者因为疼痛采取强迫体位，不能勤翻身等问题，使压力性损伤的风险增加。发生压力性损伤对患者来说可谓是雪上加霜，增加了患者的痛苦，产生更大的经济费用，加重了患者的病情，还可能增加患者死亡风险，也给治疗护理带来难度。

由于器官衰竭患者发病机制复杂，临床治疗上也非常困难，死亡率很高，因此在治疗护理的过程中应把握每一个环节。器官衰竭患者是压力性损伤发生的危险人群，器官衰竭患者若合并压力性损伤，会加重患者病情，增加治疗难度和不愈合的概率，甚至增加死亡率。因此，在器官衰竭患者的压力性损伤的防治中，预防应放在首位，及时发现危险因素，准确预测压力性损伤风险，也是护理工作的重点，以便采取相应的预防措施，减少压力性损伤的发生。

二、器官衰竭患者发生压力性损伤的危险因素

（一）疾病因素

器官衰竭患者身体状态差，大部分患者需长期卧床休养，部分因疾病原因常采取强迫体位，例如心肺功能不全的患者采取端坐卧位可使膈肌位置下降，有助于辅助呼吸肌及胸廓运动，使肺通气量增加，回心血量减少，减轻心脏负担。而骶尾部和坐骨结节容易形成高压力和组织缺血，当伴随身体下滑产生剪切力和摩擦力时，发生压力性损伤的风险增加。胸膜炎和大量胸腔积液的患者需采取患侧卧位，以限制患者胸廓活动而减轻疼痛和有利于健侧代偿呼吸。侧卧位时局部长时间受压处极易发生压力性损伤。重症器官衰竭患者由于留置各种管路增加了皮肤护理难度，也容易引发压力性损伤。

（二）营养状况

器官衰竭患者普遍存在食欲不佳、体重减轻、组织消耗、免疫功能受损以及能量摄入不足等营养不良问题，而营养不良是压力性损伤形成的主要危险因素，也是影响压力性损伤愈合能力的主要因素。正常体重人群皮下脂肪层能够保护皮肤使其不易被损伤，而营养不良、体型消瘦的患者缺乏脂肪层的保护，极易发生压力性损伤。

（三）排泄因素

器官衰竭患者的治疗多运用联合抗生素，导致肠道菌群失调而引起腹泻，使患者会阴部及臀部的皮肤长期持续处于潮湿、缺氧状

态，同时改变了皮肤弱酸性的生理状态，从而导致皮肤对摩擦等机械性作用的防护能力下降，极易引起压力性损伤。

（四）护理用具使用不当及医疗器械相关性损伤

医疗器械相关性压力性损伤是为达到诊断和治疗的目的而使用医疗器械所导致的压力性损伤，损伤部位通常与医疗器械形状一致。器官衰竭患者是医疗器械相关性压力性损伤的高危人群。发生医疗器械相关性压力性损伤，直接增加了患者的痛苦，也会影响疾病的转归，甚至引起纠纷。

器官衰竭患者多需要使用各类医疗器械，导联线及各种管道压迫会导致局部皮肤不易护理。若是患者护理用具使用不当，使局部皮肤受到压力、摩擦力等，就增加了压力性损伤的风险。

若是在使用医疗器械或导管过程中没有仔细查看，没有发现器械或导管对局部皮肤持续压迫，将导致局部皮肤形成压力性损伤。虽然临床中用于压力性损伤风险评估的量表有多种，但是，目前还没有针对医疗器械相关压力性损伤专用的评估量表与分级标准，关于医疗器械相关压力性损伤的相关知识及注意要点，医护人员掌握得还不够好。缺乏专业的护理评估和管理，缺乏风险防范意识是造成医疗器械相关压力性损伤的重要原因之一。

器械本身是医疗器械相关压力性损伤发生最本质的因素，例如器械材质、设计等。硬的、无弹性的器械和难以调整、固定、抬起、移除的器械都会增加皮肤发生压力性损伤的风险。器官衰竭患者治疗中多数使用心电监护仪、呼吸机和各种侵入性导管，如中心静脉置管、肠内营养管等，这些均可导致器官衰竭患者医疗器械相关性损伤的发生。特别是持续使用无创呼吸机面罩、气管插管的患者，患者每日上机时间长，局部受压大，加之鼻梁部位没有肌肉包裹，器械不能移除，还有一些长期使用鼻胃管、吸氧管患者的面颊、耳廓以及PICC/CVC接头及固定翼压迫到局部皮肤，都会导致发生医疗器械相关压力性损伤。

（五）心理因素

器官衰竭患者病情重，疾病带来痛苦大，常有情绪低落、焦虑、失落等负面情绪。当患者处于精神压力下，肾上腺素水平随情绪发生变化，导致皮肤耐受性下降。同时患者家属对压力性损伤缺乏足够的认识或存在认识误区，为了让患者身心舒适而忽略了防止压力性损伤的重要性，忽略了改变体位及皮肤护理，从而引起了压力性损伤，又在一定程度上加重了患者的病情和身心不适。

（六）其他因素

应用血管活性药物会使组织灌注情况发生改变，血流动力学不稳定会增加压力性损伤的发生率；合并低蛋白血症时，毛细血管通透性增加，组织水肿，导致组织缺氧及组织营养供给障碍，代谢减慢，患者抵抗力低下，也会增加压力性损伤发生的风险。

三、器官衰竭患者压力性损伤的评估

器官衰竭患者病情较重，疾病发生、发展较快，治疗复杂，使用医疗器械多，增加了预防和护理压力性损伤的难度。护理过程中需要对此类患者做好评估预测和预警管理，应用压力性损伤风险评估量表对器官衰竭患者进行准确、客观评估，筛选出高危人群，及时进行压力性损伤预防措施的干预，从而预防器官衰竭患者压力性损伤的发生。

四、器官衰竭患者压力性损伤的护理

（一）评估器官衰竭患者压力性损伤的风险性

器官衰竭患者体质虚弱，自理能力缺乏，是发生压力性损伤的危险人群。新入院患者要及时进行压力性损伤风险评估，可以采用合适的压力性损伤风险评估量表，根据表中条目逐条评分，并了解患者是否患有可能影响伤口愈合的疾病，以及全身用药情况。对压力性损伤高危患者进行重点预防，做好交接班，在床尾悬挂"有压力性损伤的风险"标识，并告知患者及家属可能发生压力性损伤的风险性，讲解注意事项及护理方法，并取得家属理解及签字。至少2小时给予患者翻身1次，并记录翻身时间、患者体位及皮肤变化情况；交接班时认真检查患者皮肤情况，做好交班。患者入院时已带有压力性损伤，需要按照指南推荐建议，评估压力性损伤部位、程度、伤口大小、有无潜行伤口及窦道、伤口有无感染、有无疼痛、有无气味、有无渗出及渗液量等，确定压力性损伤分期及范围等，建立压力性损伤风险通报单，并在当班内报告护士长及主治医生，24小时内报告护理部及压力性损伤护理学组，以获得专业指导和督查。向患者及家属说明压力性损伤严重程度及其护理方案，并签署知情同意书。

（二）避免局部组织长期受压

局部组织受到持续压力作用是发生压力性损伤的主要因素，局部组织长时间受压会导致微循环障碍，进而影响血液流动，引起软组织局部缺氧、缺血、代谢障碍，如继续发展会导致组织细胞变性、坏死，最终形成压力性损伤。器官衰竭患者部分病情严重、体位受限、机体营养状况不良以及皮肤持续受潮，在同等压力作用下较其他患者更易发生压力性损伤。因此，为减少局部压力对皮肤软组织的危害，应仔细观察患者的活动能力，检查肢体活动度、皮肤温痛觉，鼓励和协助卧床患者经常变换体位，翻身时避免拖、拉、拽等动作，半坐位或坐位时，防止身体下滑，可在骶尾、脚下和床尾垫软枕。

（三）合理使用减压装置

长期卧床的器官衰竭患者，为预防压力性损伤的发生，应合理使用各种减压床垫、减压坐垫、足跟保护垫以及保护型敷料；使用保护敷料下的皮肤，要在交接班时进行查看，观察皮肤变化；使用气垫床的患者，要检查气垫床充气情况，保证其软硬度适中；对于局部持续受压部位的皮肤可以使用泡沫型敷料予以保护，以减轻局部皮肤受力学因素的损害，防止压力性损伤的发生。

（四）皮肤护理

对所有器官衰竭患者必须认真检查及评估皮肤情况并加强班班交接；注意皮肤的保养，每日使用温开水为患者擦洗身体至少两次，皮肤干燥、脱皮的话，可给予润肤霜或身体乳进行护肤；出汗量大，衣服潮湿，被服污染时应及时更换，保持患者床单位清洁、干燥；选用透气性好的隔尿垫，不能给患者身体下垫橡胶垫或塑料布；对于大、小便失禁患者，应及时为患者清理排泄物，擦拭时使用柔软的湿巾或使用温开水清洗，保持肛周、会阴部及臀部皮肤清洁；污染的衣服、尿垫及床单要及时更换，以免排泄物刺激皮肤；对于腹泻患者要报告医生，给予对症治疗，并嘱患者进食清淡、易消化饮食；可给予患者适度的按摩或者理疗，促进血液循环，预防压力性损伤的发生。

（五）预防医疗器械相关性损伤

预防医疗器械相关性损伤，要做好以下几点：首先，加强学习，组织医疗器械相关性压力性损伤相关知识的培训，对护理人员知识的掌握情况，采用早交班时提问的方式或者试卷的形式进行考核，让护理人员对专业知识能够很好掌握，护理技能得以提高。其次，加强皮肤观察，对于在医疗器械压迫下的皮肤要仔细检查，并做好交接班，每班进行医疗器械对患者局部皮肤的影响评估，重点是医疗器械使用时间，器械下的皮肤所受压力情况，特别是对于存在水肿的患者，医疗器械与皮肤接触的部位要重点观察。对于意识清醒的患者，可以询问患者医疗器械压迫处皮肤的感觉，是否有疼痛或其他不适。对于已上报护理部的医疗器械相关性压力性损伤的案例，可以组织大家分析和讨论，寻找引发压力性损伤的原因，引以为鉴。

在临床上使用医疗器械的过程中，要注意选择合适型号，材质柔韧性好，与皮肤接触面有弹性的器材；要定时调整医疗器械与身体接触的位置，避免局部组织长时间受压迫；也可以在医疗器械下垫上减压敷料，或放置支撑物保护皮肤。管道固定时尽量放置于身体两旁，在为患者翻身、变换体位时需将管路梳理妥当，减少对皮肤的直接损伤。PICC/CVC置管、保留鼻胃管、尿管等固定不当易发生器械相关性压力损伤，因此应选用合适的方法与敷料固定导管，同时，使用高举平台法"Ω"形固定导管，此方法不仅具有美观、坚固、不易脱落的特点，还可避免管路直接接触、压迫皮肤，有效地减少医疗器械相关性压力损伤的发生。

（六）营养支持

器官衰竭患者心肺、肝肾和肠胃等功能下降，常导致患者营养不良，机体免疫力下降，易发生压力性损伤且一旦发生不易愈合，还会增加感染率。因此，应采用MNA-SF等营养评估量表对患者的营养状况进行评估，根据患者实际情况制定科学合理的饮食规划，日常给予高蛋白、高热量、高维生素、低脂肪、易消化的食物，及时补充患者的身体所需营养素。对无法经口进食或进食困难的，可遵医嘱给予肠外营养或静脉输入高营养液体，以保证机体的基础需要量和消耗量，促进损伤的愈合。

（七）健康教育

器官衰竭患者常常有担忧和不安心理，注意和患者及时交流，给予鼓励和安慰。医护人员应定期对患者及家属进行健康宣教，取得患者及家属的理解并能令其积极配合治疗，医护人员与家属要给患者更多的关心和照顾，多倾听患者的需求，尽可能减轻患者的精神压力，增强患者战胜疾病的信心。让患者对病情相关知识有更多的了解，对一些可能引起压力性损伤的器具、约束带等，在使用过程中的注意事项一定要向患者及家属讲解清楚，取得理解和配合，必要时签署知情同意书。讲解患者所处的危险状态和预防压力性损伤的重要性，指导并教会家属和护工做好患者日常护理的方法和技能，从而促进患者康复与损伤愈合，缓解患者的痛苦，提高其生活质量。

第五节 老年患者压力性损伤护理

一、老年患者的病情特点

衰老是人类不可抗拒的机体组织和器官功能逐渐退化的过程。老年人身体各项功能逐渐退化、新陈代谢逐渐减慢、营养吸收不良、身体活动能力下降、认知和心理功能受损、社会支持不足。多数老年人患有冠心病、糖尿病、阻塞性肺疾病、肿瘤等慢性疾病，且常常多种疾病共存，病情较重，老年人的健康问题越来越受关注。

压力性损伤一直以来都是全球医疗卫生机构所面临的重大健康问题，随着人类社会的不断发展，疾病谱的改变，人口老龄化及各种慢性疾病、创伤的高发，慢性伤口逐渐增多，越来越多的老年人因心脑血管疾病、骨折等疾病突然卧床不起，老年患者压力性损伤发生率呈逐年上升趋势。压力性损伤易感染，不易治愈，一旦发生，就会给患者带来巨大的身体痛苦和疾病恶化的风险，给家人带来巨大的精神和经济负担，加大护理人员的护理难度，大量耗费医疗资源，严重影响患者的生活质量。

二、老年患者发生压力性损伤的危险因素

老年患者发生压力性损伤的外源性因素主要是患者久坐或者卧床时不能自主改变体位，在骨隆突处产生的压力，移动时产生的摩擦力、剪切力，大、小便失禁时对皮肤的刺激等；内源性因素有全身营养不良、免疫功能下降、能量消耗增加、水肿，以及老年人皮肤较

薄、无弹性、皮肤感知觉降低等一些因素。

（一）老年患者皮肤因素

老年人的皮肤特点是皮肤较薄、松弛、干燥、弹性差、感知觉降低、皮肤状况不良、皮下脂肪和肌肉萎缩、机体抵抗力下降，一旦局部受压或受到摩擦，极易发生压力性损伤或加快其进展。衰老导致胶原蛋白逐渐减少，表皮细胞间桥变得扁平，真皮厚度减少，皮肤失去弹性并逐渐变薄，并出现皱纹和褶皱。老年人的皮下组织以及脂肪也会减少，在持续压力下，对皮肤的保护作用减弱。老年人皮脂分泌随着年龄的增长变少，汗腺随着年龄的增长变小，使皮肤天然水分丢失增加，令皮肤变得更加干燥。

（二）老年患者营养因素

老年患者随着年龄增长基础代谢率减慢，机体各项器官功能均有不同程度的减退，由于对食物的消化、吸收功能变差，容易导致食欲不佳。老年人多合并慢性疾病，如糖尿病、慢性肾病、肿瘤等患者，饮食受限，往往缺乏专业的营养指导，容易出现营养不良。由于受慢性病的困扰，老年人多需要长期服用药物以维持病情稳定，药物的副作用对食欲的抑制以及影响营养的吸收，都会导致老年人营养不良的发生。

（三）潮湿刺激以及物理因素

老年患者不仅生活自理能力有不同程度的下降，还常常存在有大、小便失禁的问题，容易造成会阴部及臀部的持续潮湿，潮湿环境不仅有利于细菌生长繁殖，还会削弱皮肤角质层的屏障作用，使有害物质易于通过，从而导致皮肤对压力、摩擦力和剪切力等机械性作用的防护能力下降。老年患者体质虚弱、病情复杂、卧床时间长、活动或移动受限、不能自主改变体位、局部受压时间长，护士或照顾者给予床上翻身时，如发生拖拽，皮肤与床单表面进行摩擦，对局部皮肤易形成伤害。

（四）病理因素

压力性损伤发生的病理因素就是由于患者身体局部长时间受压迫，不能及时提供营养物质到受压局部组织，导致受压组织严重缺氧、缺血、坏死等症状。据相关研究显示，当局部皮肤组织受到持续压力的时候，若压迫超过毛细血管平均压（32mmHg），就有可能会引起内皮细胞损伤或血小板聚集，导致产生微血栓，以及导致局部皮肤组织血液供应障碍。老年患者自理能力缺乏，尤其是卧床老年患者需要依靠家属或陪护人员进行翻身，需要对家属和陪护人员做好健康教育及护理指导，说明预防压力性损伤的重要性，从而避免患者局部组织长时间受压。

三、老年患者压力性损伤的评估

预防老年患者发生压力性损伤，就需要了解老年患者目前的状态，对可能诱发压力性损伤的各项因素进行客观评估，这也是预防老年患者发生压力性损伤的关键一步。目前对压力性损伤危险性的评估，多是采用评估量表的形式。目前，临床上使用较普遍的压力性损伤危险因素评估量表主要有 Norton 量表、Braden 量表、Waterlow 量表以及 OH 评估量表等。危险因素评估结果可以帮助护理人员预先了解老年患者是否存在压力性损伤的危险以及风险性的高低，对压力性损伤高危患者尽早进行护理干预及健康宣教，积极预防压力性损伤的发生。

四、老年患者压力性损伤的护理

对老年患者进行压力性损伤危险因素评估后，可以将老年压力性损伤高危患者挑选出来，对其进行压力性损伤预防措施的干预，对防止老年患者压力性损伤的发生是非常有效的。压力性损伤对患者的治疗护理以及生活质量产生严重的影响，因此，对压力性损伤高危患者进行有效的护理干预能在一定程度上使患者生活质量得到改善。

（一）及时评估压力性损伤的风险性

老年患者入院后，护士应对患者进行压力性损伤风险评估，发现该患者可能发生压力性损伤的危险因素，与患者以及家属进行沟通，让其了解发生压力性损伤的危险性，并取得理解和配合。评估结果确定为高度危险的患者需要进行重点预防，并进行充分的健康宣教及护理指导。在床尾悬挂"有压力性损伤的风险"的警示牌，以提醒护理人员、家属以及照护者时刻关注患者的皮肤情况。在床尾建立翻身记录卡，至少每2小时翻身一次，班班交接患者皮肤情况。对Braden评分为轻度危险（15~16分）、中度危险（12~14分）的患者每7天评估一次，动态掌握患者压力性损伤风险情况。若患者入院时带入压力性损伤，需要按照指南推荐建议，评估带入压力性损伤的分期、范围、颜色、渗液等，建立压力性损伤风险通报单，并在当班内上报护士长和主治医生，24小时内上报护理部及压力性损伤护理学组，以便获得专业指导和督查。告知患者及家属压力性损伤的目前状况及危险因素，指导并讲解其护理方法，并签署知情同意书。

（二）避免局部长期受压

1.定时翻身 临床护理工作中为老年压力性损伤高危患者制定翻身时间与体位表。对于长期卧床的老年患者至少每2小时翻身1次，对于长时间坐轮椅的老年患者尽量1小时，最多不超过2小时变换体位1次，间歇性解除局部皮肤压力，也是预防因皮肤长时间受压导致压力性损伤的主要措施。

2.体位护理 30°侧卧有利于将压力分散和促进血液流动，使皮肤受损的可能性降低。因此，为老年患者翻身时建议使用特制的三角枕将体位维持在30°。另外，还可以使用气垫床或者将枕头、软垫等垫在身体空隙处或骨隆突处来减轻局部压力，避免压力性损伤发生。

3.正确使用减压装置　对于存在压力性损伤风险的老年患者，特别是中高度风险的患者，建议使用有效而舒适的减压床垫，如气垫床或海绵垫、软枕等，垫于骨隆突处，以减轻局部受压；在重要受压部位预防性使用泡沫敷料，保护局部皮肤。

（三）避免摩擦力和剪切力的作用

剪切力的发生与体位密切相关，特别是坐轮椅患者的身体前倾或者卧床患者床头抬高时，坐骨结节处及骶尾部均产生较大的剪切力，导致局部缺血，使压力性损伤发生的危险性增加。为老年患者改变体位时，不能有拖、拉、推、拽的动作，而是应该将患者身体抬离床面、座椅、便器等。可采用合适方法抬起患者身体，例如可采用便于移动和翻身的减压床垫，轻松移动患者，既可以避免在床上拖、拉、拽导致皮肤与床单之间摩擦，也可以减少皮肤与皮下组织的相对移动，减少摩擦力和剪切力损伤。在为老年患者翻身、变换体位时需将管路梳理妥当，避免压在身体下导致对皮肤的直接损伤。护理人员要向患者及家属讲解发生压力性损伤的危害性、如何预防压力性损伤，以及如何进行有效护理的相关知识，对使用器械、约束具的患者，要向患者及家属讲明其危险性以及相关注意事项，取得其理解与配合，必要时签署知情同意书。

（四）皮肤护理

皮肤护理对老年患者压力性损伤高危人群十分重要，应按时观察及评估患者皮肤状况，尤其是压力性损伤易发部位，如长期受压的骨隆突处及皮肤褶皱处等。具体部位包括枕部、肩胛部、肘部、骶尾部、足跟部、肩峰部、肋部、足趾部、膝部、坐骨结节、面颊、生殖器、乳房、腋下、腹股沟等。需要根据老年患者大、小便失禁程度、出汗量、伤口渗液多少等情况做好皮肤护理。首先，应保持患者皮肤清洁、干燥和适宜湿润度，清洗时尽量使用温水或中性、无刺激性的清洁剂。其次，应保持被子、衣服、床单的整洁、干燥，污染时及时更换。对于出汗多的老年患者要及时将汗液擦干，更换衣物及被服，保持整洁、干燥，尽量穿着宽松、吸汗性能好的棉质内衣，对于存在大、小便失禁的老年患者，有排泄物时应及时清洗会阴部及臀部，及时更换污染的衣服、床单及尿垫，保持患者皮肤清洁、干燥，减少排泄物对皮肤的刺激。

（五）营养状况评估

应全面评估老年患者的营养状况，对于营养不良的老年患者，可适当给予富含蛋白质、糖类、维生素、微量元素的食物，或遵医嘱给予适量营养补充剂。另外，保证饮水量，防止脱水对于老年人压力性损伤的预防也很重要。同时需要掌握患者的实验室检查情况，遵医嘱给予药物及营养支持，定期对老年患者的营养状况进行评估，了解水、电解质平衡情况，活动能力等方面的变化，并做好相关护理记录。

（六）心理照护

老年患者受疾病困扰以及娱乐活动较少，心理问题需要多加关注。患者如果发生压力性损伤或者感染，更容易产生心理抑郁等负面情绪，严重时会不配合甚至抵触接受治疗和护理。因此关爱老年患者，让他们感受到家属和医护人员对他们的关心和尊重，及时倾听，缓解他们的负面情绪，注重细节，鼓励社会支持等，都能安抚老年卧床患者的心灵，增加他们战胜疾病、促进康复的信念。

（七）健康教育

老年患者及家属必须了解预防压力性损伤的重要性，掌握压力性损伤的基本知识、皮肤评估的方法等，以帮助老年人减少压力性损伤的发生。医护人员应根据压力性损伤评估结果制定合理的健康教育计划，采取有效的预防措施。从患者入院开始对患者和家属进行健康教育，告知压力性损伤发生的危险性和如何预防压力性损伤，皮肤护理的特点和难点，加强活动的必要性，教会患者自我护理的技巧及正确的活动方式，指导家属协助患者翻身和活动的技巧，定期为患者温水擦浴，以保持皮肤清洁，皮肤干燥时涂抹护肤品，骨突关节处使用泡沫敷料保护等。

五、老年患者压力性损伤的监控与管理

若已经发生了压力性损伤后再向上级报告，会导致护理管理者信息滞后，且不能有效预防压力性损伤的发生。因此，建立难免性压力性损伤预先报告制度以及成立压力性损伤学组是非常必要的。

（一）建立难免性压力性损伤预先报告制度

临床工作中，责任护士需根据压力性损伤发生的危险因素，对科室高危老年患者进行全面评估。对于压力性损伤高危患者，评估其在住院期间可能会发生不可避免的压力性损伤，并上报护士长和护理部，同时告知患者及家属，做好解释沟通，根据患者情况制定详细的护理计划，积极采取有效的护理措施，以最大限度降低压力性损伤的发生率。

（二）成立压力性损伤学组

成立压力性损伤学组，其成员主要包括护理部主任、伤口治疗师、伤口护理专科护士、责任组长、责任护士等；组织全院学习压力性损伤危险因素评估量表、压力性损伤的预防、压力性损伤分期及各期特点、如何根据分期正确进行护理等相关知识。

第六节　失禁患者压力性损伤护理

失禁主要是指患者失去对身体某些功能的控制能力，这里的失禁主要是指失去对排尿和排便等功能的控制，其在临床危重症患者中

具有较高的发生率。尿失禁是指排尿失去或不受意识控制，尿液不自主地流出。尿失禁分为以下四类：①急迫性尿失禁：膀胱过于敏感、兴奋，常伴有尿频、尿急等症状；②压力性尿失禁：患者在咳嗽、走路、运动时，腹压增加，导致尿液的漏出；③充盈性尿失禁：男性患者较多，常见于前列腺增生等疾病；④真性尿失禁：由于医源性损伤，导致尿道关闭功能缺失。大便失禁即肛门失禁，是指粪便及气体不受意识控制，不自主地流出肛门外。大便失禁分为两类：①完全性大便失禁：干便、稀便、气体均不能控制排出体外；②不完全性大便失禁：干便可以控制，稀便和气体不能控制排出体外。由于人体的尿液和粪便中含有大量的细菌和消化酶，若失禁患者得不到良好的预防护理，易导致患者皮肤形成红疹、红斑、糜烂以及剥脱等现象，这些现象统称为失禁相关性皮炎（IAD）。有研究表明患者发生 IAD 后有可能增加尿路感染以及压力性损伤的风险，从而增加医治的难度。

一、失禁患者发生压力性损伤的危险因素

（一）皮肤微环境的改变

皮肤是人体最大的器官，其结构分为表皮、真皮和皮下组织三层。健康的皮肤呈弱酸性，pH 值为 5.5 左右，具有对外界各种机械性、物理性、化学性刺激的防护功能，能防止体内的营养物质和电解质的丢失，不利于细菌的生长。长期失禁患者无论是小便失禁、大便失禁还是两者并存，均增加了皮肤暴露于潮湿环境中的概率和暴露时间。尿液和粪便中含有尿素、氨、消化酶等刺激性物质，使患者皮肤 pH 值升高，降低皮肤黏膜保护能力，从而降低了皮肤对外界的防御作用，增加了患者出现失禁性皮炎和压力性损伤的风险。

（二）失禁性皮炎的发生

研究表明，失禁性皮炎被看作是压力性损伤的诱发因素之一。

1.失禁性皮炎的概念　失禁性皮炎（IAD）是近年来新提出的概念，在临床护理工作中具有指导意义。失禁相关性皮炎是指由于暴露于尿液或粪便所造成的皮肤损伤，是一种发生在大小便失禁患者身上的刺激性皮炎，任何年龄阶段均可发生，其影响的范围不限于会阴部位。

2.失禁性皮炎的发病机制　失禁性皮炎的发生原因是大、小便失禁，其发病率差异性较大。健康的皮肤呈弱酸性，皮肤的屏障功能达到最佳。当患者出现大、小便失禁时，尿液、粪便破坏了皮肤保护屏障，而频繁清洗、摩擦皮肤会导致皮肤出现破损。化学与物理的共同刺激导致皮肤屏障功能下降，细菌定植风险增加，细菌进一步繁殖则造成皮肤感染，从而出现IAD。失禁性皮炎的发病概率与患者失禁的频率、皮肤暴露于尿便污染环境的时间成正比。也就说患者失禁发生的越频繁、尿便污染皮肤时间越长，越容易发生失禁性皮炎。失禁性皮炎的发生与压力无关，是自外向内的皮肤损伤，此时即使皮肤受到护理用具摩擦力、剪切力的伤害，出现皮肤破损，其临床表现也不同于压力性损伤。压力性损伤是持续受压导致局部组织缺血、缺氧的皮肤损伤，其发病机制是从内向外的皮肤损伤。

3.失禁性皮炎的临床表现　IAD的主要发病部位为皮肤皱褶处。尿失禁患者IAD好发于会阴、阴囊、腹股沟、大腿内侧、臀部等易被尿液浸润处；便失禁患者IAD好发于肛周、大腿后内侧、骶尾部等。IAD临床初期表现为非苍白性的弥漫性皮肤红斑，累及范围广，形状不规则，进一步发展会出现红疹、水疱、糜烂等。患者自感疼痛、瘙痒，当合并摩擦力、剪切力时易出现皮肤破损。因尿液、粪便中含有大量细菌，故失禁性皮炎患者常伴随继发表皮感染，常见白色念珠菌感染、假丝酵母菌感染等。而压力性损伤继发的感染为软组织感染。

4.压力性损伤与失禁性皮炎的鉴别诊断　1期、2期压力性损伤的临床表现与失禁性皮炎（IAD）的临床表现类似，临床工作中易将压力性损伤的1、2期与失禁性皮炎混淆。两者在发病机制、易发部位、受损皮肤颜色、受损皮肤形状、受损深度及患者自身感觉存在着差异。现将压力性损伤1、2期与失禁性皮炎的差异进行区分，详见表4-1。

表4-1　1、2期压力性损伤与失禁性皮炎的鉴别方法

名称	压力性损伤	失禁性皮炎
发病机制	自内向外	自外向内
发病部位	骨隆突处或皮肤受压部位	易被大、小便浸润的皮肤皱褶处
皮肤颜色	1期：压之不褪色的红肿 2期：部分真皮层缺失，基底面是粉色、红色，可出现水疱	红斑、红疹、糜烂
受损皮肤形状	边界清楚，呈圆形、椭圆形或形状不规则，易于敷料覆盖	边界模糊，范围大，呈弥散性或斑点状分布
受损深度	可有部分真皮层缺失	皮肤完整，当受到摩擦时也可有部分皮肤缺损
症状	疼痛、发热或冷	疼痛、瘙痒

（一）营养不良

压力性损伤的危险因素之一为患者的营养情况。根据 Braden 评分表，营养的等级分为四级：恶劣（1分）：从未吃过完整的一餐；每餐很少吃完1/3的食物；每天只吃两餐，且缺少蛋白质的摄入；缺少液体摄入；不能进食水或食物；禁食或进食全流或静脉输液5天以上。不足（2分）：很少吃完一餐，通常每餐只能吃完1/2的食物；蛋白摄入仅是每日三餐中的肉或奶制品；偶尔进食；或进食少于需要量的流食或鼻饲；适当（3分）：每餐能吃完大多数食物；每日吃四餐含肉或奶制品的食物；偶尔拒吃一餐，但通常会进食；行管饲或胃肠外营养，能够提供大部分的营养需要；良好（4分）：吃完每餐食物；从不拒绝吃任一餐；通常每日吃四餐或更多次含肉或奶制品的食物；

偶尔在两餐之间加餐；不需要额外补充营养。分值越低，营养越差，发生压力性损伤的风险越高。失禁患者因担忧大、小便不受控制，影响正常生活，为了减少排泄物污染衣物，刻意减少饮食、水的摄入，加之失禁患者本身营养流失较多，多方面因素造成患者营养不良，皮肤弹性下降，增加了压力性损伤的风险。

（二）护理用具使用不当

目前市场上失禁患者护理用具种类繁多，产品质量参差不齐，有些产品透气性差、接触面粗糙，使用过程中易造成皮肤损伤。无论使用哪种护理用具，失禁患者皮肤长期反复处于潮湿、缺氧状态；加之患者在使用、更换护理用具过程中方法不当，使局部皮肤受到摩擦力、压力等，增加了压力性损伤的风险。

（二）心理因素

失禁患者因自身疾病原因如身体的尿便异味、失禁带来的活动不便等导致患者自卑、社交障碍、不愿活动等。长期的不良情绪、活动不便，增加了压力性损伤的危险。

二、失禁患者压力性损伤的好发部位及护理难点

（一）好发部位

压力性损伤好发于骨隆突处和长期受压部位，与失禁相关的压力性损伤部位常见于骶尾部，其次是臀部等易被排泄物污染的部位。

（二）护理难点

失禁和失禁性皮炎的发病原因较复杂，失禁是长期存在且得不到根本解决的问题，是引起失禁性皮炎的唯一因素。失禁引起局部皮肤的潮湿是不可完全避免的。压力性损伤的发生与皮肤潮湿息息相关。皮肤潮湿程度对压力性损伤的病情进展有很大的影响。失禁

患者无论是大便失禁、小便失禁还是两者同时存在，都使皮肤长期/间断处于相对潮湿状态，增加了骶尾部压力性损伤的护理难度；大、小便内含有大量的细菌和消化酶，破坏了皮肤保护膜，增加了压力性损伤部位的皮肤感染率，加重了患者的病情；失禁患者的大、小便易污染骶尾部压力性损伤部位的敷料，影响伤口愈合，同时增加了护理工作量。

三、失禁患者压力性损伤的护理措施

（一）失禁的管理

积极治疗原发病，采取相应措施，建立大、小便管理计划，掌握患者大、小便规律，合理调整饮食习惯。结合患者病情选择合适的护理用品，及时清理大、小便，做好皮肤护理，更换护理用品，减少大、小便与皮肤的接触时间，从而减少大、小便对皮肤的刺激。临床上常用尿失禁的护理用品有尿垫、纸尿裤、外用接尿器（男/女）、留置导尿管等，便失禁专用护理用物较少，临床上可根据患者病情使用造口袋粘贴于肛周收集大便，必要时可连接负压装置。一般外置尿液收集器优于尿垫，必要时行导尿术、造口术。病情允许的情况下，指导患者进行膀胱功能训练、肛门括约肌训练。

（二）皮肤护理

保持床单位整洁、干燥，保持皮肤清洁，选择宽松、柔软的衣裤。发现大、小便失禁后及时使用温水或中性洗剂清洗被污染的皮肤，避免使用过高温度的热水反复清洗，避免使用含酒精的湿巾、碱性洗剂等用品进行清洗。清洗皮肤时提倡使用一次性纸巾代替反复使用的毛巾，禁止用力擦拭，禁止捏、按骨隆突部位，以免增加摩擦力、剪切力加重病情。应采取冲洗或拍拭的方法进行清洗。清洗过程中避免浸湿压力性损伤创面处的敷料。充分晾干后，根据皮肤情况涂

抹保湿剂、干燥剂，最后使用皮肤保护剂，保护皮肤不受到大、小便的侵蚀。常用的皮肤保护剂有粉剂、软膏、洗剂、薄膜等，粉剂常被用于保护间擦区（如趾间、腹股沟、腋窝等），粉剂使浸润的皮肤干燥，并吸收水分减少摩擦。缺点是粉剂如果变潮有可能会结块而具有刺激性，不推荐使用。软膏、洗剂使用时在皮肤表面形成一层薄膜，起到保护作用。临床上常用的是洗剂。

（三）体位管理

正确的体位摆放可以减轻局部组织压力，合理的体位变换可以减少组织受压时间，正确、合理使用减压装置（详见减压装置的使用）可以增加组织的耐受性，这些对失禁合并骶尾部压力性损伤的患者尤为重要。对于可以站立行走的失禁患者，在病情允许的情况下应鼓励患者积极进行适当的体育活动，这样既能增强患者自身免疫力又能减少失禁性皮炎及压力性损失的发生、发展。行走不便需坐轮椅的失禁患者并发骶尾部压力性损失时，除做好失禁护理外，应根据患者压力性损伤程度采取相应的减压措施，同时适当减少患者坐轮椅的时间、时长。因病情需要卧床休息合并骶尾部压力性损伤的失禁患者，应减少患者平卧时间、时长。尽可能左侧卧位、右侧卧位两种体位交替进行。变换体位前应检查患者有无大、小便排出，必要时清洁皮肤，更换护理用具。变换体位后应检查失禁护理用具的松紧度、密闭性，护理用物过紧，易勒伤患者皮肤，护理用具过松、密闭性不好，患者排泄物易漏出，使粪便污染患者的皮肤、衣物、床单位，加重患者皮肤损害的风险。失禁患者合并骶尾部压力性损伤患者平卧时，床头角度<30°，减少局部组织的剪切力。若根据患者病情需要采取半卧位，床头角度>30°时，应先摇高床尾，膝下垫软枕头，以减少躯体下滑时产生的摩擦力、剪切力。侧卧时背后垫三角枕翻身垫，这不仅减轻了骶尾部压力，同时增加了臀部与床单位的接触面积，增大了臀部皮肤的受力面积，提高了皮肤的耐受性。建立翻身卡，至少

2小时翻身一次（必要时1小时翻身一次）。掌握正确的翻身技巧，协助患者翻身过程中避免拖、拉、拽患者的身体。翻身动作要轻柔，协助翻身者应边将床垫向下压边将一只手伸入患者身下，再将另一只手伸入患者身下，一般先翻下半身，再翻上半身。协助翻身者要注意手卫生，修剪指甲、摘除首饰，避免划伤患者。翻身后及时评估、观察、记录患者皮肤颜色、受损皮肤面积、有无分泌物等情况。平时加强巡视，及时满足患者需求，发现患者不适，及时更换体位。为了减少局部压力可使用减压敷料保护骶尾部及其他受压部位，必要时使用气垫床。禁止使用环形减压装置，以免加重局部皮肤缺血、缺氧情况。

（四）压力性损伤创面的护理

根据压力性损伤的不同分期选择合适的敷料，目前临床上普遍使用的是伤口湿性愈合法。对伤口创面严格落实交班制度，班班交接，6~8小时查看一次创面情况。随时记录观察创面颜色、有无加重等情况。保持创面敷料清洁、干燥，无渗液。如有污染、潮湿，及时清理、消毒、更换敷料。护理人员要能准确区分判断失禁性皮炎与压力性损伤，掌握正确的处理方法。根据皮肤损害类型的种类，采取合理的护理措施，以免增加患者痛苦，延长病程，增加经济负担。

（五）全身营养支持

根据Braden评分表，营养情况是形成压力性损伤的危险因素之一，同时营养也是影响患者压力性损伤恢复的因素之一。临床工作中要根据患者病情及全身营养情况，制定合理饮食计划。给予含有丰富营养如高蛋白、高维生素的饮食，必要时给予口服药物或肠内营养剂辅助治疗。

（六）心理护理

失禁和压力性损伤的治疗是一个漫长的过程。失禁患者发生压力性损伤和/或失禁性皮炎者，易导致患者及家属情绪悲观，对疾病的治疗、未来的生活失去信心。皮肤受损处的疼痛、瘙痒等刺激，也使患者烦躁不安。医护人员应在护理患者过程中，做好健康宣教，讲解疾病发生、发展过程及转归，做好患者及家属的思想工作，安慰患者情绪，鼓励患者积极配合治疗，增强患者战胜疾病的信心。

（七）预防感染

失禁患者除本身易出现泌尿系感染外，患者排泄物中含有大量细菌，如大、小便清理不及时或方法不当，易出现皮肤、伤口创面的真菌、细菌感染。在护理患者过程中一定要操作规范，保持皮肤清洁，避免污染皮肤伤口，必要时可遵医嘱使用抗菌药物。

四、失禁患者压力性损伤健康教育

（1）向患者及家属讲解失禁相关性皮炎、压力性损伤的诱发因素，让患者及家属知道疾病形成的原因、预防措施及疾病发生后的治疗，调动患者的主观能动性，积极主动预防疾病的发生。

（2）指导患者及家属正确对待失禁，教会患者及家属如何掌握大、小便规律。患者及家属能根据患者大、小便失禁的频率、时间，在保证患者营养需求的前提下，调整患者的饮食种类及进食、水时间。患者及家属掌握如何正常选择、使用护理用具，不同种类的护理用具最好交替使用，这样可以减轻单一护理用具对患者局部皮肤的反复刺激。

（3）向患者及家属讲解不同分期压力性损伤的表现，特别是1、2期压力性损伤的临床表现与失禁性皮炎的鉴别，能区分不同敷料的适应证。做到早发现、早治疗。

（4）宣教营养方面的知识。保证患者营养摄入充足，提高患者自主活动的积极性，加强锻炼，提高机体免疫力。

第七节 儿童患者压力性损伤护理

由于特殊的解剖及生理发育特点，儿童压力性损伤的发生与成人有显著差异。压力性损伤会导致患儿感染、疼痛、病死率上升、住院时间延长、治疗费用增加、身体形象缺损等，同时也会使医护人员工作负担加重，患儿及家长满意度下降。近年来儿童压力性损伤问题逐渐受重视，已经成了儿科护理的研究热点之一。为了减少儿童压力性损伤的发生，本章搜集并整理了相关资料，希望能为我国儿童压力性损伤的护理方法提供借鉴与参考。

一、儿童压力性损伤的好发部位

儿童压力性损伤好发于持续受压的部位，与成人相似，当患儿处于仰卧位时身体最大压力点为枕部，其次为骶骨和肩胛区。对儿童来说，枕部为身体最大骨突处，也是压力性损伤发生的最常见部位。儿童枕部由于皮下组织缺乏，毛发较少而易患压力性损伤。不同部位压力性损伤的发生率分别为头部（31%）、坐骨区（20%）、足跟部（19%）、其他部位（30%），这在新生儿、婴儿和儿童中尤为常见，骶尾部与足跟部发生压力性损伤的危险因素随年龄及身体的增长而增加。发生在枕部的压力性损伤可能引起枕部瘢痕性脱发，这是重症病区婴幼儿中常见的并发症，并且可能引起儿童尤其是青少年身体形象的改变。压力性损伤发生在其他部位（如鼻背部、耳廓、下颌部等）通常是由于医疗设备或坚硬的物品直接压迫局部皮肤所致。

二、儿童压力性损伤的危险因素

目前为止，仍然缺乏足够的证据证明患儿皮肤损伤的危险因素，普遍认为一些内在因素和外在因素会导致儿童压力性损伤的发生。内在因素包括血液灌注不足、营养不良、感染、贫血和制动。外在因素包括压力、剪切力、摩擦力的大小和持续时间及潮湿。使用医疗设备如管道、压力感受器、氧气面罩、夹板固定和石膏固定会对局部造成压力或存在摩擦而致压力性损伤的危险增高。

目前国际上普遍采用欧洲压力性损伤顾问小组（EPUAP）和美国压力性损伤顾问小组（NPUAP）提出的压力性损伤定义、分期系统与预防护理建议，这包括了各类不同年龄的易感人群。因此更新版的压力性损伤分期标准也把儿童考虑在内，并建议每个医疗卫生机构都必须建立结构合理的压力性损伤评估制度以预防和管理压力性损伤，对于已经明确存在发生压力性损伤危险的患儿必须制定个体化的护理计划。

三、儿童压力性损伤风险评估表

儿童压力性损伤风险评分总分共32分，风险评分≥25分，提示无风险，每周复评1次。风险评分在21~24分之间，提示低风险，每天复评。风险评分≤20分者，提示高风险，每班复评（表4-2）。

表4-2　儿童压力性损伤风险评估表

项目	1分	2分	3分	4分
年龄	<3个月	3个月~3岁	3~8岁	8~18岁
体重	恶病质 <标准体重30%	消瘦 <标准体重20%	肥胖 <标准体重20%	正常 标准体重±10%
神志状态	深昏迷对强烈刺激无反应	浅昏迷对时间、地点、人物指认错误。对强烈痛刺激有反应	嗜睡指认正确，但反应不积极，或需提示	清醒对时间、地点、人物指认正确
活动能力	长期卧床	能够坐起	步行需辅助	活动自如
活动度	不能活动	极度限制 有微细活动，不能翻身	有些限制 可自行翻身	完全能动

续表

饮食	禁食 不能进食，只有 静脉营养	少量饮食 少量进食、鼻饲或 静脉营养	饮食不足 进食 1/2 正常 餐量	饮食正常
二便	失禁	经常失禁 每日皮肤受潮 3~4 次	偶尔失禁 每日皮肤受潮 1~2 次	二便正常
皮肤	水肿 局部或全身水肿。 缺乏弹性、皮肤 变薄	脱水 缺乏弹性、干燥	颜色、温度异 常 皮肤苍白、潮 红，皮肤感觉 冷或热	完整
压力性损伤	–12 分			

四、儿童压力性损伤的预防及护理

（一）儿童压力性损伤的护理措施

临床上，护士应根据患儿的压力性损伤危险情况制定相应的压力性损伤预防护理计划，包括皮肤检查、翻身及解除压力和频率等（表4–3）。

表4–3　不同压力性损伤危险级别建议的护理措施

危险分值	级 别	护理措施
10 分	有危险	每天至少两次检查皮肤。至少每两个小时协助患儿移动体位以解除压力。在坐位 / 卧位时使用符合患儿年龄和体重的支撑面使压力再分布
15 分	高危	每次更换体位时检查皮肤。至少每两个小时变换患者体位或医疗器械 / 设备的接触位置。在坐位 / 卧位时使用符合患儿年龄和体重的支撑面使压力再分布
20 分	极高危	至少每小时检查一次皮肤。可能的情况下，在皮肤发红前进行移动或翻身。确保医疗器械 / 物体无压迫于皮肤。必要时考虑使用特殊的压力接触装置

1.皮肤的检查　因为患儿皮肤的特殊性，进行皮肤检查时，坚硬的物体与患儿皮肤接触的部位应该仔细检查，包括手腕带、鼻胃管、

氧气面罩、留置的管道、尿管、血压计袖带、血氧探头等部位下的皮肤。对于接受持续性正压呼吸机通气的患儿，应详细检查鼻翼及鼻中隔的皮肤，其他高危部位如夹板下的皮肤、牵引靴子、气管套管和固定板。护士检查时还应仔细关注病床上任何异物及床单上的皱褶。

2.翻身/体位变换　协助患儿翻身时，必须使用合适的技巧或借助合适的装置以避免摩擦力和剪切力。变换患儿体位的目的在于减少身体的压力作用于脆弱部位的持续时间和压力大小。患儿的全身情况及支撑面的压力及分布的效果应作为考虑因素以决定患儿体位变换的频率。因为患儿的生长发育是不断进行的过程，所以枕垫、矫正器、轮椅的选择应定期调整。

3.解除压力　护士应做好以下措施来避免患儿发生医疗设备所导致的压力性损伤。

（1）选择正确型号/尺码的医疗设备。选择时需要根据患儿的年龄、身高、体重、手足尺寸和病情及所用的医疗设备的目的等，尽量做到大小合适。

（2）高度危险的部位使用合适的敷料及枕垫进行保护。例如：呼吸机辅助呼吸时面罩接触鼻梁处皮肤会有损伤的风险，可使用水胶体敷料或泡沫敷料进行保护。

（3）如无特殊医学禁忌，每天至少检查1次与设备接触的皮肤，病情特别重的必须每班检查，确保设备无直接放置患儿的皮肤表面，在设备接触皮肤表面推荐使用敷料保护。

（4）避免在已经发生过或现在正在发生压力性损伤的部位放任何设备，以免压力性损伤复发或加重。

（5）加强医护人员的培训，教会医护人员正确地使用医疗设备避免皮肤损伤。

（6）监测医疗设备下皮肤的水肿及皮肤损伤的潜在风险。测量血氧饱和度的指夹、血压袖带、各种管道等至少每两个小时更换1次部位和检查1次皮肤。

（二）儿童压力性损伤的预防

儿童压力性损伤的预防遵循SSKIN原则，即S（surface）支撑面、S（skin inspection）皮肤检查、K（keep moving）体位变换、I（incontinence）失禁护理、N（nutrition）营养管理等。

1.支撑面 使用预防性敷料，使用相关设备。

2.皮肤检查 定期评估、检查受压部位、皮肤情况尤其是骨突处及医疗器械接触部位皮肤。

3.体位变换 长期卧床患者每2~4小时翻身一次。

4.失禁护理 保持患儿会阴部皮肤清洁、干燥，必要时给予保护性敷料预防失禁性皮炎。

5.营养管理 做好营养评估，给予营养支持。

第八节　手术患者术中压力性损伤护理

手术中压力性损伤是在术后几小时内发生的压力性损伤，术后1~3天最多见。术中压力性损伤好发于骨突出处，伴有肌肉和皮下组织的损伤，随后累及真皮和表皮层。据研究统计，术中压力性损伤的发生率为3%~5%，因体位引起压力性损伤占手术室安全隐患的第四位，已引起国内外手术室护士的广泛重视。

一、术中压力性损伤形成的危险因素

（一）力学因素是首要因素

导致术中压力性损伤发生的力学因素包括垂直压力、剪切力和摩擦力。其中垂直压力是术中压力性损伤发生最主要的危险因素，剪切力是第二危险因素。

1.垂直压力　研究表明，手术患者受压部位的压力与局部皮肤的损伤发生率呈正相关，即局部压力越大，损伤发生率越高。急性皮肤受压造成受压部位缺血、缺氧，当解除压迫后，受压部位易发生缺血再灌注损伤，而这种损伤是多因素的病理过程，确切的机制仍不清楚。但普遍认为氧自由基大量产生是其主要机制之一。

2.剪切力　手术过程中当体位固定时身体因重力作用而发生倾斜，深筋膜和骨骼趋向下滑，而手术床和手术单的摩擦力使皮肤和浅筋膜保持原位，从而产生剪切力。手术室内任何呈角度的体位都存在剪切力。由于手术的需要而改变手术床的角度时，剪切力随之增大；剪切力持续作用，即可造成深部组织不可逆性损害。

3.摩擦力　手术患者在搬运时，皮肤受敷料等表面逆行阻力摩擦，容易损害皮肤角质层，在搬运手术患者时，拖、拉、拽等动作产生的摩擦力将会对手术患者的皮肤造成损伤。

（二）手术时间因素是诱发因素

相关研究表明，手术时间＞2.5小时是压力性损伤的危险指数，手术时间＞4小时的手术患者，术后压力性损伤发生率为21.2%；另有研究发现手术时间＞4小时，每延长30分钟会使压力性损伤危险性增加约33%。手术时间越长，麻醉的时间越长，麻醉药物能使手术患者发生肌肉、肌腱和关节过度伸展；感受压力和疼痛的神经末梢被阻滞；外周血管扩张，血压降低，组织灌注减少，容易诱发压力性损伤。另外，多数手术体位一经安置，即从手术开始到手术结束的整个全过程，保持一种体位，导致局部组织受压过久，增加了术中压力性损伤发生的风险。

（三）术中体位安置不当是易发因素

体位是充分暴露手术视野的前提，体位被公认为是患者身体能够承担和生理耐受之间的一个平衡，体位决定了患者的受压部位。手术患者的身体必须在手术床上充分定位，并维持在适当的位置，以减少皮肤损伤的潜在风险。安置手术体位时，避免不合理的体位安置方法，不合理的手术体位不但会影响呼吸、循环功能，还会造成受压部位的压力加大，增加了术中压力性损伤的发生率。

（四）术中低体温是促成因素

术中低体温会影响机体循环，使血液循环减慢，导致静脉淤血和基本组织氧供减少，增加了术中压力性损伤发生的概率。手术患者出现低体温在手术室很常见，由于加温设备和手术室工作人员相关知识的缺乏，致使手术患者的低体温问题长期以来未引起足够的重视，甚至常常被忽视，影响了手术患者的安全。

1.手术室的低温环境　手术室内的环境温度对手术患者的体温影响较大，手术室环境的温度通常控制在22~25℃。由于手术的需要，患者部分皮肤、组织及内脏暴露在手术室环境中，使手术患者的散热增加，体温下降。

2.麻醉剂的作用　麻醉对体温调节有一定的影响，全身麻醉时下丘脑调节机制、血管运动、寒战及其他反射均遭到抑制，同时代谢率降低，容易导致低体温。

3.术中输血补液以及腹腔冲洗液的应用　手术过程中手术患者由静脉输入大量常温的液体和血液，对患者造成"冷稀释"作用。使用大量室温液体冲洗胸腔、腹腔时也会导致体温下降，在经尿道前列腺电切术时，需要大量灌注液冲洗膀胱，如灌注液不加温也可使手术患者的体温降低。

4.其他原因　使用冷消毒液消毒皮肤，通过皮肤的蒸发和辐射丢失热量，也会造成体温下降，老年人和小儿的体温调节功能较差，也容易出现低体温。

（五）潮湿因素是重要因素

手术中消毒液过多，术中血液、体液、大量冲洗液以及手术患者出汗，输液器与留置针连接处脱落等造成受压部位的皮肤潮湿、皮肤浸渍、pH值改变和保护性油脂丧失，引起皮肤软化及抵抗力下降，容易受到压迫和摩擦，增加了压力性损伤的发生率。

（六）患者的自身因素是主要因素

1.体重因素 有研究发现标准床垫的界面压力最高，表面硬，使患者的体重分布在一个较小区域，导致界面压力升高。与正常体重者相比，这种效应在恶病质患者身上更为明显，因为极度消瘦的患者因缺少皮下脂肪组织的保护易发生压力性损伤。

2.年龄因素 据统计资料显示，40岁以上患者较40岁以下患者压力性损伤发生率高6~7倍。目前手术患者的年龄正趋向老年化，老年患者的心血管功能减退，毛细血管弹性减弱，末梢循环功能减退，同时皮肤弹性相对更差，真皮更薄，胶原、肌肉和脂肪组织更少，这些特性使得老年手术患者较年轻手术患者更容易发生术中压力性损伤。

3.疾病因素 手术患者本身存在的某些疾病会使术中压力性损伤的发生率增高，如低蛋白血症、糖尿病、风湿性疾病、恶病质等。根据国外的研究报道，硬膜外或脊髓麻醉的患者比全身麻醉的患者更可能出现压力性损伤，该研究确定的其他作用因素为体重轻、营养状态不良、白蛋白水平低和低血压。

4.应激反应 手术会对手术患者的身心方面产生影响，其影响包括限制饮食、手术造成的组织器官损伤甚至缺如、失血、体温改变、疼痛、麻醉及用药、情绪紧张恐惧等。机体应对这些变化，会出现以交感神经兴奋和垂体–肾上腺皮质分泌增多为主的一系列神经内分泌反应，并由此引起各种功能和代谢的变化，这个过程称为应激反应。

手术对于患者而言，是一种应激源，在应激状态下，患者的免疫功能降低，皮肤抵抗力下降，加之术中不可避免的失血、失液，致使体内的能量消耗增加，导致受压部位术中压力性损伤的发生。

二、手术中患者压力性损伤的好发部位

术中压力性损伤的好发部位多与手术体位有关。不同的手术部位和手术方式需安置不同的手术体位，压力性损伤的好发部位也随之发生变化。

三、术中压力性损伤的预防

（一）做好术前访视，正确评估患者

对术中压力性损伤的危险因素进行正确评估，对高危人群进行针对性防护，加强观察，可减少术中压力性损伤的发生，有效地节约医疗资源。手术室护士应在术前1天根据手术安排，进行术前访视，全面评估手术患者，评估内容包括患者的意识、年龄、身高、体重、皮肤情况、营养状况；患者是否存在非正常体格，有无肢体活动障碍，患者体内是否装有金属牙、义眼、人工关节、心脏起搏器等；对已经存在的皮肤异常情况作真实、详细的记录。记录本次手术名称、手术部位、手术体位及麻醉方法。

由于手术时间的不可控制，以及麻醉会影响手术患者的血液动力状态，再加上术中可能会使用血管活性药物等，因此应将所有手术患者均视为存在术中压力性损伤发生的风险，这是有助于成功降低术中压力性损伤发生率的一项适当的术前干预措施。手术室护士应重视术前评价手术患者的皮肤状况，在术前对所有手术患者进行完整的皮肤评价，确立术前基线，便于与患者术后的皮肤情况进行比较。可采用压力性损伤危险评估表来评价手术患者是否属于压力性损伤的高风险人群，同时也可提供证据证明是否需要在术前采取主动措施以帮助

防止可能的组织损伤和压力性损伤。

（二）选择合适的体位垫，合理地安置手术体位

根据手术方式合理地选择手术体位和体位垫，安置手术体位要符合人体力学原理。安全是确定患者手术体位要考虑的首要因素，同时人员和设备的数量必须充足，以便在术中或术后能够安全地移动或使手术患者就位。

1.手术患者体位摆放 手术患者摆放体位在充分暴露手术野，保持正常呼吸、循环功能和神经系统的功能不受损害的前提下，要保证手术患者舒适并且能坚持一定的时间，并注意固定肢体和防止移动。安置体位时要使用合适的体位垫，着重注意各种衬垫物和支撑物的放置位置，在手术患者身体的各个受力点、骨隆突和关节处加垫海绵垫、软枕或抗压防护垫，对于肥胖、瘦弱和手术时间较长的患者，需要加厚海绵垫，加宽加大抗压防护垫，使受压部位压强减小，以缓解局部压力，预防压力性损伤。同时，在应用约束带时也要加衬垫，且松紧适宜，防止约束带拉紧造成局部皮肤的损伤，但是也不能使用过多的衬垫，因为使用过多的衬垫可能会导致局部毛细血管压力升高，一旦超过正常的毛细血管充盈压，也会增高患者发生压力性损伤的危险。

2.手术过程中变换体位 术中需要进行体位变换的患者，应在覆盖好手术伤口后，将手术敷料单缓慢移去，依次解开用于固定手术患者的约束带，由多位医护人员共同采用提单式方法，将患者变更为另一体位，在这一过程中，一定要避免拖、拉、拽等动作，注意保护各种管路，防止滑脱。在体位变换前先要将需要的体位垫提前准备好，在体位变换时切忌忙乱，应有条不紊，逐步进行，安置好后，认真仔细地对各受压部位进行检查，尤其是眼部、生殖器等部位，确保安全后再进行手术。

3.手术过程中改变手术床角度 术中由于手术的需要而改变手术床的角度时，如头高脚低位、头低脚高位、坐位、折刀位、侧卧位等，应在调整前将手术患者充分固定好，调整时应有工作人员站于手术患者两侧进行保护，调整的速度不宜过快，应缓慢进行，并注意观察手术患者的心率和血压的变化情况，如有异常，应立即停止操作，必要时将手术床调回原位。

4.术中严密观察患者情况 手术过程中巡回护士应加强对手术患者的观察，随时检查患者的皮肤颜色、温度和弹性等，检查受压体位垫有无移动，床单有无潮湿，出现异常情况时，应及时与手术医生和麻醉师沟通，在手术医生和麻醉师同意后，及时进行调整。

（三）预防体液的刺激及损伤

术中尽量保持皮肤干燥，保持手术床床垫和床单平整、干燥、无碎屑；调整好手术室温度，既要为手术患者保暖，但也要注意不能给予过多的覆盖物，减少手术患者汗液的排出；术中加强观察，检查留置导尿管及尿袋有无漏尿，防止尿液浸湿床单；经常查看输液器、三通的连接处有无滑脱，防止药液浸湿床单；及时吸引手术切口内的血液，切口周围保持干净；术中使用无菌防水布，可有效防止羊水、血液和冲洗液浸湿手术患者皮肤。

（四）做好术中的保温工作

术前根据手术患者的病情、年龄、手术名称、胸腹腔暴露的面积、手术时间以及皮肤的完整性等来评估手术期间是否有体温下降的可能，以及体温下降的程度，测定基础体温，并制定出保暖措施。手术过程中加强对手术患者的保暖，在条件允许的情况下，可使用各种加温设备，手术室常用的加温设备有温箱、加温输液器、充气升温机、温毯等。提前将手术中需要使用的棉被、毛毯等覆盖物预热好，减少手术患者体温的丢失；除手术部位外的躯体应尽量使用棉被、毛毯等覆盖物遮盖，保持手术患者的体温；手术期间可将温盐水纱布覆盖在暴露的浆膜面上；术中输血前也应复温至37℃后再输入体内；术中的冲洗液如胸腹腔冲洗液、前列腺电切术膀胱冲洗液等都应加温后再使用。

（五）其他术中压力性损伤预防措施

手术室护士应提醒术者及助手勿对手术患者施加压力，以及避免其他物品如手术器械、体位架等压迫手术患者，术中洗手护士应妥善固定电刀线，防止电刀头烫伤手术患者皮肤。使用一次性负极板时，负极板应粘贴于干燥、无瘢痕、肌肉丰富部位且避开骨隆突处，同时尽量靠近手术部位粘贴，操作时应动作轻柔，防止人为意外伤害。注意保护手术患者的特殊部位，如手术患者的眼部、女性患者的乳房和男性患者的外生殖器等。尤其是在俯卧位时，应使用头圈或有槽减压头枕防止眼部受压，术中应加强检查。由于女性的乳腺组织血运丰富，腺体有一定韧度，受挤压易引起损伤，因此女性患者俯卧位时双侧乳房是重要的保护器官，摆放体位时应将双侧乳房护送至俯卧位体位垫中空处，并展平胸下中单，使双侧乳房不受任何挤压，避免损伤。男性患者阴茎和阴囊血运丰富，皮肤薄，娇嫩，因此俯卧位时要注意保护外生殖器，摆放体位时，使会阴部悬空，不与体位垫接触，从而可避免阴茎受压、水肿的发生。

第五章 造口护理概述

第一节 造口护理的发展

一、造口护理的起源

18世纪，Daguesceau医生首次提出使用"人工肛袋"（小皮囊），他为一位农夫做了左腹股沟部的结肠造口术，农夫自制了一个小皮囊收集粪便，成功找到了收集粪便的装置。

1917年，英国Lockhert Murrery对他做的50例结肠造口手术进行了总结，最早提出了"造口护理"的概念。1927年，他又提出了结肠灌洗，但是没有得到推广使用。

1954年，美国克里夫兰（Cleveland）临床医学中心的肛肠外科主任Rupert B Turnbull Jr为Norma Gill实施了全结肠切除及回肠造口术，之后，Norma Gill的家人先后出现多名造口患者，她发誓要用自己的力量帮助造口患者。1958年，Norma Gill被邀请到美国克里夫兰基金会医院肛肠外科帮助患者做术后康复工作，每天跟随医生巡视病房，并接受Turnbull医生的培训，在他们的共同努力下，Norma Gill成为了克里夫兰第一位"造口治疗师"，为造口护理作出了重要的贡献，这也是现代肠造口治疗护理的起源。

二、造口护理的发展

1961年，Turnbull首次提出造口治疗和护理是一门新的学科——肠造口治疗学，并培养Norma Gill成为首位专业的造口治疗师

（enterostomal therapist，ET），负责指导造口患者如何进行护理，这也是肠造口康复治疗护理的开端。他在克里夫兰成立了第一所造口治疗学校，培养了数百名专业的造口治疗师，培训造口术前术后如何进行护理，给予造口患者心理支持，帮助患者选择和佩戴好造口材料，帮助患者制订出院计划和随访等护理工作。

1962年，Turnbull成立了美国肠造口治疗师组织，他先后改造了许多手术术式，意识到对于造口患者不仅仅是外科手术的需要，更需掌握术后护理、饮食、造口材料的选择和安装等护理知识，开拓了现代造口护理的先河，被誉为"肠造口治疗之父"。

1969年，Turnbull和Norma Gill成立了造口治疗师协会，也就是世界造口治疗师协会（world council of enterostomal therapists，WCET）的前身。

1978年，Norma Gill等人成立了世界造口治疗师协会（WCET），在意大利米兰举行了为期2天的首次大会，来自15个国家的30位肠造口治疗师和20家造口产品厂家代表参加了此次大会。其宗旨在于培训更专业的造口护理人员，为全世界的造口患者提供更好的服务。

1983年，日本造口康复治疗学会成立。

1992年，"造口治疗师"改为"伤口造口失禁护理师（wound ostomy continence nurses，WOC nurse）"，其进行造口护理过程中，包含了瘘管、血管性溃疡、伤口、小大便失禁、膀胱及肠道功能性疾病的护理。

1988年，喻德洪教授访问了美国克里夫兰基金医院及肠造口治疗师学校，回国后立即在第二军医大学长海医院举办了首届"肠造口培训班"，邀请了国内外知名外科专家和克里夫兰造口学校校长进行授课，并培训了国内各大医院的主治医师和护士，使造口康复治疗进入了新篇章。同年，在第二军医大学长海医院还成立了上海造口联谊会，现在每年举行一次，且有不同的主题。

1993年，Norma Gill到中国传授肠造口护理经验及最新理念，并用奖学金资助上海2名护士赴澳大利亚肠造口治疗师学校进行学习，填补了我国肠造口治疗师的空白。

1994年，兰州召开第二届全国肛肠学术会议，成立了中国造口联谊会，喻德洪教授为主席。

1998年，喻德洪教授在第二军医大学长海医院创办了造口博物馆和造口图书室，收藏了来自世界各地的8个国家和13个公司的肠造口器材、书籍、杂志、文章和照片。

2000年，广州3名护士和上海1名护士获得Norma Gill基金资助到中国香港接受3个月造口专业培训，还有护士被派到韩国、马来西亚等地接受伤口造口失禁护理培训。在万德森教授的推动下，WCET结对工程首先在广州进行，将一个发达国家或地区与一个发展中国家结成对子，由前者帮助后者发展造口治疗护理。2001年，中国第一所造口治疗师学校在广州成立。

2000年4月，在荷兰第十届国际造口协会（IOA）全体代表大会上，上海喻德洪教授被授予IOA职业奉献奖，这是造口事业上的一个荣誉大奖。

2001年7月，中华护理学会召开"造口治疗专科进展"研讨会，一致认为造口护理属于专科护理的范畴。

2003年11月，中华护理学会在北京成立了造口、伤口、失禁护理专业学术委员会，负责造口、伤口、大小便失禁等护理，提供专业咨询服务和针对性的护理。

2004年，第一届中华护理学会造口、伤口、失禁学术会议在上海召开，此后，造口康复治疗作为一门独立完整的学科在我国开始发展。

三、造口护理的现状

我国造口护理的起步比较晚一些，造口康复的专业护理人员也比较少，第一所造口治疗师学校的成立推动了我国造口护理的进一步发展。治疗师一直在不断发展，以满足患者、家庭、医护人员和医疗界的需求。1958年，第一个造口治疗师诞生了。1961年，造口治疗教育项目正式成立。造口康复护理在世界上大多数国家得到了进一步的促进和发展。WCET倡导全球造口护理发展的最终目标是确保所有造口患者都能获得专业造口护理人员的专业治疗和护理。

肠造口治疗师最初与医生一起从事肛门直肠手术，主要负责造口并发症的护理、治疗和预防。随着专业的发展，造口术治疗师已从相对简单的造口术护理扩展到三个方面：造口、伤口和失禁护理。中国人口约14亿。据统计，每年有近100000人接受造口手术，有近100万造口患者。但是，在我国和造口术患者中，只有不到1000名造口治疗师。事实证明，建立一支由专业和知名治疗师组成的团队已经至关重要。随着我国专科护士的起步和发展，一批有造口伤口失禁护理经验的专科护士应运而生，其不仅具有专业的专科知识，还能在临床工作中发挥不同角色的作用。2004年5月，中山大学附属第一医院开设了第一个护理专科——慢性伤口造口护理专科，推动了造口专科知识的普及及推广。虽然造口护理在我国已有所发展并初具规模，但能更专业聚焦还是任重而道远，还需多渠道探索和研究。

第二节　造口护理组织管理与培训

一、造口治疗师

（一）造口治疗师的诞生

肠造口改变了患者的排便方式，还对患者的生活、心理等方面都造成了很大的影响。外科医生重点关注造口手术本身，导致对术后恢复及护理关注不够，护士专业知识不够专科，对于术后出现的并发症不知所措，也给患者带来了痛苦和麻烦。基于此，1958年，世界第一个造口治疗师诞生。1993年，我国上海2名护士到澳大利亚造口治疗师学校进修学习，获得资质，填补了我国造口治疗师的空白。之后随着造口护理的发展，造口治疗师也慢慢地增多，专业知识也相对专科。

（二）造口治疗师的职责

1988年，"肠造口治疗师（ET）"取代了一般护师，1992年，"肠造口治疗师"又被改为"伤口、造口、失禁护师（wound ostomy continence nurses）"，或者又称为"WOCN护师"。造口治疗师不仅仅是一个教育者、管理者、研究者，同时还是辅导者、联络者等角色，主要负责造口、伤口、失禁的护理工作。

1.护理 造口治疗师是最直接的护理工作者。在术前，造口治疗师会根据患者的腹部情况，与患者一起选择最合适的造口位置。术后，还会负责造口患者的主要护理工作、评估及观察，并采取措施预防术后并发症的发生。

2.辅导 手术前，造口治疗师会对患者进行全面评估，与患者沟通手术方法、造口手术的重要性、术后可能会发生的情况及应对措施，减轻患者的顾虑和恐惧。术后也会与患者进行交流沟通，指导患者及家属如何更换造口袋、如何观察造口部位的异常情况、如何护理造口周围皮肤等，以此提高患者的自我护理能力。

3.教学 指导患者和家属如何护理造口，对饮食、运动、沐浴、穿着、工作、性生活、外出、复查等方面也会进行详细的指导。同时，也会指导护理工作者，普及专科知识，将造口护理融入进常规护理，提高造口护理质量。

4.协作 造口治疗师与患者、家属、外科医生、护士、造口协会、造口用品商等都保持联系，相互沟通协作，为造口患者提供更专业的服务和咨询。

5.管理　造口治疗师还充当管理者的角色，主要包括患者的造口护理记录以及造口用品的预算、订购、保管等方面。

6.科研　科研来源于实践，并且能更好地应用于工作。造口治疗师不仅要具备专业知识，还应具备科研能力，通过在造口护理工作中遇到的问题，结合自己的工作经验，以科学研究的方式进一步深入挖掘获得新的知识，从而更好地应用到造口护理工作中。

7.探访　造口治疗师不仅仅在医院为患者服务，对于出院的患者，造口治疗师还需进行家居探访，做好出院后的延续护理，以便更好地了解患者对于造口的护理能力，及时解决出现的问题。

二、造口治疗师学校

2001年，中国第一所造口治疗师学校成立，是由中山大学肿瘤医院、中山大学护理学院、香港大学专业进修学院及香港造瘘治疗师学会联合举办的。2001年7月，中华护理学会召开了"造口治疗专科进展"研讨会，11月，成立了造口、伤口、失禁专业委员会。2004年5月，中山大学附属第一医院开设了第一个护理专科——慢性伤口造口护理专科，是第一个由护士坐诊的专科门诊，推动了造口专科知识的普及和推广。造口治疗师学校除了培训以外，还为造口治疗师搭建了社会服务平台，并积极开展造口义诊等项目活动，均取得了显著的效果。在某些造口术治疗师学校，学生在返回家乡之前建立了一个交流平台，并开展了一些活动，通过新老造口术治疗师之间的交流来提高造口术治疗师学校的培训效果。

我国造口治疗师学校还设置了入学条件。首先由报名者个人提出申请，然后经医院同意进行推荐，学校再根据报名者的学历、从事专业、工作年限、技术职称、教学经验、英语水平等方面择优录取。护士职业资格是必要条件，此外，大专以上学历、从事胃肠普通外科、泌尿外科5年以上工作经验、英语基础较好者优先。造口治疗师学校需要一个全日制学习模型，其中需要3个月的学习时间，6周的理论知识和6周的临床实践。课程包括造口护理、伤口护理、失禁护理和专业发展。具有多年工作经验的ET指导临床实践，以选择和使用造口用品，并更换造口袋。学员还有机会参加义诊活动和联谊活动，加强学员与造口患者之间的交流，了解患者的心理状况，帮助处理各种并发症及其他问题。造口治疗师课程是典型的培养临床护理专家的专科课程，通过考核的学员方能获得造口治疗师学校颁发的WCET认可的证书。

三、造口护理服务中心

（一）选拔和培训

1.选拔条件 获得护士资格证书、大专以上学历、大于5年工作经验的护师，具备较好的英文水平，能够独立处理护理问题，且有较强的教学及科研能力。

2.选拔方式 自愿报名、公开招聘，应聘者需参加理论考试及面试，各方面优秀者才可参加培训。

3.课程培训 包括基础知识、造口专科知识、造口专科技能、交流沟通技巧、科研知识、心理方面等理论知识。

（二）专业职能

1.临床护理 需要全面评估患者的生理和心理状况、学习能力及已经掌握的造口知识，加强与患者的交流沟通，了解内心需求，做好心理护理。指导患者正确使用造口用品，正确护理患者造口皮肤，指导正确饮食、生活、运动等。制定合理的护理计划及干预措施，随时为患者提供专业的健康指导。

2.护理会诊 协助解决患者疑难复杂问题，主要包括准确评估患者造口情况、造口并发症及护理、伤口感染、肠瘘等情况，针对问题提出解决措施。同时，对于会诊的患者还应该进行随访，及时解决患者出现的各种问题，提升护理质量。

3.护理教学　传授专业知识，定期举办知识讲堂和继续教育学习班，培养护理人员，使其具备更加专业的知识，更好地服务造口患者。

4.护理科研　在护理工作中善于发现问题，并上升到科研，指导其他护理人员进行科研，不断提升发现解决问题的能力，改进护理实践。

（三）服务流程

1.全面评估　包括患者的病情、既往史、生活习惯、家庭结构、患者及家属对疾病的了解程度、家庭成员对工作及生活的态度、家庭活动及功能、文化程度、健康意识、患者及家属对于造口健康教育的需求程度等方面。

2.制定护理计划　针对患者及家属的需求制定护理计划和目标，采取措施积极预防术后并发症，尽快恢复健康，回归社会，加强交流沟通，树立促进康复的信心。

（四）健康指导

1.生理康复指导　帮助患者选择合适的造口袋，指导患者如何正确更换造口袋，如何护理造口皮肤。每天固定时间按时为患者进行肠道灌洗护理，每天1次，餐后进行，利用进食刺激所产生的肠蠕动，缩短灌洗时间，通过灌洗逐渐形成规律的排便习惯。

2.家庭康复指导　穿衣不宜过紧，应选择柔软、宽松的服装，腰带不宜过紧，不要压迫造口。饮食注意营养均衡，少油腻，多吃新鲜蔬菜和水果，少食易产气食物，同时也不宜过多饮食芹菜、红薯等含纤维素的食物，规律饮食，避免一次性食入过多。避免剧烈运动，适当参加体育锻炼，减少弯腰动作。

3.心理康复指导 加强与患者的交流沟通，给予心理支持，促进心理康复。患者造口术后往往因为外形改变和排便方式的改变，常常表现出自卑感和病耻感，严重影响患者心理。应该联合家属对患者给予充分的关心和支持，深入了解患者内心，打消顾虑，增强信心。

4.社会康复指导 患者恢复回归社会时常有担忧、自卑的心理，不愿跟人交往和倾诉，在精神上容易有被社会排斥的感觉。通过联谊活动向患者提供暖心的咨询服务以及家人朋友对患者的关爱，让患者切实感受到温暖，尽快主动重返社会。

通过各方面的健康指导，培养造口患者自我护理的能力，帮助患者提高适应能力，鼓励患者充分利用社会支持网络系统，应用社区服务资源，减轻家庭的负担，推广和普及造口专业护理知识，增强患者的健康意识。

第三节 造口护理的专科发展现状

专科护士（clinical nurse specialist，CNS）是在护理专业化进程中形成和发展起来的高级临床护理工作者。造口伤口专科护士是指专业的护理工作人员，护理腹部造口，治疗和预防造口相关并发症，为造口患者和家属提供专业的咨询服务和心理护理。"专科护士"源于美国，是"专科护士"发展最早、最快的国家。我国造口伤口专科护士源于1993年，之后随着造口护理的发展，我国造口治疗师学校陆续成立，护理造口的专业人员越来越多，也逐渐趋向专业化、多元化。我国积极开展短期培训班，建立ET学校，成立ET专业学术组织，出版造口伤口失禁护理等方面的专业书籍，旨在更好地提高ET的护理能力和专业素质，强化造口伤口护理理念，进一步推动造口伤口护理事业的蓬勃发展。

一、造口伤口专科护士的工作模式

（一）护理部直接领导的专科护士工作模式

造口伤口失禁专科护士由护理部负责，其工作直接汇报给护理部，形成医院整体运作的工作模式。专科护士有自己固定的工作岗位和明确的工作职责及制度，也有规范的整体工作流程，为临床科室提供专科护理的技术支持，还需要加强专科护士与临床科室的协调。随着造口专科护理的发展，造口伤口专科护士的影响力也在慢慢扩大，专科护士作为患者和医护人员之间的沟通桥梁，需更加注意交流沟通技巧。

（二）以门诊换药为主的专科护士工作模式

门诊换药的护士在工作中积累了丰富的工作经验，经过专科护士的培训后，运用所学，在门诊更好地为患者处理伤口，在门诊换药室开展工作。这种工作模式比较简单，也容易实现。患者的来源比较充足，进行换药的伤口种类也很多，专科护士与患者之间交流沟通也比较便利，但对于医院其他科室的专科护理支持力度会变小。以门诊换药的工作模式，主要以伤口换药为主，造口和失禁患者相对较少，发展不均衡。

（三）挂靠在某一专科下的专科护士工作模式

这种工作模式在专科医院比较多见，专科特色比较突出，造口伤口专科护士大多以肛肠外科、泌尿外科、胃肠外科、烧伤科为主要的工作地点，负责科室患者的造口、伤口、失禁等护理工作。对于造口相关的新知识能够及时学习，专业能力也在工作过程中得到提升，积累经验。因为在自己的专科工作，与医护人员沟通比较方便，为进一步交流提供了很大便利，临床问题能够及时解决。但在自己本科室工作也有一定的局限性，患者数量受到一定限制，伤口种类也很局限。

（四）在健康教育中心或专科护理中心下的专科护士工作模式

此类专科护士没有隶属于某一临床专科，其工作内容主要是培训医院内相关临床科室的护理人员，临床护士在给患者进行造口或伤口处理时给予专科指导。专科护士要将专业知识传授给科室的护理人员，这就对专科护士的教学能力有了一定的要求，同时也要求专科护士的知识储备必须丰富且前沿，需要经过长期的临床护理实践。然而，在造口护理发展初期，专科护士工作经验不足，护理效果往往达不到预期。

二、造口伤口失禁护理门诊

目前，随着造口伤口失禁护理不断地发展，各地医院也相继成立了相关的专科护理门诊。

（一）开设条件

1.硬件设施　包括诊室、治疗床、空气消毒设备、洗手区等硬件设施，严格执行无菌操作，划分区域，避免发生交叉感染。

2.物资耗材　造口护理相关的医疗用品，如造口袋及相关附件、伤口敷料等用品；超声清创机、伤口负压吸引器、光电子治疗仪等设备仪器。

3.人员配备　取得专业证书的造口伤口失禁专科护士，具有职业资格，并能单独处理造口相关问题，能提供专业服务和护理。

（二）工作范围

1.造口护理　负责造口患者术后相关造口护理、造口术后并发症的处理和预防，配置合适的造口用品，提供专业的咨询服务，做好患者及家属的心理护理，以及患者的出院指导和康复护理。

2.伤口护理　常见慢性伤口的护理，如感染性溃疡、糖尿病足溃疡、静脉性溃疡等。

3.失禁护理　大小便失禁、失禁相关皮肤护理、控便功能锻炼等。

（三）运作模式

1.病房门诊一体化　造口伤口专科护士归病房一体管理，以服务全院患者为主，每周固定时间出门诊，住院患者出院以后将后续治疗和护理转向门诊，造口和伤口患者一起处理。这种模式简单易行，大多数医院采用此种模式。

2.门诊和人员归属不同部门管理　有些医院专门设置了专科护士岗位，专科护士由护理部或者指定科室进行管理，为全院和病房患者和门诊患者服务，部分专科护士还承担压力性损伤工作。还可以针对疑难问题进行全院护理会诊。

3.多学科合作的造口伤口失禁护理中心　有些医院开设了多学科合作的造口伤口失禁护理中心，作为一个独立收支核算的护理单元，与肛肠外科、胃肠外科、烧伤科、创伤科、病理科等进行合作，除了配备专科护士以外，还邀请到相关科室的医生作为技术指导。

培养专科护士，促进护理学科精细化和专业化发展是我国临床护理的主流方向和发展趋势，临床护理专科化的发展程度是衡量护理专业化水平的重要标志。虽然我国造口伤口专科护士的发展还有很多不足，造口伤口专科护士在门诊就诊没有相应的法律法规保障，造口护理也没有相对统一的标准规范等，但随着造口伤口专科护士工作流程的不断规范，造口治疗师学校教学质量的提升，我国护理队伍学历层次也在提高，专科护士的专业素养也必将持续提升。

造口术伤口护理的范围逐渐从最初的临床护理实践发展到更加多样化的发展，朝着专业护理研究、专业护理教育、扩展的护理服务、护理技术和护理用品方面的创新发展。相信在以后的发展中，造口伤口专科护士会越来越多地发挥作用，提高专科护理服务水平，改善患者生活质量。

第六章　造口手术与伤口治疗

造口术是因治疗需要而用外科手术的方式将人体空腔脏器在体表所做的开口,临床上常见的造口有肠造口、泌尿系统造口。肠造口是常见的外科治疗手段,主要应用于结直肠癌、炎性肠病、肠梗阻、肠扭转、肠套叠、食管癌、胃癌、肠穿孔、家族性腺瘤性息肉病、膀胱癌等疾病的治疗。肠造口是指出于治疗疾病的目的,在患者腹壁上所做的人为的开口,并将一段肠管拉出腹壁开口外,翻转缝于腹壁,从而形成了利于排泄物排出的肠造口。肠造口的基本作用是代替原来的肛门行使排便功能,从而维持消化道的正常生理功能。

第一节　造口分类

造口根据用途大致分为两种类型,即输入式造口和排放式造口。输入式造口用于食管梗阻或其他原因不能通过口腔摄入营养物,进行营养支持。排放式造口用于排泄物排出。

造口根据时效性可分为暂时性造口和永久性造口。暂时性造口用于暂时通过造口将肠内容物排出体外,为了保证炎症愈合或者手术部位愈合;当由于疾病或者瘢痕组织而导致肠道堵塞,暂时性造口是行肠道手术前的必需准备。回肠造口、结肠造口均有,可以还纳。永久性造口常见于结直肠癌的患者;由于对肠道不可逆性损伤,不可能恢复肠道正常功能的患者;肛门括约肌不能正常发挥作用或切除肛门的患者。结肠造口居多,不能还纳。

造口根据造口方式分为单腔造口、袢式造口和双腔造口。单腔造口是将肠道切成两段,一端提出到皮肤表面;袢式造口是一段肠管通过腹壁提出至皮肤表面；双腔造口是肠管两个断端分别提出至皮肤表面，形成两个独立的肠造口。

造口根据造口部位分类，可分为胃造口、小肠造口（空肠造口、回肠造口）、大肠造口（盲肠造口、升结肠造口、横结肠造口、降结肠造口、乙状结肠造口）、尿路造口。

第二节　胃造口术及治疗

一、胃造口术的定义

胃造口是在腹壁上做一开口，造瘘管进入胃内，使胃与腹壁之间建立一个通向体外的通道。主要是供给营养物质，必要时胃造口也可用于胃肠减压。

二、胃造口术的适应证及禁忌证

1.适应证　不能吞咽或吞咽困难；各种神经病变不能经口腔进食者；长期输液，反复发生感染者；腹部手术后胃肠郁积；食管穿孔、食管气管瘘；严重的胆外瘘，需将胆汁引回胃肠道以助消化者。

2.禁忌证　内镜不能通过者；凝血机制障碍者；严重门静脉高压，胃壁静脉曲张，大量腹水；上消化道梗阻；严重的胃食管反流及胃肠瘘者；器官异变；胃大部切除后无法从上腹部经皮穿刺到胃造瘘。

三、手术方式及治疗

胃造口的手术方式有传统的手术胃造口术、腹腔镜胃造口术，还有经皮内镜胃造口术、X线下经皮穿刺胃造口术。

（一）传统手术

传统造口术通过剖腹手术切开腹壁建立胃腔与体外的通道。胃造口术方法很多，有暂时性和永久性胃造口术两类，常见的有荷包式胃造口术、隧道式胃造口术、管式胃造口术等。

1.术前准备 术前补液等改善营养不良，增强对手术的耐受力。完善各项检查，禁食6小时，禁饮4小时，手术前后预防性应用抗生素，术前备皮。

2.手术步骤 麻醉 – 切开 – 置管 – 缝合 – 固定。手术多在硬膜外麻醉或者局部麻醉下进行，在左上腹或者腹部正中做切口（图6-1），多采用左上腹经腹直肌切口，选择胃前壁相对无血管区行荷包缝合，在荷包中心切开胃壁，吸出胃内容物，用丝线结扎黏膜出血点。在胃壁切口处插入造口导管至胃腔约4cm深。为使胃浆膜层内翻，从里层开始逐一收缩荷包缝线，并结扎（图6-2）。将造口导管尾部通过腹壁切口引出体外，在造口处缝合胃壁和腹膜，确认无误后固定导管（图6-3），最后缝合腹壁皮肤。

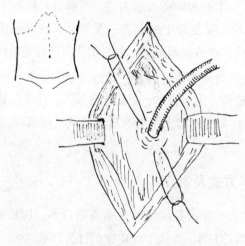

图6-1 开腹经胃前壁放入胃造口管

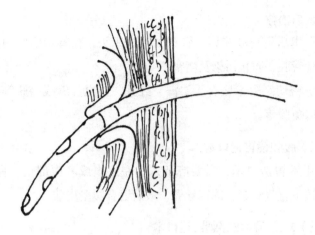

图6-2 腹壁内固定胃造口管

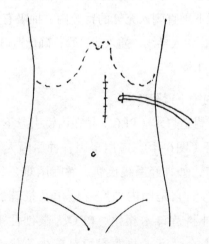

图6-3 置入后的胃造口管

3.术后治疗

（1）术后行胃肠减压，管饲时抬高床头，在管饲前后均用生理盐水冲洗管腔，防止污染及堵塞。

（2）密切观察术区有无渗漏、红肿、出血、缝线松脱等。保护导管，以免脱落。

（二）腹腔镜胃造口术

同手术胃造口术，需要麻醉，在左上腹或者腹部正中做切口，注气，镜下置气囊管，固定导管，最后缝合腹壁皮肤。

（三）X线下经皮穿刺胃造口术

非手术方式造口术，患者仰卧，经口插入胃镜，将胃镜插入胃中并注气，使其充分扩张，X线检查确认胃壁紧贴腹壁，用套管针经切口在内镜直视下垂直刺入充气的胃腔内，抽吸有气体后，插入导丝，使用扩张管，置入导线，插入造口管，确认造口管位置准确无误后固定，完成造口术。

（四）经皮内镜下胃造口术

经皮内镜下胃造口术（PEG）是在内镜引导下，经腹部皮肤穿刺放置胃造瘘管（图6-4），应用于因各种原因无法经口进食患者的肠内营养支持，如神经系统疾病、吞咽困难、胃肠道功能紊乱及危重症患者等。它是国内外广泛应用及推荐的肠内营养支持方式。与传统外科造口术相比，PEG为微创性手术，有操作简便、创伤小、安全性高、并发症相对较少等优点，可缩短手术时间，且PEG麻醉简单，只需要局部麻醉，使手术风险大幅度下降。

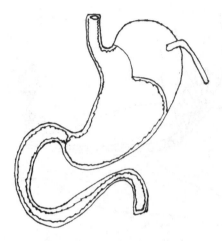

图6-4 经皮内镜下胃造口术

1. 术前准备 同传统手术。

2. 手术步骤

（1）拉出法经皮内镜引导下胃造口术（Pull-PEG）：此法目前较为常用。患者仰卧，经口插入胃镜，将胃镜插入胃中并注气，使其充分扩张，使胃前壁与腹壁紧密接触，手术者在腹壁上定位，使用指压和透光试验，选择胃镜在前腹壁的透光的最亮点为穿刺点，穿刺点一般位于左上腹肋缘下5cm，胃前壁中下端的胃角处。常规消毒铺巾，1%利多卡因行穿刺点局部浸润麻醉。切开皮肤0.5~1cm，用套管针经皮肤小切口在内镜直视下垂直刺入充气的胃腔内，退出针芯，置入导线（图6-5）。在胃镜下用活检钳夹住导线，随胃镜退出并将导丝带出口外；导丝于体外连接造瘘管，腹壁外牵引导丝将造瘘管拉入胃内，并从腹壁穿刺处拉出胃腔，拉造口管使内端固定片将胃壁与腹壁紧贴；再次进入胃镜，确认造口管位置准确无误后拔除胃镜，去除体外造口管末端并固定，完成造口术。

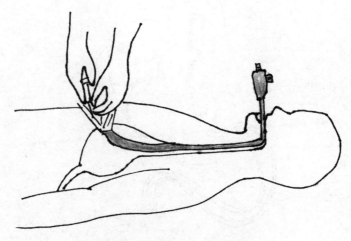

图6-5 拉出法经皮内镜引导下胃造口术

（2）介入法经皮胃造口术（Intro-PEG）：该方法又可分为鼻胃镜和CT引导两种手术方法。上消化道狭窄不严重，估计鼻胃镜能够通过者，选用鼻胃镜引导造口，即以鼻胃镜向胃腔充气膨胀，如前选择腹壁透亮点最显著处为置管进针点，于穿刺点皮肤0.5cm切口垂直插入穿刺针进入胃腔，保留套管导丝，拔出针芯，在导丝的引导下，旋转扩张器，使之钻入胃腔内，拔去扩张器内芯，留下外鞘。用气囊导管通过外鞘放入胃腔，注气或注水，使气囊胀大，拔去外鞘，确认导管位置准确无误后，将导管缝于皮肤上，固定，完成造口术。

3.术后治疗

（1）术后记录胃造口管的管径及皮肤缘的长度刻度，便于后期护理及观察。

（2）保持造口管合适的松紧度，避免出现局部组织坏死、感染等并发症。

（3）导管的维护

1）手术24小时后每天消毒造口处，愈合后，改用生理盐水清洗，并保持干燥，观察造口周围皮肤有无红肿。每次管饲后加强皮肤护理。

2）预防"包埋"综合征，包埋综合征又叫固定器置入综合征，主要是由于在置管操作、护理过程中过度牵拉管道，或因腹壁脂肪增厚、腹水增多等原因，使得内固定器向外移行，而嵌入到胃前壁或腹前壁，是一种少见但很严重的并发症，主要表现为患者上腹部疼痛不适，注入液体或营养液出现管饲不畅，导管周边有分泌物流出，管道可旋转但向腹腔内推送困难。为避免包埋综合征出现，需严格遵守操作规程、护理过程中避免过度牵拉PEG管，建议外固定装置与皮肤保持0.5cm间距，以减少内垫片对胃黏膜的压力，换药时轻轻旋转造瘘管避免创面挤压过紧。

3）保持造瘘管通畅，避免堵塞，妥善固定导管，避免脱出或回缩，加强护理与观察。每周检查一次水囊式造瘘管容量、溶液澄清度等。

（4）术后禁食，24小时后可行管饲，喂饲时可摇高床头或取半卧位，避免误吸或发生吸入性肺炎等并发症，危害身体。管饲喂养前后用灭菌水或生理盐水冲洗管道，至少每8小时冲洗管道。

（5）喂养原则：饮食温度适宜，营养液滴入遵循的原则为先少后多，先稀后浓，循序渐进、先慢后快，速度均匀。

（6）确定造瘘管位置是否在胃内，观察首次置管后标记的导管外露刻度，观察是否有移位，可用pH试纸来确定，胃酸为酸性，肠腔为碱性，当pH试纸呈酸性，表示在胃内。如依然无法确定，可行X线定位。

（7）管饲时若出现腹胀、腹痛等胃部不适症状，应立即停止喂养。

（8）加强口腔护理，保持口腔的清洁。

（9）并发症的预防及治疗

1）造瘘管漏

①预防措施：避免过度牵拉导管；定期调整内固定器；及时更

换导管，选择合适的型号；预防便秘、咳嗽等使腹内压增高的因素，控制胃内残余量。

②治疗：治疗外漏时可更换合适的导管型号，治疗内漏时必要时手术。

2）造口周围感染

①预防措施：定期消毒造口及周围皮肤；遵医嘱应用抗生素；密切观察，早发现，早治疗。

②治疗：根据患者情况应用抗生素治疗；一旦出现脓肿进行引流。

3）误吸

①预防措施：管饲前评估患者的消化功能，进行排痰；泵入营养剂时给予患者坐位、半坐位，摇高床头等措施，输注结束后，维持体位30分钟，尽量不吸痰；定时检测胃残余量，大于150ml时应暂停管饲。

②治疗：一旦发生误吸立即停止输注营养剂，取头低右侧卧位，鼓励患者咳嗽，抽吸气道及胃内容物。

4）吸入性肺炎

①预防措施：妥善固定造瘘管，标记导管位置；遵循喂养原则，泵入营养剂时给予患者坐位、半坐位，摇高床头等措施，输注结束后，维持体位30分钟，定时检测胃残余量。

②治疗：发生吸入性肺炎，给予抗生素治疗，采取坐卧方式管饲。

5）感染：如腹腔感染、坏死性腹膜炎等，密切监测生命体征，发生坏死性腹膜炎时要紧急切开引流。

6）消化道症状：腹胀、恶心、腹痛、腹泻等。

①预防措施：遵循喂养原则，控制营养剂的量，温度适宜。

②治疗：适当减少营养剂的量，调整饮食配方，必要时使用胃

动力药物治疗。

7）其他并发症：如造瘘管堵塞、滑脱等，妥善固定，脱管后立即重新置管。

（10）拔管指征：胃肠窦道形成后方可拔管，拔管时可借助内镜，先对造口管及周围皮肤消毒，向胃内轻推造口管，用圈套器夹持，将造口管外拉后剪断，然后内镜下将用圈套器夹持的造口管内端同内镜一起退出体外。拔除造瘘管后，不要过早进食。

第三节 空肠与回肠造口术及治疗

小肠上起幽门、下续盲肠，全长5~7cm，分为十二指肠、空肠和回肠三部分，上段是空肠，始于十二指肠空肠曲，下段是回肠，末端续接盲肠，空肠和回肠一起被肠系膜固定于腹后壁，合称系膜小肠，两部间无明显分界。小肠造口常见的是末端回肠造口，小肠是主要的消化、吸收器官，若选择空肠上段造口，食物易从造口排出，造成患者的消化、吸收中断，且小肠的内容物更多的是消化液，空肠造口流出的更多是液体，患者很容易发生水和电解质紊乱。选择回肠末端造口，小肠的消化、吸收功能不损伤，排出物常呈糊状大便，对身体机体功能干扰小些。空肠造口主要是为了肠道减压和供给营养物质。

一、空肠造口术

（一）空肠造口术的定义

空肠造口术是空肠内与腹壁之间建立一个通向体外的通道，在腹壁上形成造口，主要是为了肠道减压和供给营养物质。

（二）空肠造口术的适应证及禁忌证

1.适应证 十二指肠瘘，胃肠吻合口瘘，幽门梗阻，有反流误吸危险；食管狭窄而不能手术解除者，胃大部切除后残胃极小者，胃排空障碍者，重症胰腺炎术后短期内不能进食者，可经空肠造口补充营养。

2.禁忌证 凝血功能障碍，胃镜不能通过，严重门静脉高压导致腹内静脉曲张等。

（三）手术方式及治疗

近年来空肠肠内营养多采用经鼻置入空肠营养管、经皮空肠造口置入营养管，从而供给营养物质，进行肠内营养支持，而经皮内镜下空肠造口术应用广泛。与传统的经鼻置入空肠营养管相比较，经皮内镜下空肠造口术（PEJ）是在内镜引导下，经腹部皮肤穿刺放置空肠营养管，为微创手术，术程短，只需要局部麻醉，可在床旁造瘘，操作简单、方便；效果好，可减少患者鼻咽不适、胃食管反流，甚至吸入性肺炎等并发症，患者易于接受，安全有效。

1.术前准备 同经皮内镜下胃造口术（PEG）。术前补液等改善营养不良，增强对手术的耐受力。完善各项检查，禁食6小时，禁饮4小时，手术前后预防性应用抗生素，术前备皮。

2.手术步骤 经皮内镜下空肠造口术（PEJ）是要借助于经皮内镜下胃造口术（PEG）的间接法造口术，在完成PEG后，通过PEG管内置入一根空肠造瘘管，在胃镜引导下，利用圈套器或活检钳抓住空肠造口管，逐渐将其送入空肠上段，确认其位置后，由腹壁引出并固定，完成造口术。

3.术后治疗

（1）术后记录空肠造口管与胃造口管接合的部位，记录腹腔外造口管的长度，便于后期护理和了解造口管有无滑脱。必要时可行X线定位。

（2）防止造口管扭曲，保持造口管合适的松紧度。

（3）导管的维护同PEG管。

（4）术后即可进行肠内管饲，管饲时略抬高床头，管饲前后保持造口管的清洁，防止感染的发生。

（5）喂养原则：饮食温度适宜，营养液滴入遵循的原则为先少后多，先稀后浓，循序渐进，先慢后快，速度均匀。

（6）输入营养液过程中定期检查血电解质，保证营养期间的水、电解质平衡，观察患者情况，管饲时若出现腹胀、腹痛等胃部不适症状，应立即停止喂养，及时处理。

（7）注意口腔卫生，观察口腔黏膜状态，加强口腔护理，以防止真菌感染、腮腺炎等。

（8）并发症的预防及治疗同PEG。

二、回肠造口术及治疗

（一）回肠造口术的定义

回肠造口术是由于疾病治疗的需要，为达到排泄、转流肠内容物的目的，在手术过程中将末端回肠在腹部适当的位置上拉出并翻转，然后缝于腹壁，最后形成一个有开口、乳头部的肠黏膜，称为回肠造口。泌尿造口术中，因膀胱疾病或外伤需做全膀胱切除术，手术时在腹腔内游离一段回肠，将输尿管连接在回肠上，回肠一端缝合另一端在腹壁上做一个可排尿的造口，即为回肠造口。

（二）回肠造口术的适应证及禁忌证

1.适应证　结肠损伤或穿孔，可做暂时性的造口，有利于结肠病变顺利恢复，减少结肠瘘的发生。溃疡性结肠炎、家族性结肠肠息肉病、大肠癌需做全结肠切除及永久性的造口。保护性回肠造口术预防低位直肠癌保肛术后的吻合口瘘，可减少吻合口瘘的发生，有利于缓解直肠前切除综合征，也叫预防性造口。重危急性结肠梗阻患者，需要临时流转粪便使用以暂时解除肠梗阻。

2.禁忌证 相对于其他部位的肠造口术，具有操作简单、并发症发生率低、粪便流转彻底、造口关闭简单等优点。但回肠肠液内富含消化酶，造口排出的粪便对皮肤腐蚀性强，易引起消化、吸收障碍及水、电解质紊乱，因此仍具有较高的并发症发生率。故除非有明确适应证，一般不采用，近端小肠有梗阻性病变者为禁忌证。

（三）手术方式及治疗

1.术前准备 术前完善各项检查，明确病变部位、分布的范围等，补液以改善水、电解质紊乱及营养不良等情况，增强对手术的耐受力。如有贫血，应输血纠正贫血，清洁肠道，术前应用抗生素及肠道抗菌药物。

2.手术步骤

（1）回肠单腔造口术

1）麻醉和体位：可采用全麻、腰麻或局麻，手术时取仰卧位。

2）作右下腹圆形切口或腹直肌切口，切除相应的皮肤及皮下组织，将回肠末端距回盲瓣15~20cm处提至切口外，略高于腹壁2cm，保留肠管两端的血运，自肠壁附近至系膜根部，分离回肠系膜，结扎出血点，钳夹肠系膜分离处的回肠，切断肠管，包扎近端回肠，远端回肠全层连续缝合，予以封闭置入腹腔。

3）作右下腹小切口，一般以右下腹部相当于脐与髂前上棘连线中点的内侧为宜，切口大小应能容纳二指而不紧。切除皮肤，纵向切开腹直肌前鞘、后鞘及腹膜，引出回肠近端于切口外4~6cm，将回肠壁与腹膜缝合，将引出的肠壁黏膜外翻，套住回肠外壁，将外翻的黏膜边缘与切口皮肤缝合固定，逐层缝合腹壁切口（图6-6）。

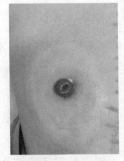

图6-6 单腔造口

（2）回肠双腔造口术

1）麻醉和体位：可采用全麻、腰麻或局麻，手术时取仰卧位。

2）根据病变位置做左或右侧经腹直肌切口，切除约占1.5个回肠直径的皮肤及局部组织，做腹直肌切口，将肠段提出腹壁置于切口外，将外置肠段的肠系膜与切口腹膜缝合固定，切掉不要的肠袢，形成两个断端，缝合皮肤与回肠全层，固定于腹膜和腹直肌前鞘后以及皮肤，即回肠连续性完全中断，肠管近端和远端分别在腹壁外各自开口，形成双腔造口。

（3）回肠袢式造口术：经腹直肌切口，一般为能容二指通过的切口，将要外置的肠段提出腹壁置于切口外，在靠近肠壁的肠系膜处选择无血管区做一裂隙，以玻璃棒或硬橡胶管等穿过裂隙，将肠袢搁置在腹壁上，缝合肠壁和腹膜，在肠系膜对侧横行切开部分肠腔，将肠壁与皮肤间断缝合。回肠连续性没有完全中断，肠管近端和远端在腹壁外同一开口（图6-7）。

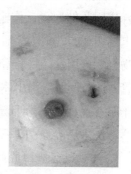

图6-7　袢式造口

（4）回肠代膀胱术：又称为Bricker手术，自1950年Bricker报道以来，至今仍成为成人永久性尿流改道的最常用方式，是取一段带系膜的游离回肠，将其近端与两侧输尿管吻合，远端行腹壁皮肤造口，尿液经此造口排出体外。它是一种非可控尿流改道术，患者需行腹壁造口，终生佩戴集尿器，其优点是回肠膀胱较短，尿液引流通畅，术后回肠膀胱对尿液中的代谢产物和电解质的吸收较少，极少发生电解质紊乱；输尿管反流的发生率较低；手术操作简单、安全。

适用于膀胱肿瘤行膀胱全切术后、巨大膀胱阴道瘘、膀胱外翻、神经源性膀胱引起的膀胱输尿管反流伴有反复尿路感染和肾功能严重受损者、膀胱挛缩、无法修复的下尿路先天畸形或严重创伤等。该手术禁忌证有泌尿系感染未能控制者，肠粘连，腹腔结核、炎症、肿瘤，回肠已经被广泛切除，回肠曾受到广泛射线照射。

1）麻醉和体位：可采用全麻或腰麻，手术时取平卧位。

2）手术首先作下腹正中切口，进入腹腔，切除阑尾。游离双侧输尿管并于下端切断，清扫淋巴结，游离膀胱。游离回肠袢，切取远端的15~20cm的带系膜的回肠，必须是带血供的回肠，分离肠系膜。恢复肠管连续性，将回肠两断端于游离肠袢上方做对端吻合，关闭肠系膜间隙，关闭游离回肠的两断端。将游离肠管排列为U型，缝线缝合成回肠储尿囊，作输尿管回肠吻合，可采用Briker法、Wallace法、末端切开的乳头法等输尿管小肠吻合法，常将输尿管与回肠端侧直接吻合。可用丝线将肠管做外翻缝合，形成约2cm长的乳头，留置支架管，通过回肠段引出体外。回肠远端作皮肤造口，吻合口置于腹膜外于脐右腹直肌旁，回肠膀胱腹壁造口形成，关闭腹壁切口。

3.术后治疗

（1）观察造口黏膜情况。观察造口黏膜的颜色、形状、大小、高度、水肿情况等，正常造口颜色呈鲜红或粉红色，湿润平滑，如果颜色暗红或暗紫表示造口可能缺血，及时处理。造口一般呈圆形、椭圆形，水肿是术后正常现象，一般一个月后会逐渐消退。

（2）观察造口排气情况。观察造口袋鼓起，造口有气体排出是手术后观察肠道功能恢复的主要指征。术后48~72小时开始排泄，排泄物最初为黏稠绿色有光泽，多呈液体或半固体状，肠蠕动恢复后，每天500~1800ml，可排出大量肠液，容易导致水、电解质紊乱，注意补液，维持水、电解质平衡。

（3）观察造口周围皮肤。肠液内富含消化酶，造口排出的粪便比较稀薄，对皮肤腐蚀性强，容易导致皮肤炎性变化，造成糜烂、红肿、破溃等，要注意造口周围皮肤的保护，根据排便情况、皮肤情况更换敷料，擦拭时动作轻柔，用温水清洗，不用消毒水清洁造口及周围皮肤，早期可用保护膜保护，也可用氧化锌软膏保护。

（4）注意腹壁造口松紧度，一般以能通过两指为合适，以免造口脱出或狭窄。术后2周起每日或隔日用手指扩张人工肛门一次，以防狭窄。

（5）术后6小时即可管饲注入少量水分，24小时后可滴注流质饮食，调节好饮食的质量、浓度、温度及滴注速度等，以免发生腹泻或肠痉挛。进食时掌握好少食多餐的原则，注意饮食卫生，多吃蔬菜、水果等富含丰富维生素的食物，注意水分的摄入，少食容易产生异味的食物。

（6）造口袋的选择。选择具有安全性、隐蔽性良好，保护皮肤、不会引起皮肤过敏，去除异味、不漏气味，容易使用及更换等特点的造口袋。回肠造口排泄物为稀便和糊状便，含水分较多，宜使用无碳片的一件式或两件式开口袋。造口底盘开口裁剪适宜，防止粪便外漏。预防泌尿系感染，回肠尿路造口袋选择防反流、无渗漏、牢固不易脱落的，每次更换造口袋时使用吸水毛巾或纸巾放在造口上吸收尿液，防止周围皮肤浸湿，夜间睡眠可使造口袋与尿袋连接。

（7）回肠代膀胱术后输尿管支架管用于支持输尿管及回肠的吻合位置，一般留置一到两周，护理造口时注意防止脱落，支架管如果堵塞，可使用生理盐水通管。输尿管回肠吻合口引流不畅或者狭窄，可导致尿漏、肾积水、急性肾盂肾炎，严重时需手术纠正。术后初期造口周围有较多黏液分泌，为避免堵塞尿液排出，要勤加清理。

（8）并发症的预防及治疗

1）造口缺血坏死：是最严重的并发症，血液循环受损导致的肠黏膜组织死亡。

预防措施：①对患者的造口血运进行严密的观察，当出现黏膜暗红或暗紫，甚至变黑，失去光泽，极可能发生缺血坏死，一定要尽早处理。可使用透光试验法观察。②术中规范操作，充分游离肠管，止血彻底，保护肠管血运，避免造口过小压迫肠管影响血运或肠管及系膜扭转。③裁剪底盘开口孔径不宜过小，尤其是造口水肿时。造口袋选用透明袋。④避免穿过紧的衣物，避免造口受压，观察缝线松紧度，过紧时拆除1~2针。⑤加强营养，纠正贫血等。

治疗：每日检查造口情况，黏膜暗红或暗紫时，应将围绕造口的纺纱拆除，解除所有压迫的物品。部分坏死可在造口周围撒上造口粉，等待坏死组织脱落，更换造口底盘，完全坏死应尽早手术重建造口。

2）造口出血：常发生在术后48~72小时内，原因多为护理时动作不当，手术时止血不足，肠系膜小动脉未结扎或扎线脱落，患者凝血障碍，裁剪不当造成创伤，黏膜摩擦，肿瘤复发，肠管内毛细血管破裂，门脉高压等。

预防措施：①注意严密观察造口情况，观察排泄物，观察造口袋中有无收集到血性液体。②造口护理时动作轻柔，造口底盘裁剪适宜，选择大小合适的造口袋，更换造口袋动作轻柔。③预防黏膜水肿。④监测患者凝血功能。⑤避免物理、化学性物质刺激造口。

治疗：①观察出血量、颜色等，做好记录。②去除造口袋，寻找出血点，评估出血程度，出血少，用棉球或纱布稍加压迫即可止血，或用造口护肤粉按压。出血多，可用1%肾上腺素溶液浸湿的纱布压迫，或用云南白药外敷后纱布压迫止血，或用硝酸银烧灼止血。更多的出血需缝扎止血，拆开1~2针黏膜皮肤缝线，找寻出血点加以钳扎，彻底止血。如果是大量的或反复的出血，要查明原因对症处理，如果是术中止血不足，需再次手术。如果是疾病原因，尽早对症处理。③检查患者凝血功能。④改善造口护理流程，动作轻柔。

3）造口狭窄（图6-8）：是造口紧缩或缩窄，是常见的并发症，浅度狭窄外观皮肤开口细小，难以看见黏膜，深度狭窄造口皮肤开口正常，指诊时肠管周围组织紧缩、手指难于进入，俗称"箍指"，容易造成排空不畅。造口狭窄的病因大多是造口周边愈合不良，引起疤痕组织挛缩，手术时腹壁内肌肉层及皮肤开口过小，使用肠钳，造口周围或造口边缘有肿瘤，其他并发症所致肉芽组织增生，不是一期愈合而形成瘢痕组织收缩，从而引起造口狭窄。

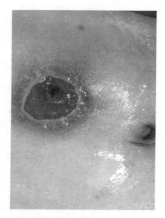

图6-8　造口狭窄

预防措施：术前造口定位；手术时选择的肠段血供正常，造口皮肤切口大小适宜，以能通过两指为宜；术后密切观察，定时随访，可行预防性造口扩张；进食易消化的食物，避免食用刺激性食物。

治疗：患者无不适或不影响排便的情况下，可采用保守治疗，进行饮食指导，多进食富含纤维素的食物，进食易消化的食物。轻度狭窄，可用手指或扩张器扩张造口，注意不可再损伤造口。扩肛治疗一般术后2~3天开始（图6-9），开始时可用小指，慢慢好转后改用示指，示指戴手套，涂润滑剂，轻轻插入造口2~3cm，停留5~10分钟，注意手指插入后不宜旋转，避免损伤造口黏膜，每天1~2次扩张，需

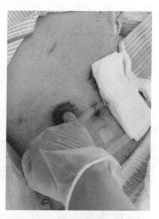

图6-9　扩肛治疗

要长期进行。重度狭窄手指不能通过时行手术治疗。造口回缩者选用凸面底盘。泌尿造口狭窄可能需要放入导尿管引流保证尿液的顺利排空，如狭窄造成尿潴留、感染、尿液逆流的，应行B超检查肾脏是否肿大。

4）造口水肿：是肠造口术后最常见的并发症，常发生在术后早期（图6-10），是指肠造口黏膜的肿胀和绷紧、发亮，红色或粉红色，轻度肿胀颜色无改变，皱褶部分消失，重度肿胀体积明显增大，粉红色，褶皱完全消失。原因多为手术初期淋巴血液循环不畅，腹壁开口过小、底盘开口过小、肠道闭塞等压迫造口肠管周围，使血液、淋巴液回流受阻造成造口水肿；腹壁没有按层次缝合，支撑棒压力过大，手术牵拉、剥

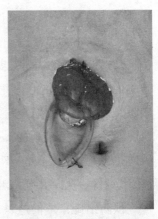

图6-10　术后造口水肿

离、创伤导致充血、水肿；低蛋白血症，局部肿瘤。回肠造口水肿会出现肠液分泌过多。

预防措施：评估造口水肿发生时间、程度、血运、排气、排泄情况。纠正低蛋白血症，治疗原发病，观察各项血液检查指标。底盘剪裁孔径比造口根部稍大，腹带使用时不可过紧，更换造口袋时常规检查支撑棒的情况。

治疗：轻度水肿可自然恢复，不需要特殊处理，水肿于6~8周后可自然消退。注意卧床休息。重度水肿严密观察症状，避免造口黏膜损伤和缺血，解除局部压迫。可使用硫酸镁湿敷20分钟，每日两次，或3%高渗盐水湿敷，使用剪裁口较大的两件式造口袋。补充血清蛋白。若探查腹壁开口过小，必要时可以间断拆除周围缝线减压。

5）造口皮肤黏膜分离：肠造口处肠黏膜与腹壁皮肤的缝合处分离，常发生

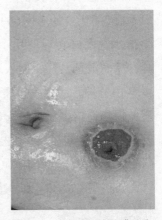

图6-11　造口皮肤黏膜分离

于造口术后早期（图6-11）。造口黏膜部分坏死，缝线脱落、缝合不恰当，缝的太少，对缝线敏感或吸收不良，腹压过高，缝线张力过大，缝合处感染，营养不良，糖尿病，长期使用类固醇药物，是发生造口皮肤黏膜分离的常见原因。可分为完全分离、部分分离，浅层分离、深层分离。

预防措施：手术操作规范，缝合牢固，造口皮肤皮下组织切除适当，减少局部感染的发生，防止腹压增加、张力过高的情况。评估营养状况，纠正低蛋白血症，做好术前定位，常规使用腹带，观察黏膜皮肤愈合情况，底盘两天更换一次，渗液多者每日换药，愈合后扩肛，预防造口狭窄。

治疗：伤口清洗与清创。使用生理盐水彻底冲洗伤口，使用镊子对坏死组织进行刮擦，再次用生理盐水棉球擦洗伤口，使用无菌纱布擦干，测量分离深度，浅层分离可用造口粉喷洒局部，或使用亲水性敷料，深层分离去除坏死组织后，可用藻酸盐敷料填充伤口，合并感染时使用抗菌敷料。上述步骤后，再围绕造口根部涂抹防漏膏/条、防漏帖环或水胶体敷料隔离。每天观察造口的颜色、血运及伤口是否渗漏，根据渗漏的情况更换敷料及造口袋，换药时重新评估伤口，一般1~2天更换，至伤口好转后3~4天更换。

6）粪水性皮炎：又称刺激性皮炎（图6-12），造口周围粪水、尿液经常接触皮肤，长时间会导致皮肤红斑、溃疡、渗液等，患者可有疼痛、烧灼感。常见的病因有：回肠造口排泄物具有强腐蚀性，排泄物渗漏到周围皮肤上刺激皮肤，造口外露黏膜高度不合适，造口回缩凹陷，造口周围皮肤不平整，造口位置不

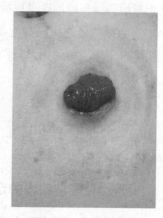

图6-12　粪水性皮炎

理想、底盘剪裁不当。

预防措施：尽早进普通饮食，增加粗纤维食物的摄入，促使粪便成形，造口袋内排泄物达三分之一至二分之一时及时排空；术前准确造口定位；使用防漏膏或防漏条填充造口周围间隙；安置造口袋，粘贴造口底盘时将周围皮肤尽可能拉平，底盘裁剪合适，比造口宽2~3mm，避免太大或太小，裁剪过大粪水容易渗漏，过小会压迫造口；粘贴造口袋后，轻轻按压造口底盘周围，增加底盘黏性；加强造口袋更换技术指导，应用造口粉、防漏膏或防漏条保护造口周围皮肤。

治疗：发生粪水性皮炎后，清洁造口周围皮肤，在造口周围使用造口粉、水胶体保护破溃皮肤，涂抹防漏膏，裁剪造口底盘，粘贴造口袋，严密观察皮肤情况。

7）造口周围尿酸结晶：造口周围有白色粉末结晶时，考虑为尿酸结晶，是泌尿造口常见的并发症，常因饮水不足，饮食中摄取较多的碱性食物，尿液浓缩，尿酸浓度增高，还可由于造口袋更换时间长，造口清洁差，形成结晶依附在造口及造口周围皮肤上，结晶多为磷酸盐结晶。

预防措施：增加水分摄入，每天饮水2000~3000ml，多食用酸性食品，酸化尿液。使用抗反流装置的泌尿造口袋，夜间连接尿袋。防止尿液渗漏，增加底盘更换频次。

治疗：可使用弱酸性物品清洗或擦拭造口周围尿酸结晶，若无法清理干净，可使用水与白醋按3:1的比例调制成的液体清洗、擦拭，也可湿敷后擦拭。

第四节　盲肠造口术及治疗

一、盲肠造口术的定义

盲肠造口术是用外科手术的方式解除结肠梗阻、转流肠内容物，依据手术操作方式的不同，分为盲肠造口术、盲肠置管造口术及经皮盲肠置管造口术，后者不需要冲洗，护理简单，且可立即减压，常作为暂时性造口术。盲肠管径较大，拉出腹壁创伤较大，临床上已相对较少使用，通常使用盲肠插管造口以便临时减压和排便。

二、盲肠造口术的适应证及禁忌证

1.适应证　急性结肠梗阻（特别是升结肠癌和横结肠癌所致梗阻），患者情况差，病情不允许根治，不能一期切除，或不能耐受其他经腹减压手术的结肠梗阻者，可行暂时性盲肠造口术。在结肠吻合术中，若吻合欠满意，可同时做盲肠造口，减压以保证吻合口愈合。盲肠异常扩张直径大于13cm者，应立即行盲肠造口术，以防穿孔。慢性难治性便秘、溃疡性结肠炎可做经皮盲肠置管灌肠治疗。

2.禁忌证　年迈体衰，心、肺等重要脏器功能差，手术无恢复希望者。由于盲肠造口术的减压效果不佳，有些作者认为凡可选作其他结肠造口术或内转流者，均不宜做盲肠造口术。

三、手术方式及治疗

（一）术前准备

结肠急性梗阻者，应及时纠正水和电解质紊乱，并行胃肠道持续减压，必要时输血与白蛋白。如病情允许，盲肠造口术前应口服新霉素或链霉素3日，以减少肠道内细菌，防止感染，手术前晚及手术日晨清洁灌肠。

（二）手术步骤

麻醉和体位：可采用全身麻醉或硬膜外麻醉，手术时取仰卧位。

1.盲肠造口术　于右下腹脐与髂前上嵴连线内上1/3处行经腹直肌切口，分离盲肠侧腹壁游离回盲部，沿结肠带切开盲肠壁，提出腹膜，与回盲部肠壁肌浆层缝合固定，再分别与腹外斜肌腱膜、皮肤真皮层逐层缝合。若盲肠扩张严重，可将腹壁切口的壁腹膜与皮肤真皮层行间断缝合，避免发生漏液等，可切开拉出盲肠，安置造口袋。

2.盲肠置管造口术 右下腹斜切口（阑尾切口），进腹后即可见扩张盲肠，有时需用手指轻柔分离，将盲肠提出切口外，周围用盐水纱布保护，在盲肠前结肠带周围做两圈荷包缝合，彼此相距1cm，在荷包中央做一小切口，从切口插入双导管吸引管，吸去肠液，将蕈状导管置入盲肠内，先收紧第一圈荷包缝合线并结扎，再收紧第2圈荷包缝合线结扎，使肠管壁内翻，使盲肠壁固定于腹膜上，造口管从腹壁切口或右下腹另一戳口引出。若准备术后切开盲肠减压，可将腹壁切口的壁腹膜与皮肤真皮层行间断缝合，导管固定于皮肤上。

3.经皮盲肠置管造口术

（1）经皮内镜引导下盲肠造口置管（PEC），经肛门进入肠镜至目标造口位置，右下腹光点最亮处，内镜引导下分别将细针和带鞘穿刺针经皮穿刺入肠腔，退出细针及鞘内穿刺针，保留外鞘，使导丝经外鞘进入肠腔，通过内镜活检钳将导丝退至肛门外并与PEC管尖端相连，拉动导丝，将PEC管从肛门引至肠内并从穿刺部位拖出体外；再次置入肠镜，检查PEC管头部的位置，注意导管头部有无张力过大。检查完成后退出肠镜。在PEC管上装置外垫片，使肠壁与腹壁保持紧密接触。

（2）在X线或CT引导下，在回盲部定位，穿刺针刺入盲肠，扩张腹壁后置入盲肠造口管，将导管固定于皮肤。也可以在腹腔镜下将穿刺针刺入盲肠，缝合固定导管。

（三）术后治疗

（1）术后将导管接于床旁引流瓶内，每日观察引流量。有时导管易被黏稠的粪便阻塞，可用盐水冲洗。妥善固定导管，防止移位、脱落。

（2）造口管可于术后1~2周拔除，如结肠梗阻已解除，造瘘口可在数日内自愈。

（3）需要切开盲肠的盲肠造口，可手术后在结肠造口处，沿结肠带切开扩大并将其开放。

（4）并发症的观察及治疗：盲肠造口后局部易受粪便污染，导致造口周围炎症、腹腔脓肿、局限性腹腔感染或切口感染。炎症可导致局部粘连，增大造口关闭的手术难度。注意造口缝线时，不应穿入肠腔内，防止腹腔感染。及时护理皮肤，使用造口粉、防漏膏等防止皮肤刺激症状。

第五节 结肠造口术及治疗

结肠造口根据不同的分类方法有不同的类型，按时间可分为暂时性造口和永久性造口，按部位可分为升结肠造口、横结肠造口、降结肠造口和乙状结肠造口，造口位置多选在横结肠或乙状结肠。

一、横结肠造口术

（一）横结肠造口术的定义

横结肠由于处于结肠的中段，易于提出腹壁外，手术中多为袢式造口术，应用于横结肠脾曲至远端的结直肠或盆腔病变引起的梗阻或穿孔，而进行的临时性的粪便改道方式，减压及流转粪便效果好，但穿孔远端肠腔的粪便仍可继续污染腹腔。

（二）横结肠造口术的适应证及禁忌证

1.适应证 左半结肠或者直肠肿瘤引起的梗阻，先天性畸形，炎症性疾病需行改道手术减轻污染，左半结肠或者直肠由各种原因引起的缺血而导致的肠坏死，结肠穿孔、瘘、结肠梗阻等，预防性造口或吻合口瘘的治疗性造口，肠扭转，肛周疾病等。

2.禁忌证 近端结肠梗阻、乙状结肠扭转者。

（三）手术方式及治疗

1.术前准备 同回肠造口术。

2.手术步骤

（1）麻醉和体位：可采用全麻或硬膜外麻醉，手术时取仰卧位。

（2）腹壁切口位置可取左或右上腹直肌、上腹中线，切开皮下组织，切开腹直肌和腹膜进腹，辨认游离横结肠，一般选择游离度较好的右半横结肠作为外置肠管，游离部分大网膜，显露横结肠，将其提出腹壁外，确定外置肠袢适宜高度后，若腹壁切口过大，可间断缝合缩小，再将腹膜与外置肠袢浆肌层或系膜浆膜层缝合固定，注意系膜浆膜层的缝合要表浅，避开血管，缝合时不能穿透肠壁全层，避免结肠收缩时将肠壁撕裂。在外置肠袢下放置一根小玻璃棒或者塑料棒作为支架支撑外置肠袢，在支撑棒两头接上橡皮管，形成一个小的闭环（图6-13）。开放造口，横行切开横结肠前壁接近1/3周，使肠壁外翻，如果胀气不明显，可暂不切开肠壁，待术后2~3天用电刀再纵行或横行切开，排出肠内容物。造口周围用油纱布覆盖，外加干纱布垫包扎。

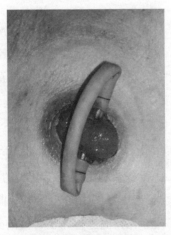

图6-13 放置支撑棒

3.术后治疗

（1）观察造口黏膜的颜色、形状、大小、高度、水肿情况等，正常造口颜色呈鲜红或粉红色，湿润平滑，如果颜色暗红或暗紫表示造口可能缺血，及时处理。横结肠袢式造口因为边缘动脉弓完整，极少会出现缺血坏死情况。水肿是术后正常现象，一般一个月后会逐渐消退，如果水肿严重，可以用高渗盐水或者硫酸镁湿敷。观察造口黏膜与皮肤缝合处的缝线是否松脱，有无因缝线导致出血或分离，一旦分离，要及时处理。

（2）观察造口排泄情况。观察造口袋鼓起，造口有气体排出是手术后观察肠道功能恢复的主要指征，排出气体后，然后排出稀便，多呈液体或半固体状，最后是成形的粪便。

（3）观察支架管是否松脱或压迫黏膜和皮肤，一般于术后两周内拔除。

（4）观察造口周围皮肤。要注意造口周围皮肤的保护，注意观察有无粪水性皮炎或者过敏性皮炎，横结肠袢式造口因为右半结肠对肠内容物内的水分吸收不充分，导致造口排出物内水量较多，粪水性皮炎发生率高。根据排便情况、皮肤情况更换敷料，擦拭时动作轻柔，用温水清洗，不用消毒水清洁造口及周围皮肤，有皮炎时可用生理盐水清洗干净，早期可用皮肤保护膜保护。

（5）根据造口情况正确选用造口产品及附件产品，定期更换造口袋，及时排放造口袋中的粪便。

（6）均衡饮食，少食产气食物，避免进食太快、太多食物，适量饮水。

（7）预防并发症，横结肠袢式造口的并发症包括造口水肿、造口周围皮肤炎症、造口皮肤黏膜分离、造口肠管内陷等，早期护理干预，可以有效预防及纠正这些并发症。

二、乙状结肠袢式造口术及治疗

（一）乙状结肠袢式造口术的定义

将乙状结肠肠段拉出腹壁，适当剥离系膜和脂肪垂，游离肠管，在皮肤外开口，形成近端和远端两个管腔，即为乙状结肠袢式造口。手术相对简单，风险小，是解决急性梗阻的重要手段。

(二)乙状结肠袢式造口术的适应证及禁忌证

1.适应证　直肠、肛门严重损伤时，做暂时性的造口转流粪便，以预防伤口感染，利于创面愈合；急性直肠梗阻或狭窄，行造口术以先期减压、解除梗阻、控制病情发展；直肠晚期恶性肿瘤不能切除时；直肠、肛门反复发作炎症和复杂性瘘管，行造口术粪便转流。

2.禁忌证　近端结肠有梗阻性病变者。

(三)手术方式及治疗

1.术前准备　术前完善各项检查，明确病变部位、分布的范围等，补液以改善水、电解质紊乱及营养不良等情况，增强对手术的耐受力。如有贫血，应输血纠正贫血，清洁肠道，放置胃管，术前应用抗生素及肠道抗菌药物。

2.手术步骤

（1）麻醉和体位：可采用全麻、腰麻或硬膜外麻醉，也可局麻，手术时取仰卧位。

（2）位置：左下腹。髂前上棘与脐连线同左腹直肌外缘交点的外上处。切开腹膜，进腹后适当分离游离乙状结肠系膜，将乙状结肠段无张力地提出腹外，注意保护肠段血供，在肠系膜无血管区切开一小孔放置支撑棒，在支撑棒两端连接乳胶管，对端套接，使预造口的乙状结肠肠段搁置于腹壁外。逐层关闭切口。在外置肠段的结肠带上纵行切开肠壁全层，或向外翻转肠壁切缘后将黏膜与皮肤间断缝合，外贴造口袋。

3.术后治疗

（1）术前肠梗阻的患者，术后禁食、水，持续胃肠减压，尽早拔除胃管。

（2）补充水与电解质，维持酸碱平衡，营养支持。

（3）抗生素治疗预防感染。

（4）并发症的预防及治疗。

（5）造口的观察同横结肠造口术。

三、乙状结肠单腔造口术及治疗

（一）乙状结肠单腔造口术的定义

单腔造口是将肠管离断后的近端提出于腹壁外，黏膜外翻固定于腹壁之后形成的，开口仅有一个。单腔造口多为永久性造口。

（二）乙状结肠单腔造口术的适应证及禁忌证

1.适应证　直肠恶性肿瘤行腹会阴联合切除根治术，即拟行Miles手术，或行Hartmann手术，做永久性人工肛门；晚期直肠癌姑息切除患者；直肠病变需暂时性肠道转流；合并肠梗阻、术前无法进行肠道准备的急诊手术患者。

2.禁忌证　有直肠晚期恶性肿瘤不能切除者，乙状结肠或近端结肠有梗阻性病变者，肠粘连、腹腔结核、肿瘤、感染严重者。

（三）手术方式及治疗

1.术前准备　同乙状结肠袢式造口术。

2.手术步骤

（1）麻醉和体位：可采用全麻、腰麻或硬膜外麻醉，也可局麻，手术时取仰卧位。

（2）可于脐与左侧髂前上棘连线的内1/3处，也可于脐水平下3~5cm、腹中线左侧3cm的腹直肌内，做合适的切口，适当游离降结肠以保证在无张力条件下进行结肠造口，选择乙状结肠造瘘处，一般取乙状结肠移动度较大的部位，自肠壁侧至系膜根部分离乙状结肠系膜，注意勿损伤肠系膜血管，将乙状结肠提出腹壁外造口时，应让系膜面向内、向下以避免肠管扭曲。近端肠管用肠钳夹持、固定，放置于造口下方，封闭远端肠管，切开腹壁后，将乙状结肠提出皮肤外

3cm左右，用手指探查切口与肠壁间隙，以能容一手指为合适，将腹腔内的近端乙状结肠系膜与侧腹壁的腹膜间断缝合固定，腹直肌前鞘与肌浆层间断缝合，逐层缝合腹壁切口。

3.术后治疗 同乙状结肠袢式造口术。

第六节　输尿管皮肤造口术及治疗

一、输尿管皮肤造口术的定义

将尿路直接或间接开口于腹壁，取新的途径将尿液排出体外，称为永久性泌尿系造口或尿流改道，尿流改道可分为临时性和永久性两类。输尿管皮肤造口术为不可控的尿流改道手术，将输尿管直接开口于腹壁，分为双侧输尿管皮肤造口（图6-14）和单侧输尿管皮肤造口（图6-15），术后患者尿液从输尿管皮肤造口排出，佩戴集尿袋并定期更换，是一种简单、安全的术式，具有出血少、手术时间短、术后恢复快、不扰

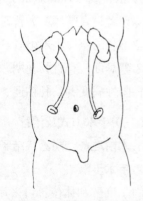

图6-14　双侧输尿管皮肤造口

乱腹腔、肠道相关并发症少等优点。但是由于输尿管直径小，在通过腹壁时常导致坏死和狭窄，皮肤造口狭窄发生率以及逆行泌尿系感染的风险比回肠膀胱术高。

二、输尿管皮肤造口术的适应证及禁忌证

1.适应证 适用于年老体弱、全身情况差、不能耐受复杂尿流改道术的患者，预期寿命短，有远处转移，姑息性膀胱全切，严重的膀

胱输尿管反流，输尿管膀胱梗阻性疾病，难治的尿路感染，某些尿道梗阻性疾病，肠道疾患无法利用肠管进行尿流改道的膀胱癌患者，神经源性膀胱等。

2.禁忌证　严重泌尿系感染导致输尿管炎症、水肿，下尿路梗阻导致膀胱重度成小梁，膀胱黏膜炎症、水肿。病变侧肾脏功能极差者。

三、手术方式及治疗

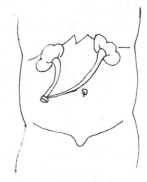

图6-15　单侧输尿管皮肤造口

（一）术前准备

术前完善各项检查，明确病变部位、分布的范围等，补液以改善水、电解质紊乱及营养不良等情况，增强对手术的耐受力。如有贫血，应输血纠正贫血，清洁肠道，术前应用抗生素及肠道抗菌药物。

（二）手术步骤

（1）麻醉和体位：可采用全麻、腰麻或局麻，手术时取仰卧位。

（2）下腹斜切口，如需同时行膀胱切除手术，采用下腹正中切口或横切口。在腹膜后游离输尿管中下段，应尽量多带周围组织，以保证其血液供应。于髂血管平面靠内侧找到输尿管，向膀胱方向游离输尿管。于靠近盆腔处将其切断远端结扎，近端插入引流管至肾盂，并固定。在相当于髂嵴上缘水平将输尿管拉出，做与输尿管管径相仿的腹壁皮肤切口，将输尿管近端拉出腹壁切口外，输尿管壁与腹外斜肌筋膜缝合固定，输尿管近端开口纵行全层剪开0.5cm，然后缝合皮下及皮肤切口。或者将输尿管外翻成乳头式，与皮缘固定缝合。如需双侧输尿管皮肤造口，对侧可按同法进行。可将管径较细的一侧

输尿管于骶前乙状结肠后腹膜间隙引
至对侧，并与对侧输尿管做端侧吻合，
然后再做皮肤造口。术后常规于输尿
管内置输尿管支架引流管，以缝线固
定，再连接引流袋，待腹壁切口愈合
拆线后，将输尿管支架引流管剪短置
入集尿袋内，腹壁造口袋与腹壁粘贴
固定（图6-16）。

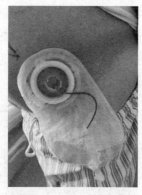

图6-16　输尿管皮肤造口

（三）术后治疗

（1）密切观察生命体征，观察记录出入量，由于患者大部分一
般情况较差，需严密观察各项化验指标，维持水、电解质及酸碱平
衡，术后禁食、水，观察有无腹胀及其程度，饮食逐渐过渡，加强营
养支持治疗。

（2）妥善固定输尿管支架管，防止受压、打折，防止出现脱落；
定期挤压，防止引流不畅，如果引流不畅可使用生理盐水缓慢低压冲
洗，切忌不合理冲洗。记录引出液颜色、性质、量，了解肾功能，每
日饮水量超过2000ml，避免出现支架管堵塞。

（3）感染的护理。术后常规使用抗生素预防感染，及时更换敷
料，观察造口情况，观察尿液排出情况，防止尿液反流，适当饮水，
保持支架管通畅，预防尿路感染。

（4）造口的观察及护理。输尿管皮肤造口术后，应经常观察造
口黏膜情况，皮肤乳头的血运情况，如出现回缩、颜色变紫等血运障
碍表现，立即处理。

（5）指导患者正确使用尿路造口袋，规范更换流程。造口袋选
择抗反流、无渗漏、牢固、不易脱落的，保护皮肤，不会引起皮肤过
敏，更换造口袋时将输尿管支架管放入袋内，造口底盘一般3~5天更

换一次，剪裁合适的底盘，粘贴时与皮肤牢固结合，为防止尿液外渗，正确使用造口及附件产品，可使用防漏膏于造口旁皮肤上。因造口尿液会不断流出，宜在晨起后更换造口袋，更换前垫上护理垫，清洗干净造口周围皮肤后，用小毛巾或纱布放在造口上吸收尿液。定期排空造口袋的尿液，一般尿液满1/3~1/2时应及时倾倒。

（6）并发症的预防及治疗：常见的输尿管皮肤造口并发症有尿路感染、尿液外渗、输尿管支架管堵塞，前面已提到预防及治疗措施，另外还有造口回缩、造口狭窄、造口周围皮肤并发症等。

1）末段输尿管坏死，此为最常见的并发症，多因末段输尿管动脉梗死造成，术中注意保护输尿管血液供应，防止损伤，注意用湿盐水纱布保护输尿管，以防止游离段输尿管干燥；注意避免应用过粗的输尿管引流导管压迫输尿管壁而造成输尿管缺血等。

2）造口狭窄，输尿管游离较长，容易发生缺血，输尿管外口口径小，长期受到尿液刺激、慢性炎症等容易出现造口狭窄，留置支架管支撑引流是有效预防造口狭窄的关键，狭窄轻者可扩张、切开，重则手术纠正。术中输尿管留置体外长度及腹壁瘘口不可过小。

3）造口回缩，多见于腹壁肥胖患者。一般术后一段时间会出现乳头轻度回缩塌陷，保持引流通畅，均衡饮食，控制体重，可以预防回缩，对造口回缩的患者使用凸面底盘，佩戴造口腰带。

4）急性肾盂肾炎，因输尿管引流管引流不畅及逆行感染引起。使用抗反流集尿袋，多饮水，定期更换集尿袋及输尿管支架管，更换集尿袋时注意清洁好造口及周围皮肤。观察尿液的颜色、性质、量，如出现尿路感染或梗阻应及时处理。

5）造口周围皮肤并发症，常见的有周围皮炎、尿酸结晶、肉芽肿等。①周围皮炎：如果造口周围皮肤凹陷不平或底盘剪裁大小不合适，容易导致尿液外渗，而尿液外渗又容易引起皮肤出现红疹、痒、破损等尿液性皮炎，更换造口袋时，温水擦拭或清洗周围皮肤，并保持周围皮肤干燥，如皮肤皮损，使用生理盐水清洗皮肤。选择合适的造口袋及附件产品，可在造口周围皮肤上撒造口粉，喷洒皮肤保护膜，在皮肤凹陷皱褶处使用防漏膏，使用抗反流造口袋。更换造口袋后卧床休息30分钟，有助于增强造口袋的紧密性，防止漏尿。②尿酸结晶的预防及处理见本章第3节。③造口周围肉芽肿：主要是由于尿液刺激周围皮肤所致，主要预防措施有剪裁合适的造口底盘、防止尿液外渗、更换造口袋时间不宜过长、定期排空尿液。成人肠造口护理标准上指明，对于小的肉芽肿，可消毒后使用钳夹法去除，局部喷洒造口粉并压迫止血，对于较大的肉芽肿，可用硝酸银棒分次点灼，对于有蒂的肉芽肿，可用无菌缝线套扎根部阻断血供而使肉芽肿逐渐坏死脱落。

第七章　造口的护理

第一节　术前护理

一、造口手术前患者的评估

造口手术在为患者解除病痛折磨的同时，也为患者带去了身心方面的困扰，例如携带造口的不方便，自我形象的影响，心理压力骤升，使患者所处的生活环境及方式发生改变，与身边人的心理距离增大，从而造成患者出现心理疾病方面的问题，并严重影响生活质量。为了改善造口手术患者的这些问题，患者术前的评估便显得尤为重要。造口术前评估主要总结为以下几个方面。

（一）现病史

此方面的评估有利于对患者目前所患疾病进行全方面的了解，并可评估造口手术的可能性，以及进行造口手术类型的选择。

（二）既往史

对患者既往所患疾病进行了解，会对患者手术方式及部位的选择提供依据，并且能够预测造口术后对患者造成的部分影响，例如既往做过肠道手术，造口手术部位可能会有改变；既往因为外伤造成手部疾患，或是曾患脑卒中的患者，手部的灵活性都会降低，从而影响造口手术后患者的自我护理。

（三）过敏史

造口手术前需对患者的皮肤进行评估，是否会对造口袋的材质产生过敏反应，在使用造口用物期间严密观察皮肤情况，发生变态反应时，及时进行对症处理；同时需要了解患者是否为瘢痕体质，术前造口定位处皮肤是否完整，有无疤痕，患者术后造口周围皮肤愈合情况。这些方面的了解，都有利于在患者进行造口手术前，提前做出应对措施。

（四）家族史

患者家族中是否有做过造口手术的家属，或是因肠道疾病去世的家属，有利于对患者的患病因素及心理情况进行了解。

（五）职业及个人生活习惯

患者的职业不同，会影响造口部位的选择，例如需要久坐的司机和办公室职员，需要将工具或话筒放置于腰部的工人和媒体人，需要频繁弯腰的健身教练和体育健将。一些需要经常在镜头前的公众人物，这些人在做完肠造口手术后，自我形象发生改变，也需对其进行必要的心理疏导。患者的个人生活习惯，包括是否长期熬夜、吸烟、饮酒情况，饮食习惯，个人爱好等，可以对患者进行深入了解，便于制定具有针对性的个性化护理方案。

（六）社会、心理评估

造口手术后会对患者的生活造成不同程度的影响，患者形象发生改变，有些患者对造口术的不完全了解，会导致其对造口术后生活产生极度恐惧感，同时也会给部分患者家属带去巨大的压力，造成困扰，有些患者和家属会产生抑郁心理，对患者的心理健康和生命安全都会有严重影响。对患者和家属进行心理疏导、术前健康宣教、术后家庭随访，这些都是造口手术成功的必要环节。

（七）语言表达能力

语言表达能力不同的患者，根据其自身情况，应制定不同的健康教育方案。患者的听、说、读、写的能力不同，表现为患者造口手术后能否表达自身的不适感，心理问题是否能抒发出来，对患者所做的健康宣教是否能充分理解。针对这类问题，可对不同患者做出相应护理措施。例如，对听力障碍患者，可为其提供文字性的健康宣教手册、观看宣教视频等；口语表达能力障碍患者，可使用书写和学习简单手语的方式，表达内心感受等。这都运用简单易懂的方式，使患者与家属和医护人员能进行顺利沟通，并掌握造口护理的方法。

（八）视力

患者的视力情况，会直接影响造口手术后患者的自我评估和造口护理效果。视力低下的患者，在手术前对其进行相应的触觉训练，可使患者提前适应造口护理的方法，提前做好心理建设，并鼓励患者家属在造口术后协助患者进行造口护理。

（九）手部的灵活性

患者手部的灵活性会直接影响造口术后护理的效果，需要评估患者手指及手部功能是否健全，是否因外伤或脑部疾病造成手部功能障碍。术前评估和训练，对患者造口术后护理十分重要，在评估完成后，对于手部功能障碍的患者，进行手部精细功能训练，训练其灵活性及协调能力，术前为患者指导训练造口袋的剪裁和使用，双手协调性差的患者，可选择使用相对简单的一件式造口袋；手部残缺的患者，术后需要指导患者家属掌握造口护理方法。

（十）家庭经济情况

造口术后，患者需要终身使用造口护理用物，并定期做造口维护，这都将是一笔长期的经济支出。对于家庭经济条件差的患者，这会使患者家庭增添经济负担。了解患者的家庭经济情况，为其选择合适且经济的造口护理用物，在保证造口护理效果的同时，也为患者减轻经济负担。

（十一）患者及家属对肠造口手术的了解情况及接纳程度

对患者和家属进行造口术前宣教，讲解手术的目的，手术方式和部位，术后护理方法，如何选择合适的造口袋，术后对患者生活的便利，引用手术成功的案例。这都对取得患者和家属的配合，使患者和家属可提前接纳造口的使用，对造口手术的成功有着积极重要的影响。

二、造口手术前定位

当患者接受造口手术，在造口手术前，选择一个位置合适、结构完美的造口部位，可以提高造口手术后患者的舒适度和生活质量，因为一旦接受造口手术，造口便会跟随患者一生，所以一个舒适、完美的造口部位对于患者是极其重要的。有指南指出，在造口手术前，应由造口治疗师或经过专业培训的人员为患者进行造口定位。造口定位会考虑到患者在平卧抬脚、平卧、坐位、站立、弯腰等动作下方便患者活动，并且能够随时观察到造口的位置，还需考虑患者的日常生活习惯和职业等因素，通常选择在腹直肌内，为患者选择出最理想的造口部位。

（一）定位时间

定位时间宜于手术前24~48小时，不超过72小时。如果定位过早，当患者在术前进行穿衣、沐浴时，会因为擦拭影响定位印记的清晰度。如果手术当天晨起再定位，时间匆忙，不便于对患者的评估和宣教，也不便于患者提前适应造口部位，所以定位不可过早也不可过晚。

（二）位置选择

1.理想的造口部位 位于脐部下方，皮下脂肪最高处，腹直肌以内，避开瘢痕、皮肤皱褶及骨隆突处等，选择患者活动时能够随时观察到并且手部可触及的部位，原则上是患者在做各项动作和工作中能够不受影响且保持舒适感。

2.避开的造口部位 造口应避开陈旧性瘢痕、皱褶、凹陷、脐部、耻骨、髂骨、肋骨、腹直肌外、手术刀口疤痕处、皮肤疾患处等部位，因为这些部位会影响造口周围处皮肤的愈合，不方便造口袋的固定，不便于患者观察造口部位，也会给患者带去不适感，并且容易诱发造口并发症，所以在选择造口部位时，应避开这些部位。

3.根据手术的类型进行造口定位　根据患者的病情、手术方式，确定造口的部位，通常为乙状结肠造口、降结肠造口位于左下腹部；回肠造口、泌尿造口位于右下腹部；横结肠造口位于左或右上腹部。

（三）定位操作方法

在确定患者的造口部位后，在术前24~48小时内，用不褪色的手术定位笔在造口部位画上一个直径2cm的实心圆，再用3%的碘酊固定。护士在每班床旁交接班时，严密观察定位处痕迹是否清晰，印记不清晰时，做到及时补涂，并嘱咐患者和家属，在术前穿衣和沐浴等会反复摩擦造口定位印记处动作后，仔细观察印记的清晰度，如印记不清晰及时告知医护人员进行补涂。

（四）因造口位置选择不当而引起的后果

1.造口位置不当导致造口袋固定困难　如选择在皮肤皱褶、凹陷、骨隆突处等部位，会造成造口袋的固定困难，影响患者的舒适度和活动度，还会因为造口袋固定的不严实而造成粪尿液体的外渗，影响患者的形象，反复渗漏也会对患者皮肤造成刺激，造口袋固定松动会使患者在活动时，皮肤出现压痕甚至破损，从而出现皮肤的压力性损伤。

2.术后并发症　由于造口的位置选择不当，术后容易导致肠造口脱垂、造口旁疝、肠造口回缩、肠造口狭窄等并发症。

三、造口手术前肠道准备

有资料指出，目前结直肠手术快速康复外科不提倡患者常规肠道准备，但是目前进行造口手术前一天还需要进食低渣或流质饮食，并且术前晚上口服泻药或做清洁灌肠，目的是清除肠道内的粪便，减少肠道内的细菌数量，在术中便于医生观察患者肠道内部的情况，在术后减轻患者腹胀情况和伤口感染率的发生。在肠道准备时需注意以下几方面。

（一）停药

如服用抗凝药物（如阿司匹林等），在征得医生同意的情况下，需提前一周停药。

（二）饮食

肠道准备前3日进食低渣半流质饮食，前2日进食易消化的无渣饮食（不吃鱼、肉、水果、蔬菜、鸡蛋、牛奶等易挂壁的食物，以免影响肠道准备的效果），前1天进食流质饮食，术前8小时禁食、水。

（三）口服泻药

肠道准备前12小时开始口服泻药，如复方聚乙二醇电解质散IV一盒加750ml温水搅匀慢饮，一共喝4杯3000ml，在3小时内饮完。当喝至最后一杯剩1/3时，将一支西甲硅油乳剂30ml倒入杯中，搅匀饮下。口服泻药期间需来回走动，轻揉腹部，直到大便呈清水样，服药后需严格禁食、水，如是长期便秘的患者，需提前告知医生，遵医嘱服药。

（四）术前清洁灌肠

对于年老、体弱、易发生低血糖及心肺肾等器官功能不好的患者，不能采用口服泻药做肠道准备，或口服泻药后出现呕吐等严重反应时，对这类患者术前晚及术晨用温0.9%氯化钠注射液进行清洁灌肠。

四、造口手术前健康教育

由于部分患者及家属对造口手术的不了解，还有一些要保持身体完整性的传统观念，他们无法接受在腹部形成一个造口的结果，有些人其至会产生恐惧、抗拒、焦虑、绝望的心理，所以做好造口手术前的健康教育可以减轻患者的心理压力，早日接受造口手术，还可以帮助患者在术后康复和回归社会起到重要作用。

（一）在患者刚入院时

应由造口治疗师和临床医生与患者和家属共同进行讲解，内容包括：患者的造口疾病、造口的种类、手术方式及目的、术后康复情况、费用情况等，使患者和家属能够了解造口手术的必要性。

（二）在患者入院后

由护士向患者进行讲解肠造口手术的护理知识，采用书籍、视频、幻灯片、图片及肠造口模型向患者讲解肠造口的部位、手术方式、术前术后护理方式、造口术后的自我护理方法，还可为其讲解肠造口成功的案例，为其建立信心，使患者和家属能够接受肠造口手术只是改变患者的排便方式，其他功能不受影响，使得患者在造口术后可以过上普通人的正常生活，并早日回归社会。

（三）术前为患者进行全面评估后

根据患者自身条件，教会患者和家属选择适合患者自身使用的造口袋，并在术前训练其使用造口袋，因为一旦手术后，造口袋会成为患者的生活必备品。提前适应造口的使用，并且让患者体会到造口袋的隐蔽性，会减轻患者在术后使用造口袋的排斥感和负担。

（四）不同的患者对造口手术的接受程度不同

针对个别患者需要对其进行心理疏导，必要时请心理治疗师对患者进行开导，使患者减轻心理负担，令其能够抒发出内心的想法，消除负面情绪，保持乐观心态。

（五）考虑家庭因素

为家庭条件差的患者选择经济的造口袋，使患者家庭减轻经济负担；并且需要取得患者家属的支持，有了家属的理解，患者和家属可以共同面对疾病，患者会在精神上获得极大的鼓励，并且身体上在造口术后更容易恢复。

第二节 术后护理

一、造口手术后的初期护理

指导患者接受造口术后生活现状，对于护士来说是一项重要挑战，除了给予基础护理外，护士还要给予患者足够的心理支持，提高患者的自我形象管理，最终引领患者回归社会活动，使患者过上有信心、有品质的理想中的正常生活。

护士首先应掌握最理想的造口手术告知时间，使患者得知需要行造口手术之前，指导患者循序渐进地认识造口的存在，对患者进行全面的生理和心理的评估，除及时给予病情告知外，术前还要为患者进行造口的定位，向患者介绍造口用品及造口护理知识，对患者在造口术后的康复，以及术后自我形象改变的接纳都有很大的帮助。

每个人都有不同的人生经历及感受，但因疾病的折磨，面对手术时都会感到彷徨和恐惧，这时特别需要他人的耐心聆听和理解，护士应该在患者及家属需要的时候，给予足够的关怀及心理支持，协助其战胜疾病的困扰，早日回归正常、阳光的生活。

二、造口手术后的观察及一般护理

首先要协助患者保持良好的呼吸功能，并密切监测患者的生命体征。手术后最危险的潜在并发症是造口出血，护士应注意观察并记录患者的生命体征、检查伤口敷料，如出现休克及出血等症状应立即报告医生并给予抢救。患者病情稳定后，尽早协助患者取半坐卧位

（约30°），指导患者进行呼吸咳痰运动，以保持气道通畅，协助排痰，防止坠积性肺炎。术后早期患者应禁食，为患者留置胃管，进行胃肠减压，给予患者行静脉营养支持，这需要准确观察及记录患者的出入量，根据患者的出入量，及时调整患者静脉营养的输入，为患者维持电解质的平衡和保证营养的供给是很重要的。一般在术后2~3天，患者胃液减少，胃肠功能开始恢复，胃管便可以拔除，患者从饮少量水开始，观察患者经口进食的情况，循序渐进地进食流质（如米粥汤）、半流质（如稀饭、面条）、普食（如米饭），此时可停止静脉营养的输入。

术后还应评估患者伤口疼痛的情况，对于患者无法耐受的疼痛，必要时遵照医嘱给予镇痛药物。在为患者更换床上用物、行床上擦浴等基本护理时和协助患者转变体位时，动作应轻柔，避免拖、拉、拽等动作，以减轻疼痛、保证患者的舒适及避免对患者造成再次伤害。当患者休息足够及疼痛减轻时，应鼓励患者早期下床活动，于术后24~48小时开始，早期活动可减少患者术后并发症的发生，并促进患者早日康复。

三、造口手术后特别护理及观察

（一）伤口方面

伤口在术后48小时内，可能会有轻微的渗血，护士应注意观察伤口处渗液的颜色、性质、量，如果在短时间内，伤口敷料处的渗血量增大，或有内出血的症状，应及时报告医生，行对症处理。有些伤口于手术后较长时间（如术后6~7天）才开始出现出血，这可能是由于伤口缝线处松脱或出现感染等原因。由于伤口接近造口，护士应特别留意伤口敷料是否被粪便或尿液污染，如有污染应及时更换伤口敷料，同时遵医嘱给予抗感染治疗，伤口处缝线一般于术后7~10天拆除。

（二）引流方面

伤口引流的种类有很多，其目的是将术后造口伤口部位的浆液、脓液或胆汁引出。注意观察并记录引流液的颜色、性质、量，也需观察引流管周围是否有渗液，渗液会刺激造口周围皮肤，从而引起皮肤损伤，因此引流管周围皮肤需加强保护。协助患者取半坐卧位或坐位以利于引流，同时需注意引流口必须高于引流袋/瓶，防止引流液造成逆流；并做好引流袋/瓶的悬挂及固定，防止患者转变体位时牵拉引流管而导致其脱落；应保持引流的通畅，指导患者勿压迫管道，勿使管道扭曲，注意观察引流管内是否有血凝块或黏液阻塞的现象，有此情况时，应及时报告医生处理。一般引流袋/瓶的引流量会逐渐减少，一般于术后5~7天便可拔除。

（三）造口方面

1.造口的评估

（1）造口的类型：常见的造口类型有回肠造口、结肠造口、泌尿造口等。造口的模式包括：单腔、袢式、双口式、分离式。

（2）造口的大小：需测量造口的长度和宽度。

（3）造口的形状：包括圆形、椭圆形、不规则形、蘑菇形等。

（4）造口的高度：有些造口与皮肤齐平，也有些是突出的，造口的高度为1~2cm。

（5）造口的血运情况：造口正常的颜色是粉红色、淡红色，为有光泽且湿润的。手术后初期造口会有轻度水肿，水肿一般于术后6周内逐渐消退。

（6）观察造口黏膜和皮肤缝合处的缝线是否松动，避免导致出血或分离。

（7）造口的支架管：通常用于袢式回肠及结肠造口，一般于术后7天拔除。应观察支架管是否松动或太紧而压迫黏膜及皮肤。泌尿造口通常有两条输尿管支架管将尿液引出体外，输尿管支架管于术后

10~14天拔除。

2.造口周围皮肤　正常情况下造口周围皮肤是平坦的，没有凹陷等现象，周围皮肤完整、干燥，无损伤、溃疡等情况出现。

3.造口的排泄物　注意观察造口排泄物的颜色、性质、量等。回肠造口和结肠造口初期排泄物大多是黏液，或俗称"潺"，随后会有气体产生。当患者开始循序渐进式进食后，粪便会逐渐排出，排出的粪便会由于食物形态而改变。如食物是流质，排泄物会较稀，次数频繁；饮食正常后，排泄物会转为成型的条状或固体，次数也会减少。通常回肠造口排泄物较为稀软，而结肠造口排泄物较为成型。泌尿造口初期排出的尿液多呈微红色且伴有黏液，随着饮水量的增加，逐渐转为黄色尿液且黏液减少。

（四）心理护理

虽然患者于术前已了解需要做造口，但有些患者仍会希望术中改变手术方案，不需做造口或只是做暂时性造口。护士应在术后早期探访患者，并告诉患者造口已形成，可帮助他们早日面对现状，并减轻不必要的焦虑，鼓励患者尽早进行造口护理知识的学习。患者第一次更换造口袋或学习造口护理时，护士可先用空气清新剂消除患者室内由于粪便、尿液产生的气味，并清洁造口及其周围皮肤后，再让患者观察造口，这会增加患者对造口的接受度。护士要给予患者充分的时间，并渐进式地指导患者进行造口护理。在造口护理过程中同时尽早让患者参与其中，鼓励患者的家属多支持和帮助患者。组织造口访问者探访，也会增强患者接纳造口的信心。

四、造口袋的更换

一、操作前准备

1.仪表准备　仪表端庄，服装整洁，洗手，戴口罩。

2.核对医嘱 双人核对医嘱及治疗单，携治疗单到患者床旁，核对患者腕带及床头卡信息。

3.护理评估 评估患者病情，合作及自理程度，心理状况。评估造口及造口周边皮肤状况，包括造口位置、排泄物及使用的造口产品情况。评估环境，病室环境安静、整洁、私密、安全。向患者解释操作的目的、操作方法。

4.用物准备 备齐用物；检查用物，符合使用要求；放置合理。

用物：一次性换药盘，0.9%氯化钠注射液，清洁手套，免洗手消毒液，治疗巾或垫巾，棉签，医疗垃圾袋，造口底盘，造口器材，量尺，弯剪，造口附件产品（图7-1）。

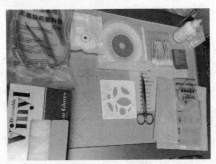

图7-1 用物准备

二、操作过程

1.再次核对 携物至患者床旁，使用两种以上方法再次核对患者信息。

2.摆放体位 协助患者取舒适卧位，屏风遮挡，充分暴露造口部位，铺治疗巾或者垫巾。

3.揭除 打开锁环，取下造口袋，揭开底盘上方边缘，一手固定皮肤，另一手自上而下小心、缓慢地揭除造口底盘；注意动作轻柔，

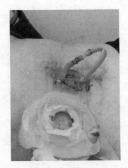

图7-2 揭除

可使用黏胶祛除剂（图7-2）。

4.检查　检查底盘黏胶及黏胶覆盖下的皮肤，观察底盘黏胶是否被腐蚀，观察内容物性状并观察底盘内侧密封性；检查造口周围皮肤情况。

5.清洁　清洁造口及周围皮肤，住院时使用生理盐水清洗，出院后用温水即可，用纱布或毛巾擦干，请勿用含有化学制剂的湿巾或棉签清洁造口。

6.再次评估造口　轻柔清洁皮肤后观察造口黏膜及周围皮肤情况，评估患者造口位置、形状、类型、大小、高度、黏膜颜色及周围皮肤情况。

7.测量及裁剪底盘　正确用造口量度表测量造口的大小及形状，或采用描摹方法（图7-3）。在新的造口袋底盘上绘线并做记号，根据测量好的造口大小及形状裁剪造口底盘，直径比造口大1~2mm，用手指捋平底盘中心孔的毛边（图7-4）。

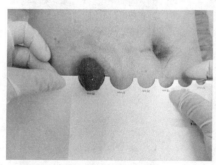
图7-3　测量

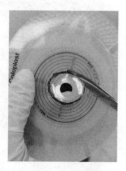
图7-4　剪裁

8.使用造口附件产品　此步骤根据患者造口及周围皮肤情况使用。将造口护肤粉喷洒在造口周围（图7-5），使用棉签涂抹均匀，吸收后再将皮肤保护膜均匀喷洒在造口周围皮肤上（图7-6），注意避开造口，必要时将防漏贴环塑形（图7-7），紧密贴合于造口周围。

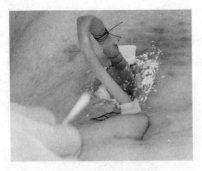

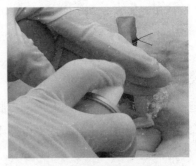

图7-5　护肤粉喷洒　　　　　　图7-6　保护膜均匀喷洒

9.粘贴造口底盘，佩戴造口袋　撕开底盘保护纸，按造口位置将造口底盘由下而上平整粘贴在皮肤上，并用手轻压；佩戴袋子，将造口袋与卡环底部连接，两只手捏紧锁扣，关闭锁扣，夹好造口袋下端出口，轻拉造口袋，检验是否牢固（图7-8）。

10.操作过程中向患者或家属介绍技术要点，给予患者取舒适体位。

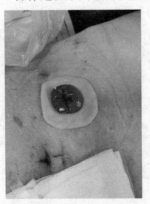

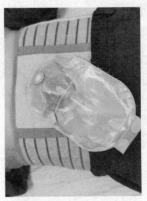

图7-7　防漏贴环　　　　　　　图7-8　更换完毕

三、操作后

1.洗手　按七步洗手法洗手。

2.用物处理　按控感规定处理用物，垃圾分类处理，整洁治疗车。

3.记录 记录造口位置、大小、黏膜情况及周围皮肤状况。

造口护理技术评分标准

基地名称: 学员学号: 学员姓名: 分数:

项目	总分	技术操作要求	得分	实际得分
仪表	4分	仪表端庄（1）；服装整洁（1）	2	
		洗手（1）；戴口罩（1）	2	
操作前准备	20分	双人核对医嘱及治疗单（2）	2	
		携治疗单到患者床旁，核对患者腕带及床头卡信息(1)；清醒患者自行说出床号、姓名(3)	4	
		评估患者病情（2）；合作及自理程度（2）；造口及造口周围皮肤状况（2）	6	
		向患者解释操作的目的（1）；操作方法（1）	2	
		评估环境安静整洁（1）；私密（1）；安全（1）	3	
		备齐用物(1)；检查用物，符合使用要求(1)；放置合理（1）	3	
操作过程	60分	携物至患者床旁，再次核对患者信息（5）	5	
		协助患者取舒适卧位（5）；屏风遮挡（2）；充分暴露造口部位，使用垫巾或看护垫（3）	10	
		一手固定皮肤，另一手自上而下揭除造口底盘（5）；观察内容物性状并观察底盘内侧密封性（5）	10	
		温水清洁造口及周围皮肤（5）；轻柔清洁皮肤后观察造口黏膜及周围皮肤情况（5）	10	
		正确用造口量度表测量造口的大小及形状（10）	10	
		在新的造口袋底盘上绘线并做记号，沿绘线剪裁造口袋底盘（3）	3	
		按造口位置由下而上粘贴并夹好下端出口（5）；必要时使用防漏膏，轻拉造口袋，检验是否牢固（3）	8	
		操作过程中向患者或家属介绍技术要点（2）	2	
		给予患者取舒适体位（2）	2	

续表

项目	总分	技术操作要求	得分	实际得分
操作后	16分	护士手卫生（5）	5	
		按控感规定处理用物（2），垃圾分类处理（4），整洁治疗车（2）	8	
		记录造口位置、大小、黏膜情况及周围皮肤状况（3）	3	
总分				

考官签字：　　　　　　　　　　　　　　　　考核日期：　　年　　月　　日

注：中华护理学会造口护理技术评分标准

第三节　结肠造口灌洗

一、结肠造口灌洗的概念

结肠造口灌洗是指通过造口向结肠内灌注一定量的液体，结肠壁在受到刺激后产生容受性扩张，之后反向性收缩，使得结肠内的粪便和液体在短时间内彻底地排出。通过结肠灌洗可以管理人工肛门，从而建立规律性的排便方式，减轻肠道异味，减少结肠内粪便和液体的溢出，降低对造口周围皮肤的刺激，为患者提高生活舒适度，像正常人一样更容易融入社会生活。通过对患者进行结肠造口灌洗的宣教，使患者掌握灌洗方法，在生活中可以完成自我操作。

二、结肠造口灌洗术

（一）结肠造口灌洗术适应证

（1）永久性端式造口的降结肠或乙状结肠单腔造口者，患者体质好、肠道功能正常、能够自我控制情绪。

（2）患者能够接受结肠造口灌洗的方法，必须有学习能力，能够独自完成自我调控。

（3）患者家属可以给予支持，有封闭式的独立卫生间和房间，保护患者的私密性，且每天有足够的时间去完成结肠造口灌洗，便于建立规律的排便方式。

（二）结肠造口灌洗术禁忌证

（1）年老体弱的患者，体质和精神状态较差，不能久坐，且不能独立完成灌洗操作。

（2）自身基础病较多的患者，心肝肾功能不全的患者。

（3）低龄的患儿，不能自我控制的幼儿，婴儿肠道系统未发育完善容易发生肠穿孔。

（4）暂时性结肠造口的患者，造口部位在升结肠或横结肠的患者。

（5）对于经常腹泻和长时间排便不规律的患者效果不明显，可能会加重患者的症状。

（6）肠造口脱垂、造口旁疝的患者。

（7）结肠存在持续性病变、广泛憩室炎，会增加肠穿孔危险的结肠炎和正在放化疗的患者。

（8）患有关节炎、肢体功能障碍的患者，因为患者的活动受限，无法独立完成结肠造口灌洗。

（三）结肠造口灌洗术操作流程

1.核对　核对医嘱及患者姓名。

2.评估　①患者是否符合结肠造口灌洗适应证；②患者的结肠造口灌洗的类型；③患者是否能接受结肠造口灌洗的排便方式。

3.告知　①向患者讲解结肠造口灌洗的目的；②向患者讲解结肠造口灌洗的操作流程。

4.准备　①环境准备：为保护患者隐私，准备一个单独的卫生间或房间，并注意保暖；②用物准备：结肠造口灌洗器一套（包括：带有胶管或者流量调节器的灌洗袋，灌洗圆锥头，造口底盘，腰带，灌洗袖袋，至少两个夹子，造口用品如造口袋或纱布），手套，量杯，温度计，600~1000ml左右的温水（39~41℃），润滑剂如液状石蜡，纸巾，马桶或污物桶；③患者准备：协助患者到卫生间或准备好的私密环境中，采取坐位或者半坐卧位，或者坐在马桶上或马桶旁边的椅子上，撕除粘贴在造口处的造口用物或遮挡物，清洁造口及造口周围，指导患者装上袖袋，并将袖袋底端放入马桶或者污物桶内，患者佩戴好腰带底盘。

5.**实施**　①安装灌洗装置：将集水袋和灌洗圆锥头相连接；②注水并悬挂集水袋：将测好温度的温水倒入集水袋内，将集水袋挂起，灌洗液面与肠造口的距离为45~60cm；③排气：打开流量调节器排尽胶管和灌洗圆锥头内的空气；④润滑：用液状石蜡类的润滑剂涂抹在灌洗圆锥头和造口处；⑤插入灌洗圆锥头：用示指由袖袋顶端的开口处插入造口内，探明造口肠道的走向，并扩张造口，取出示指，换成润滑好的灌洗圆锥头插入造口5~6cm，用手按压灌洗圆锥头，起到固定的效果，预防灌洗液逆流和从造口处漏出；⑥开始灌洗：打开流量调节器，使灌洗液缓慢流入肠道内，用5~10分钟将600~1000ml的灌洗液灌入完毕，灌洗液注入量根据患者自身情况而定，灌洗完3~5分钟再取出灌洗圆锥头，目的是将灌洗液充分流尽，防止灌洗液逆流，将灌洗袋上端反折，并用夹子夹紧袖袋顶端开口处；⑦完成排便：粪便排出需要20~30分钟，经过约15分钟排泄后，已经将大部分粪便和液体排出，再夹紧灌洗袖袋的末端，并站起四处活动，有助于肠道内的粪便排空，再经过10~15分钟粪便才能够充分排泄干净。确认排泄物排空后，可以去除灌洗袖袋，清洗造口及周围的皮肤，并用纸巾擦拭干净，造口处可用无菌纱布覆盖或佩戴大小合适的迷你造口袋。

（四）结肠造口灌洗术注意事项

（1）结肠造口灌洗开始时间应为在肠造口手术后，身体处于恢复期的患者，不宜过早开始。

（2）灌洗前必须要通过临床医生或造口治疗师的评估，并且要经过造口治疗师、临床医生或护士的培训，确认可行后才可以开始尝试独立进行造口灌洗，在回家独立进行时，也应与造口治疗师或临床医生保持联系，便于在造口灌洗过程中出现问题以及需要咨询时能够及时得到专业人士的指导。

（3）每天灌洗要保持规律性，在每天同样时间的2~3小时进行。

（4）患者开始第一次独立灌洗时，应在造口治疗师、临床医生或护士的指导下，用示指探查肠造口的方向。

（5）指导患者或家属，会观察患者在灌洗过程中的状态，当患者出现面色苍白、四肢无力、出冷汗、休克、剧烈腹痛等症状时，必须立即停止灌洗，并与医疗急救机构和造口治疗师、临床医护人员取得联系，及时救治。

（6）若灌洗后无粪便排出，应停止灌洗，佩戴造口袋等下次灌洗时进行。

（7）一般在6周内，每次灌洗后患者仍需佩戴造口袋，为了防止在灌洗间隔时间内会有粪便或液体从造口处流出。

（8）在灌洗的第一周内，应每天灌洗，在每次灌洗后留意下次排便的时间，尽量找到排便的规律性；从第二周开始，可根据观察情况，尝试隔天灌洗，若每次灌洗后48小时才有大便排出，以后便可48小时灌洗一次。

（9）成人一次灌洗量为600~1000ml，灌洗速度控制为60ml/min左右，灌洗液流尽后，仍需保持灌洗器前端的圆锥头停留3~5分钟，使灌洗液能够充分流入造口至肠腔内，防止灌洗液逆流。

（10）灌洗时灌洗袋与造口间的压力差不可过大，灌洗袋内的液面与肠造口间的距离保持在45~60cm，无论患者采取坐位或站立位，一般要保持灌洗袋内的液面与患者肩部平齐。

（11）灌洗液的温度应适宜（39~41℃），温度过热会破坏肠黏膜，引起破溃或粘连等；温度过冷会造成患者眩晕，并且会造成患者腹泻。

（12）粪便的排出过程需要20~30分钟，经过大约15分钟后，大部分粪便和液体已经排出，患者可将袖袋尾端扎紧并开始站起活动，再经过10~15分钟后粪便才会排泄干净。

（13）在灌洗的间隔时间内并无粪便排出，造口处仅用无菌纱布覆盖即可。

（14）灌洗器的保养：灌洗器应在灌洗结束后，立即用清水冲洗干净悬挂于阴凉干燥处，自然晾干。若灌洗器残留有排泄物或水分未充分晾干就保存，灌洗器的圆锥头、集水袋的连接管等部位会产生发霉、变黑，这种情况下的灌洗器便不可再次使用。

（15）当患者处于放疗或化疗阶段时，应在患者放疗或化疗结束后的3~6个月，根据患者的恢复情况，再开始做结肠造口灌洗。

（五）结肠造口灌洗术效果判断

（1）患者或家属能够掌握结肠造口灌洗的方法，能独立完成结肠造口灌洗。

（2）患者独立完成结肠造口灌洗的过程顺利，并且能够减少结肠造口术后并发症的发生。

（3）患者在术后能够独立完成结肠造口灌洗，能够建立规律的排便方式，可以早日回归社会，回到自己的工作岗位和交际圈。

（4）患者和家属对造口治疗师和临床医护人员的健康宣教和指导满意。

第四节 造口并发症的护理

肠造口术后早期的并发症，包括手术后肠道的并发症和造口的并发症，造口的并发症包括造口处的并发症和造口周围的并发症。正常的肠造口外观颜色呈红色或粉红色，黏膜表面平滑且呈湿润透明状，一般高出皮肤水平面1~2cm，周围皮肤无皱褶、无瘢痕，且需偏离骨隆突处。行肠造口手术前肠造口位置选择不当、术后造口感染、造口护理用物选择不当等，可能造成肠造口术后并发症的发生，甚至会威胁患者的生命。所以正确定位肠造口的位置、护理人员对患者进行全面的宣教、合理选择肠造口护理用具，对于肠造口手术的成功、术后患者的恢复和护理，以及预防术后并发症的发生，都至关重要。下面具体介绍肠造口手术后肠道并发症的护理和肠造口处并发症的护理。

一、术后肠道并发症的护理

（一）肠麻痹

手术时间长，大量麻醉药的使用，手术行肠造口时触碰及刺激肠管等会引起肠蠕动减慢甚至停顿。表现为嗳气增多、恶心、呕吐及腹部胀气的感觉，腹部的肠鸣音减弱或消失至听不到，无排气、排便。护理方法是，术前或术后需要留置胃管，行胃肠减压，从而减轻腹胀情况。

（二）肠梗阻

肠梗阻主要由于肠粘连、肠吻合口狭窄、大便堵塞等引起，根据严重程度分为完全性和不完全性肠梗阻。肠梗阻初期表现为肠鸣音活跃或高调，可伴气过水声。肠梗阻进展后表现为肠鸣音逐渐减弱，甚至表现为肠鸣音停顿。护理方法是，留置胃管行胃肠减压，遵医嘱禁食，会减轻肠梗阻的症状，严重的肠梗阻以及持续进展性的肠梗阻，需要住院行手术治疗，防止肠坏死及肠穿孔的发生。预防方法是，术后保持规律饮食，进食清淡、易消化的食物，禁食过硬、过油、过凉、黏度大、易产气的不容易消化的食物，防止堵塞造口处，切忌暴饮暴食，根据自身情况，适量运动，保持大便通畅，必要时遵医嘱应用缓泻剂或灌肠。

（三）吻合口瘘

患者会出现腹胀、腹痛、心率增快、体温升高，以及局部性或弥漫性的腹膜炎症状和体征，有时候会表现为突然的弥漫性腹膜炎甚至休克。从留置的引流管可以看到引出浑浊的液体：如稀便、尿液等，体温升高表现为体温持续≥38℃，如果观察到这些情况，需要立即报告医生，及时采取对症处理。

二、肠造口处并发症的护理

肠造口手术的目标是为患者重新建立排泄功能，恢复正常的生活，延长患者的生命，提高患者的生活质量。若患者术后发生肠造口处的并发症，对于患者的恢复和护理都造成极大的困难，所以应充分了解肠造口处的并发症，并能够在出现并发症时及时地做出对症处理。

（一）造口缺血坏死

造口缺血坏死为肠造口手术后最严重的早期并发症，一般发生于术后24~48小时，主要是因血液供应不足、术中损伤结肠边缘的动脉、肠造口于腹壁的开口过小、腹部缝线缝合过紧、严重动脉硬化、患者长久的肠梗阻致肠壁长期缺氧、肠造口肠系膜过紧等因素，术中牵拉肠管时张力过大，对肠系膜血管长时间压迫，这些都会影响肠壁的血液供应，造成肠造口处血液供应不足，引起肠坏死。

临床上将肠造口缺血坏死分为轻度、中度、重度三型。轻度肠造口缺血坏死表现为：肠造口边缘呈暗红色或黑色，范围不超过黏膜外的1/3，并无分泌物增多及异常的臭味，造口处皮肤无改变；中度肠造口缺血坏死表现为：肠造口黏膜外2/3呈瘀紫色甚至紫黑色，已有分泌物和异常的臭味，但此时造口中央的黏膜仍呈红色或淡红色，用力摩擦黏膜可见出血；重度肠造口缺血坏死表现为：肠造口黏膜全部呈暗黑色，有大量分泌物溢出并伴有恶臭味，摩擦黏膜不会有出血点。

当发生肠造口缺血坏死时，护理人员需及时对缺血情况进行评估，需解除所有压迫肠造口的用物，用生理盐水冲洗，并报告医生及时处理，用手指按压肠黏膜，观察按压放开后颜色的变化是否恢复红色，必要时行软式直肠镜检，观察造口内黏膜颜色及血管纹理。如是短时间内部分肠黏膜变成暗红色或紫色，可怀疑是肠造口边缘缝线过紧，可将变色区域的缝线拆除1~2针，用蘸有生理盐水的无菌纱布清洗、擦干，于拆线的裂缝处撒少许水胶体粉剂，再用皮肤防漏膏均匀涂抹后，贴一件式造口袋，不宜贴两件式造口袋，两件式造口袋的扣环会压迫肠造口周围皮肤处的微血管，继而影响血液循环。对于部分坏死的肠管及肠黏膜，当坏死组织与正常组织分离开时，需及时将坏死部分去除。若短时间内肠黏膜变为黑色，分为两种，一种为腹壁外肠造口黏膜缺血坏死，可修剪坏死的组织，待患者病情稳定后，行肠造口重整术；另一种为腹壁内的肠管坏死，需立即行手术治疗，避免腹膜炎的发生。

（二）造口回缩、凹陷

造口回缩可分为早期（急性）和晚期（慢性）回缩。早期回缩主要因黏膜缝线处过早脱落，造口处肠管过短使张力增加，肠管不能充分游离，造口周围脓液淤积，过早拔除横结肠造口处支架，腹腔内存在炎症，肥胖体质等所致。晚期回缩主要因手术前造口位置设定不当，造口周围脂肪过多，短时间内体重急剧增加，妇女生育次数多，继发的恶性肿瘤快速增长，术后伤口易形成瘢痕等所致。

发生造口回缩、凹陷时，常表现为造口回缩于皮肤表面以下，外观看去似一条间隙或皱纹，造口处的黏膜仅部分可见。若为急性期造口回缩，常发生于术后一周左右，易引起造口周围皮肤凹陷，造口回缩至皮肤表面以下时，易引起皮肤与造口黏膜分离，造成腹腔内的炎症发生。发现有此危险时，尽早行手术治疗，重建造口。若为慢性期造口回缩，排泄物会长期淤积于凹陷处，可选用凸面造口袋，利用压环作用于造口周围，使肠造口周围增高，利于排泄物的引出。如果因造口定位选择不佳，不适宜使用凸面造口袋，可选择在局部使用补片或防漏条垫高，配合使用造口腰带，给予造口底部加压。需要特别注意的是，肝硬化及腹腔内有积液的患者，不可选用垫高式用具，因此类患者门静脉压力过高，腹部微血管静脉曲张，血管壁及皮肤十分脆弱，若再次加压，会使皮肤破溃、损伤。压迫腹部微血管易造成血管破裂，形成渗血、炎症乃至溃烂，此时应考虑选择使用一件式平面造口袋。

（三）造口水肿

造口水肿表现为造口处黏膜肿胀，在术后初期常见，主要因术中牵拉、手术用具或异物触及肠道造成创伤，造成短时间的炎症反应，表现为充血、水肿。低蛋白血症的患者也易形成造口水肿，患者血液内的蛋白质含量过低，血液中的水分渗透压发生改变，逐渐渗透至组织当中，造成水肿。

发生造口水肿时，若水肿程度较轻，一般可自行吸收；若水肿严重时，需及时对症处理，先检查造口处的血液供应情况，血供良好者，可选择湿敷治疗，硫酸镁或浓氯化钠注射液浸湿无菌纱布，敷于水肿处，保持湿润，并在水肿期选择较大的两件式造口袋，并密切观察水肿消退情况，及时更换适合造口大小的造口底盘的口径，避免由于孔径过大，而使排泄物溢出刺激造口周围的皮肤，诱发炎症反应。

（四）造口狭窄

造口狭窄主要是由于手术不当，手术开口区域过小，例如手术时皮肤层开口过小、腹壁内部肌肉层开口过小等，选择造口的位置不当、造口黏膜皮肤分离后形成瘢痕、造口腹壁紧缩等，易引起术后感染。除手术不当的原因外，造口下端的结肠扭转、组织坏死引起纤维化、肿瘤细胞增生造成压迫肠管、皮肤或肌膜瘢痕化。造口狭窄共分两度，浅度狭窄者皮肤外观可见开口缩小却看不见内部黏膜；深度狭窄者外观看去正常，但进行指诊检查时，会发现造口呈紧拉或缩窄状。

对于造口狭窄，肠造口狭窄主要表现为排便费力或腹胀，患者无严重不适主诉时，可采取保守治疗，指导患者进食富含纤维素的易消化食物，如香蕉、木瓜、地瓜叶等，也可用手指或扩张器扩张造口，需长期进行，但是应注意，动作要轻，不应选择质地过硬物品，避免再度损伤造口，引起造口形状的改变，甚至会造成穿孔、出血、溃烂等更严重的后果。对于泌尿造口狭窄的患者，应为其放置导尿管，保证尿液的引出，并行B超检查是否有肾脏肿大或尿液潴留。对于严重狭窄者，应行手术治疗。

（五）造口脱垂

造口脱垂主要是由于腹部肌肉薄弱，固定于腹壁不牢，手术时腹壁造口处肌层开口过大，肥胖者皮肤过于松弛，腹部长期用力（如咳嗽、便秘、用力排便、排便困难者）造成腹压升高，引起肠管自肠造口处外翻、脱垂等。肠造口脱垂共分两度：轻度是指肠管外翻1~2cm；重度是指结肠肠管外翻脱出，可造成结肠套叠样脱出。肠造口脱垂在横结肠造口脱垂者中多见。

造口脱垂时平常可用普通腹带或束裤加以支持固定，在医护人员指导下，患者轻松平卧，医护人员戴上手套，用冷的生理盐水浸湿纱布，盖在肠造口黏膜的部位顺势缓慢将肠管推回腹腔内。

单腔的乙状结肠或降结肠造口，排出的粪便呈非液体状时，可将圆头奶嘴剪开，塞住肠造口处。排便时将奶嘴拿出，粪便排出后再将奶嘴塞回。若是袢式肠造口远端造口脱垂者，将所用奶嘴固定在造口底盘的底环上，将奶嘴塞住远端开口处，预防肠造口再次脱出。无法将脱出的造口复位时，则需做造口修复手术。若造口严重脱出且伴有溃烂、坏死严重情况时，需做造口重整术。当做造口重整术之前，需用凡士林纱布将脱出的造口覆盖，以免脱出的造口因为黏膜过度干燥而坏死。

需要注意的是，造口脱垂者选用造口用品时应选择一件式造口袋，因为一件式造口袋质地柔软，不会对脱出的肠道造成二次损伤，切忌使用两件式造口袋，因为其卡环会压迫脱垂的肠管，造成损伤。

（六）造口出血

致使造口出血的原因包括：造口黏膜处糜烂，造口受到外力损坏，擦洗造口时的用物材质过硬、过于粗糙，擦洗力度过大，系膜小动脉未结扎或结扎线脱落，肠管内毛细血管破裂。较轻的造口出血，发生于术后的72小时左右，表现为造口处出血、造口黏膜和皮肤交界处有渗血、活动性出血、黏膜出血。

处理方法是：去除造口袋，若出血量较少，用纱布压迫止血即可。出血量多时，用1‰肾上腺素溶液浸湿的纱布、止血药或云南白药粉外敷后，再用纱布压迫止血，也可用局部激光电灼止血。黏膜摩擦出血时，护肤粉喷洒压迫止血。出血严重时，需手术止血。

（七）造口皮肤黏膜分离

导致造口皮肤黏膜分离的原因有肠造口肠壁黏膜部分坏死、肠造口黏膜缝线脱落、腹压过高、伤口感染、营养不良、长期使用类固醇类药物或患糖尿病，这些原因容易造成肠造口黏膜缝线处的组织愈合不良，使皮肤和肠造口黏膜分离，继而出现一个开放性的伤口。

处理造口皮肤黏膜分离时，需先评估分离的原因、分离的范围和深度。若为浅表的分离，先用无菌生理盐水彻底冲洗造口黏膜和皮肤分离处，纱布擦干，填上亲水性、海藻类敷料，局部涂抹防漏膏保护，再粘贴一件式造口袋，造口袋每两天更换一次，直至愈合。若为较深的分离，造口黏膜缝合处与皮肤分离已深至腹腔，先用无菌生理盐水彻底冲洗造口黏膜与皮肤分离处，用促进愈合敷料填塞，粘贴无菌伤口引流袋。

（八）造口旁疝

造成造口旁疝的常见原因为腹壁肌肉薄弱，造口没有设置在腹直肌处，腹壁筋膜开口过大或裂开，持续腹内压增加（慢性咳嗽、打喷嚏、用力排便排尿等），多见于高龄患者、营养不良、多胎生育的妇女、肥胖患者。临床表现为造口周围不适或胀痛、造口旁有肿块，肿块在站立时出现，平卧时肿块消失或回缩，用手按住肿块并嘱患者咳嗽或鼓肚子，会感受到有膨胀性冲击感，可触及造口旁缺损。

处理造口旁疝时，指导患者应定时检查造口两侧腹部是否对称；咳嗽时用双手约束按住造口下缘部位，以免腹部压力骤升；使用造口腹带或内裤稍作支持固定，预防造口疝的形成；在患者能够承受的范围内，增加腹部训练；控制体重，避免过胖或过瘦；在进行结肠造口灌洗的患者，应停止灌洗；术后6~8周，禁止做剧烈运动或大幅度弯腰抬举重物；长期便秘、慢性咳嗽的患者，应遵医嘱及时对症用药，避免腹部在用力时导致造口疝的形成；应选用一件式造口袋，避免使用两件式造口袋或添加垫高的填塞物；有嵌顿、绞窄、梗阻、穿孔者，或造口旁疝严重者，需进行手术修补治疗。

三、造口周围皮肤并发症的护理

行造口手术后，当皮肤长期暴露于潮湿物质（如粪便、尿液、汗液、造口渗出物）中，都会导致皮肤受损或炎症反应的发生，皮肤的弹性和质地会因此下降，容易导致造口周围皮肤的损伤，形成造口周围皮肤并发症，具体种类及护理如下所述。

（一）造口周围皮肤并发症的种类

1.粪水性皮炎 由于造口位置定位不当，腹部皮肤不平整，造口用具与皮肤间形成缝隙，排泄物渗出对造口周围皮肤造成刺激，引起皮肤瘙痒、红肿、疼痛、溃烂等，甚至形成感染。

2.过敏性皮炎 大多由于造口用物选择不当，或在清洁过程中未将清洗剂擦拭干净，导致清洗剂遗留在造口及周围皮肤上，对其造成刺激，以至于皮肤发红、瘙痒、脱皮等情况发生。

3.念珠菌感染 通常与患者本身免疫力降低、口服抗生素、造口底盘渗漏有直接关系，而与造口种类并无直接关系。造口底盘与皮肤的密合粘贴性降低时，排泄物会渗漏到底盘的缝隙中，如没有做到及时清理或用药膏治疗，会出现白色疹子的脓疱及界线清楚的红斑，皮肤会奇痒无比。念珠菌喜欢温暖、湿润的环境，此时会大量繁殖，致使皮肤受损。

4.放射性损伤 当患者接受放射线治疗后，放射线会引起造口处及造口周围皮肤损伤，表现为造口周围真皮弹性纤维组织缺损，皮肤变薄；皮肤末梢微小血管受损，使皮肤呈发红状态，以致皮肤黑色素沉着、纤维化等。

5.毛囊炎 去除造口袋时，会因为撕拉造成毛囊处的疼痛感，部分患者会选择经常将长出的毛发刮除，频发刮除毛发会伤害毛囊，表现为毛囊周围出现红疹。

6.尿酸结晶 正常泌尿造口排出的尿液酸碱度呈弱酸性（pH值为5.5~6.5），尿酸结石的发生多与饮食有关，如因水果、蔬菜及水分摄入不足，易引起尿酸结石。在酸性尿液中，易形成尿酸及氨基酸结石；在碱性尿液中，易形成磷酸盐、碳酸盐及草酸盐结石。细菌将尿素转换为结晶，黏附在造口及造口周围皮肤上，临床表现为造口周围皮肤一圈的白色砂砾状沉淀物。

7.增生 通常在潮湿的环境下产生，加上造口底盘剪裁过大，造口周围皮肤长时间浸泡于排泄物当中，皮肤会出现发红、疼痛、溃疡等，长久下去，会演变成湿疣状的皮肤增生组织附着于造口周围。

8.造口处皮肤癌细胞蔓延　常见于皮下组织摸到包块，按压患者造口周围皮肤会主诉疼痛感，若肿瘤细胞侵犯到肠道内，会造成肠道出血。确诊是否为皮肤癌细胞蔓延，需要做病理切片检查。

9.造口周围静脉曲张　造口周围静脉曲张主要由于门静脉压力过高，造成腹部微血管的静脉曲张。临床上表现为造口周围皮肤呈薄、透、清晰可见的辐射状蜘蛛丝，因患者感受不到疼痛，所以常因小血管破裂造成出血来就诊。

10.银屑病　少数患者会因皮肤状况差，易对造口底盘的成分产生反应，或在撕除底盘时对皮肤造成刺激，角质细胞过度增生或角化，进而剥脱，出现类似鳞屑状的银白色片状表皮受损，皮肤呈红斑状。

（二）造口周围皮肤的护理

正确且有效的造口周围皮肤护理是预防造口周围皮肤并发症的重要环节。除正确选择造口用物外，在撤除造口底盘、清洁造口周围皮肤及评估造口周围皮肤上都需要正确地执行，这样才能做到减少造口周围皮肤并发症的发生。

1.撤除造口底盘步骤及注意事项　撤除造口底盘时，切勿用力强行撕下，应一手固定造口底盘边缘皮肤处，另一手慢慢将造口底盘撤除；当撕下造口底盘过程中，底盘黏合处不易撕下时，应用婴儿护肤油或矿物质油蘸湿底盘胶布处，待婴儿护肤油或矿物质油与胶质融合后，再撤除造口底盘，这样不会撕破造口周围皮肤，注意应禁忌使用石油苯去除胶质，因为石油苯刺激性强，会使皮肤受到伤害。

2.正确清洁造口周围皮肤的方法　在造口术后1~2周，由于造口周围仍有外科伤口，且造口周围缝线处尚未吸收，清洁造口周围皮肤时，应先用生理盐水纱布轻柔地将造口黏膜上的排泄物擦拭干净，再用一块湿纱布覆盖造口开口处，再用多块生理盐水纱布将边缘缝线处清理干净，再清洁造口周围皮肤，最后用干纱布擦干后粘贴造口用物。

在家中护理时，要准备多块无纺布用清水蘸湿，清洗造口周围皮肤需选择弱酸性沐浴露（pH值为5.5）和普通清水，以环状方式由外向内将造口周围皮肤清洗干净，动作应轻柔。

3.评估造口周围皮肤的技巧　利用正常自然光或手电照亮观察造口周围皮肤，检查是否有红肿、破皮、溃烂、感染的症状，详细记录观察的结果，包括位置、大小、范围、程度等。除此之外，需与患者及家属详细讨论造成这些情况的原因，使患者及家属了解其诱因；观察造口排泄物的颜色、性质、次数、量和气味，从而判断皮肤受损是否因排泄物所致；观察造口底盘保护皮渗漏溶解的方向，可判断底盘渗漏的部位。

如果造口位置设定在有手术切口的部位上、当合并周围皮肤不平整时，缝线处需选择薄型水胶体敷料粘贴，加强保护，造口边缘涂抹防漏膏，造口周围皮肤不平整处剪一片小的保护皮覆盖，再粘贴一件式造口用具。

第八章　造口患者的生活质量与健康教育

尽管造口术在技术上已经十分成熟，但仍然会给患者的心理健康、生理健康、社会功能适应等方面带来很大的负面影响，严重影响患者生活质量。

心理健康方面存在的主要问题有：永久性造口患者在接受造口术前以及造口术后对造口的适应过程中承受着巨大的心理调解压力，因为他们不仅要面对疾病的挑战，又要适应造口术产生的不便，还要承受造口术带来的心理上的巨大压力，导致产生焦虑、恐惧、病耻感、自卑、对未来失去信心等一系列心理问题。

生理健康方面存在的主要问题有：造口改变了人体本来的生理结构，改变了患者的外在形象，而且造口术后，患者不能自己控制排便、排尿；尿液、粪便会不自主地排出，造成异味；造口处的疼痛、出血等并发症的发生；需要定期更换造口袋以及造口护理等。

社会功能适应方面存在的主要问题有：造口患者术后在生活中多个方面往往均需要适应过程，在这个过程中，在社交、婚姻及家庭中存在诸多问题，例如，造口者在家庭中变成了被照顾者，本来承担的责任减少，患者的自我存在感减少；甚至部分造口患者因为病情不能回到原来的工作岗位上继续上班；有的患者担心造口不定时排出产生异味。

第一节　造口者的心理改变

虽然造口手术在治疗疾病和延长患者的寿命方面是有效的，但造口带来的患者心理、社会方面的影响巨大。造口的出现令患者有较强的病耻感，除了疾病使机体产生不适症状，将来生活质量的改变引起的心理压力也远大于手术本身造成的生理损伤。造口患者不仅有一般癌症患者可能出现的心理问题，也存在一些造口者特有的心理社会问题。

一、造口术前患者的心理改变

对于患者来说，当获知自己将可能终生依赖一个造口来生活的消息时，他们常常都会感到焦虑、绝望、无助、悲观、消极、郁郁寡欢、十分恐惧。由于患者对疾病相关知识的缺乏，患者对手术后的恢复及造口的自我照顾缺乏信心，不知道如何解决造口后遇到的相关问题，往往会担心术后会有很多不可接受或更糟糕的情况发生，这样会令他们感到更加彷徨和无助。所以，医务人员需要进行健康宣教，耐心讲解行造口术的意义及激发患者发现生存的意义，帮助患者摆脱苦恼，令患者欣然接受造口手术。

二、造口术后初期患者的心理改变

造口术后初期因生理的改变，患者自我认知会受到很大程度的影响，且绝大多数患者自理能力差，不能完全独立处理造口，经常需要依赖家属及护理人员协助护理造口，伴随着无助与丧失自我控制的负面情绪相继出现。患者常常要经历以下几个阶段：①自卑反应期：患者将大部分注意力集中在自己造口处，自我感觉丧失正常功能，认为自己是个不完整的残疾人，表现出自卑、挫败及绝望。②防御退缩期：表现出不愿承认造口的存在，不愿意目视造口、行为呆板、烦躁不安，不愿与人交往等行为。③承认期：患者不再否定退缩，逐渐接受了造口为身体的一部分，开始与人交往，与他人讨论身体的改变，也会向别人讲述疾病的治疗过程。

三、造口术后期患者的心理改变

造口术后期患者的心理改变逐渐进入重建期：在造口的护理过程中，对护理造口产生兴趣，仔细观察护理人员如何进行造口的护理，并要求主动学习。造口术后初期造口的护理一般都是医务人员或者家人帮助完成，到后期患者通过学习，可以主动自我护理造口，并总结好的护理造口经验，患者的自我效能感水平和生活质量得到提高。这个时期的患者开始重新积极关注计划生活，逐渐适应社会，逐步恢复了面对疾病的信心。

第二节 造口者的生活质量

尽管造口挽救了患者生命，但造口将患者的躯体形象以及原有的排泄方式改变了，给患者带来了一系列生理、心理、社会活动以及精神等各个方面的负面反应，直接导致患者的生活质量下降。现代人的健康观是整体健康，是身体上、精神上和社会活动等方面处于良好的状态，医疗护理的目的不再单纯是延长或挽救患者生命，而是需要同时提高患者的生活质量。

一、造口者的生活质量现状

现在国内外学者越来越关注造口患者的生活质量，医生在制定治疗方案时，应充分考虑所采取的治疗方式对患者术后生活质量的影响，而不能只是考虑是否可以治愈患者的疾病，尤其是对一些可以采用多种方法治疗的患者，要充分考虑是否进行永久性造口。

研究表明：造口位置在不同部位的患者的生活质量存在显著差异。护理人员在一项调查中显示，对回肠造口患者的随访显示：72%的患者表示回肠造口术后生活未受到限制，可正常生活；24%患者表示在回肠造口术后生活过程中受到轻微限制，遇到少许困难；有4%的患者表示后悔行造口手术。总体说来，回肠造口患者术后生活质量令患者比较满意，可能因为大多数患者的病因已得到根治，身体健康恢复较好，生活质量满意率较高。

结肠癌造口术后患者的心理障碍较为严重，生活质量随着术后时间的延长，生活质量逐渐改善。原因可能是术后早期，患者对造口护理、饮食调节、造口用品选择、造口袋的清洁与更换、活动与体育锻炼等相关知识缺乏，不能很好地适应，以及担心造口异味，造口不卫生，性生活对病情及伴侣的影响，而引起性生活冷淡，甚至性功能障碍；随着时间的推移，患者可以慢慢适应并接受造口带来的生理以及形象的改变，自己可以较好地护理造口，也逐渐适应了造口后的生活，生活质量将逐渐提高。

膀胱癌全切除回肠代膀胱造口患者生活质量差。造口部位异味，以及无规律的排尿影响患者的日常生活和心理健康，且患者参加社会活动减少，缺少娱乐活动，工作和学习能力下降，使社会功能受到限制，此类手术护理不当，引起的并发症较多，给患者的身体康复及心理调节方面均带来不良影响。

此外，造口术对患者的性生理健康有一定的影响。"性"是人类基本的生理需求，尽管造口术后患者很少主动提起手术后带来的性生理方面的问题，但调查显示：造口术后患者性生理以及性心理变化是一个影响患者生活质量的显著问题。

二、造口患者生活质量的影响因素

（一）人口学资料

人口学资料是影响造口患者生活质量的一个重要方面。与生活质量相关的人口学资料主要包括：年龄、性别、婚姻状况、经济收入等。

在年龄上，有关研究显示，年龄因素在造口患者的不同功能领域的影响不同。在性别方面，不同性别在患者应对和适应造口及疾病方面存在差异，对生活质量各个领域的影响也不同。在婚姻及经济收入方面，以往研究表明：有配偶患者生活质量和社会支持高于无配偶患者。造口患者不仅要承担手术费用及长期护理造口、更换造口用品的费用，还可能因为造口的存在导致失业，经济收入和工作状况成为影响患者生活质量的重要因素，以往调查结果显示：收入越高，生活质量也越高。

（二）疾病相关因素

疾病相关因素对造口患者生活质量有很大的影响，主要包括造口术后时间、造口位置、造口并发症、排便情况、性功能、造口手术方式以及原发疾病类型及治疗等。

一些研究表明：与造口术后初期相比，造口术后3个月患者的生活质量明显改善。6个月时，部分患者的生活质量改善趋于平缓，部分患者的生活质量持续改善，直至造口术后1年，部分患者的生活质量术后1年才开始好转。总的说来，随着造口术后时间延长，患者生活质量逐渐提高。

研究显示：术前定位时，选择避开皮肤凹陷或骨突处进行造口，可以使患者术后并发症减少，利于患者术后恢复，可提高患者生活质量。有研究指出：是否规律排便对患者总体生活质量有明显影响。能控制排便的患者生活质量高于不能控制排便的患者。研究证实多数行造口术的患者会出现不同程度的性功能障碍，严重影响造口患者的生活质量。造口手术方式对造口生活质量的影响也很显著，行腹腔镜的微创手术患者，因为手术创伤小，患者术后机体恢复快。

在原发疾病类型及治疗方面，癌症患者在治疗过程中，放化疗可使患者食欲下降、疲乏、免疫力下降，从而影响患者生活质量。临时性造口患者较永久性造口患者术后生活质量更高。临时性造口患者预先知道造口只是暂时的，在一定时间内可以还纳，其心理压力更小，对疾病恢复的信心更强。

（三）心理因素

研究表明：造口患者的负面心理因素严重影响患者的生活质量。医务人员及家属应给予造口患者心理护理，与患者多沟通，鼓励患者积极面对疾病，多倾听患者的需求，增强患者战胜疾病的信心，能够乐观地面对生活，以提高患者的生活质量。

（四）社会支持

造口患者的社会支持主要是患者体会到的情感支持，包括家人、朋友、同事、领导的关怀及社会对自身的接纳和认可。造口患者得到家庭成员的足够支持，得到护理人员给予的大量造口护理方面的知识和专业的指导，其焦虑水平显著降低，生活质量显著升高。目前许多国家成立造口协会，组织公益活动等，引起全社会关注造口患者，促进造口康复治疗的发展，使造口患者真正融入社会活动中，能够更好地生活。

三、造口患者生活质量测评工具

评价肠造口术后患者生活质量的工具种类繁多，但是不同工具的评分方法、出发点、侧重点、适用人群各不相同，评估得到的结果也不相同，并不能直接比较。目前，国内外尚未对造口患者生活质量的测评工具进行统一，国内使用的有关造口患者生活质量测评的量表都是国外学者研发，经国内学者汉化后成为具有较好的信、效度的量表，较为广泛使用的评估量表主要有以下几种。

（1）简明健康状况调查表（SF-36）：是国内外较常用的测量慢性病或癌症患者生活质量的量表。该量表中文版由我国学者李鲁研制，并对其进行了性能测试，共分为8个维度、36个条目，除了社会功能和活力两个维度外，其余6个维度的Cronbach's α系数为0.72~0.88，重测信度为0.66~0.94。

（2）欧洲癌症研究与治疗组织的生活质量核心量表（EORTC-QLQ-C30）：该量表在国内外广泛使用，是针对癌症患者的共性量表。

（3）癌症治疗功能评价系统共性模块（FACT-G）：是测量癌症患者生活质量共性部分的量表，基于这一共性量表，美国结局研究与教育中心研制了癌症治疗功能评价系统中的大肠癌量表FACT-C以用于测量大肠癌患者的生活质量。

（4）大肠癌患者生活质量测量量表（QLICP-CR）由我国学者万崇华研制，共计32个条目，包括躯体功能、社会功能、心理功能、共性症状及副作用4个维度，各维度的Cronbach's α系数为0.63~0.89，重测信度均≥0.74，用于大肠癌患者生活质量的测评。

（5）造口患者生活质量量表（Stoma-QOL）：该量表于2005年研制，并经过多国跨文化研究。我国学者吴雪于2011年将此量表汉化形成中文版，量表的Cronbach's α系数为0.893，重测信度为0.991。

随着我国造口专科医疗技术和护理的发展，以及对生活质量研究水平的不断提高，我国研究者有必要研发适合我国国情、文化背景的肠造口术后患者生活质量评估量表，为我国肠造口术后患者生活质量的评估及相关研究提供一个科学、统一、有效的研究工具。

第三节 造口患者的健康教育

一、造口健康教育

造口是在患者身体上人为制造一个"开口"，将肠管分离，把其一端引出到体表（肛门或尿道移至腹壁）。通常在治疗消化系统或泌尿系统疾病时，外科医生会根据患者疾病情况而采取造口治疗措施。在患者患有直肠癌、膀胱癌、肠梗阻等疾病时，为了促进肠道或泌尿系统疾病痊愈，医生通常会采用造口手段来减轻患者痛苦乃至挽救患者生命。这些造口手段通常以手术切除病变部位的方法实现。例如，直肠癌切除直肠、肛管，或膀胱癌切除膀胱后，医生会在患者腹部的左或右侧开口，用于排出肠道或泌尿系统排泄物。而排泄物会从造口处随时随地地排出体外，并不受患者自身意志的控制。出院以后，这类患者需在造口处粘贴袋子（即造口袋），以装排泄物。医学上称这类患者为"造口人"。

造口手术在挽救患者生命的同时，也改变了其排泄途径，增加了术后并发症的风险，使得日常生活非常不便，心理尊严感普遍下降，社交不适感逐渐显现。据统计，我国肠造口病例总数已超百万人，每年仍有约十万以上的患者进行肠造口术，并且在不断增加。造口患者89.5%出现抑郁症状，86.6%出现焦虑症状。大便或小便溢出、皮肤过敏、自我形象紊乱、孤独、异味等各种问题，都会随着病程的延长、社会交往的增多及造口术后相关并发症的出现等导致肠造口患者窘迫感更加强烈、自尊心更受折磨。

"造口人"的身体构造因为手术发生了变化，使其不能自主控制排泄物的排出。部分患者甚至会不自觉地逃避，抵触人际交往，对生活失去希望和信心。对此，"造口人"作为社会一种特殊人群，不仅要自我安慰调节，更要家人的关心支持、专业的康复指导及社会的理解包容等多管齐下帮助患者渡过难关。为让世界对造口有正确认识，引导人们关心帮助"造口人"，1993年，国际造口协会将10月的第1个星期六定为世界造口日。

二、造口患者围手术期健康教育

造口手术改变了患者排泄物的正常出口方位，由隐秘的会阴部转移到比较暴露的腹部，且不受患者意志的自由控制，产生术后生理功能差异。术后患者身体外形的改变及造口知识的缺乏，使得这些患者容易产生抗拒心理，对于人工肛门、人工膀胱的手术难以接受。肠造口患者的生理、心理及社会交往等方面的压力是常人无法体会的。因此，为了造口患者更好地接受手术，战胜病魔，需要医护人员进行围手术期的健康教育。

1. 术前心理护理

（1）熟悉患者基本信息：患者的年龄、工作经历、受教育程度、家庭状况、生活经历、宗教信仰、疾病的发生等都是医护人员需要第一时间掌握的信息。通过增强对患者的关心和了解，建立起双方良好的信任感，在接下来的沟通中可能会达到事半功倍的效果。掌握患者基本信息，也有助于医护人员根据患者的理解能力，提供针对性的造口知识，更易加快患者对造口手术及其重要性的接受程度。

（2）做好患者的心理护理：即便肠造口术是治疗某些疾病所必要的一种措施，因其会改变患者排泄出口的生理解剖位置，故患者术前极易产生抵触心理。对此，医护人员要耐心解释、细致讲解，需要重点说明：①造口基本不会影响肠道和其他系统器官的功能；②造口术仅仅是改变了排泄的出口方式及位置，只要平时护理到位，对日常生活没有太大影响。③患者担忧的心理是可以理解和接受的，可通过多种方式不断增加患者对造口手术的理解和支持。比如，运用专业知识和通俗易懂的语言来解释必须进行造口手术的原因；邀请以前手术成功的"造口人"与即将进行手术的患者进行交流，分享经验。相似的经历很容易引发患者的认同感，较易获得患者心底的犹豫点，从而可以针对性地进行心理辅导，减轻患者心理压力，树立患者治愈的信心。

（3）做好家属的思想工作：家属是患者最信任和亲近的人，家属也享有即将进行的造口术的知情权。医生、护士应主动将选择造口术的原因，进行造口术后会得到的结果，可能伴随出现的并发症，以及可能对今后生活产生的影响等内容，详细告知家属，以便得到家属的配合、理解和支持。家属的理解和帮助有利于提高患者自尊心，营造温暖氛围，进一步树立战胜病魔的信心。

2.术前饮食及肠道准备

（1）保证营养：住院期间给予高蛋白、高热量、高维生素、低脂少渣或无渣类食物；术前给予少渣流食，保证肠道一定的清洁度。对于住院患者根据病情需要进行消炎、补液、输血等药物治疗，保证营养供给。

（2）预防感染：遵医嘱输入治疗药物，维持机体需要量，提高机体免疫力，避免感染。手术后早上，应对患者清洁灌肠、留置胃管，同时给予静脉输液，以防水、电解质紊乱。

（3）术前健康宣教：进行抗生素皮试，结果及时通知医生；进行术前备血；告知患者如何使用大、小便器及正确咳嗽、有效咳痰方法；通知术前一天晚十点禁食、水；讲解术后功能锻炼的具体内容。术前两周禁止吸烟。如果术前无法入眠，应及时报告值班医生使用药物辅助睡眠。进手术室之前，患者应取下活动义齿及耳环、戒指、项链等首饰，除去内衣、内裤，只穿病号服。必要时留置尿管，避免尿液污染伤口。

3.术后心理护理

（1）术后及时告知患者手术成功，打消患者心理顾虑。"造口人"的身体外形在术后发生了不可逆的形象改变，加上不受自我意志控制的排泄物排泄问题，造口患者对自己的形象问题会更加敏感。

为了维护造口患者的自尊心，医护人员要及时了解患者心理变化，细心呵护患者。在讲解示范时可借助造口模型，通过PPT、视频等形式，让患者和家属更进一步了解造口及造口护理产品。在进行更换造口袋的护理操作时，可以采用"护士示范-患者及家属提问-患者及家属实际操作-护士给予纠正"的方法。首先，护士示范时，要边操作边进行讲解，对于重点步骤要重复提醒，确保患者及家属观看全过程并学会记录；其次，让患者及家属口述重复护理操作要领，有不清楚的地方及时提问并牢记于心；然后，护士观看患者及家属进行造口袋更换的操作。对于其中出现的问题要及时指出并改正。最后，患者及家属要自我督促，勤加练习，保证在出院之前可以正确掌握造口袋的更换方法及注意事项，为融入日常生活打下坚实基础。

（2）术后家属及社会支持帮助患者重建生活信心。在造口患者自我护理、回归社会的过程中，亲友的冷落、社会的遗弃，突如其来的意想不到的困难都会令患者产生巨大的心理压力。此时，不仅需要医务工作者的指导，更需要来自患者家属的帮助、朋友的关心以及社会的支持，促进患者术后心理健康。因此，应鼓励患者尽量参与社会交流，在互相探讨、互相帮助、互相鼓励中获得信心和希望。

鼓励患者自立自理。有部分家属因为患者病情，照顾的细致入微，使得患者"饭来张口，衣来伸手"，造成患者无所事事，感觉自己是家庭拖累，加重患者自卑、抑郁心理，使得患者自我价值无法得到实现。家属应自觉培养患者自理能力，给予充分理解和支持，采取恰当的方式提供帮助，既让患者感受到自我护理的个人价值感，也让患者感受到家庭的温暖，看到希望和未来。

（3）造口访问者的现身说法更具说服力。"造口人"的身体外形发生改变之后，更需要有与自己经历相似、已克服术后困难、调整较好的患者进行现身说法。医护人员积极组织患者座谈会，让成功案例患者在生活、社交等方面与受访患者沟通、交流，以便更好地帮助患者走出焦虑、抑郁的心理状态，从而帮助患者重建自信，融入社会。

4.术后临床护理

（1）生命体征监测：患者由手术室推回病房后，遵医嘱给予心电监护，监测血压、心率及氧饱和度，给予持续低流量吸氧2L/min。4小时内不能睡觉，6小时内去枕平卧，待病情平稳后改半卧位，以便引流。

（2）导管护理：妥善固定导管，避免打折、扭曲、受压、脱落，保持引流管通畅。引流袋挂在低于伤口位置的床边，注意不要着地，避免逆行感染。观察并记录引流液的颜色、性质、量，如果引流液出现引流量过多或颜色过鲜红的情况，要及时通知主管医生。造口出现气体溢出代表胃肠蠕动恢复，可以拔出胃管。术后的3~4天拔除尿管。

（3）饮食护理：根据患者病情制定食谱，养成定时进食的习惯，以低渣、无刺激的饮食为主，避免易产气、便意频繁的食物。在拔出胃管，造瘘口有粪便或气体溢出后，患者可进流食。术后一周可进半流质饮食。术后两周后患者可进软食、普食。

（4）造瘘口护理：确保造瘘口周围皮肤干净，注意观察造瘘口有无异常。结肠造口一般于术后2~3天后，胃肠蠕动恢复和（或）腹部胀痛的时候开放。在造瘘口开放之前，要用生理盐水或者凡士林纱布外敷，如果伤口敷料有渗血、渗液要及时更换。注意观察造瘘口周围皮肤有无硬结、红肿、破溃等；观察造瘘口周围血供情况；观察造口处肠段有无出血、回缩、坏死等情况。造口袋内排泄物达到1/3时，要及时更换引流袋。在护理造口更换造口袋时，护士可以先在造口模型上为患者及家属进行造口护理的基本步骤和更换造口袋的方法演示，使患者及家属明白具体操作流程。根据患者造口的实际形状及大小选择合适型号的造口袋。在对造口袋进行更换之前要注意造口周围皮肤的清洁，用中性皂液清洗并涂上氧化锌软膏进行皮肤保护。造口袋要注意紧贴皮肤，不留缝隙，避免排泄物渗漏。

（5）造瘘口并发症

①术后24~48小时是手术出血的高峰期，严密观察引流液的颜色、性质和量的改变，如出现血压下降、心率加快，引流液为鲜红色且量＞50ml/h，需立即通知医生给予止血等处理。

②水肿是术后常见并发症，轻度可以自行消退，严重时可以使用硫酸镁湿敷。一般1周后开始逐渐减退，6~8周回缩至正常，无须处理。

③造口坏死，一般发生在术后48小时，是早期严重的并发症。主要表现为肠管黏膜颜色变黑，失去光泽，恶臭。如发现坏死应密切观察。如坏死肠管范围小，可非手术治疗，待境界清楚后再切除坏死组织。如发现深度坏死应及时手术，重建造口。

④造口狭窄由于腹壁孔太小或未切除部分筋膜或者感染后形成瘢痕环。一般应在术后1周开始戴手套或指套定期扩张，每日2次，能将示指第2节插入即可。

⑤预防感染，遵医嘱输入消炎、止血等药物，及时更换伤口引流袋并换药，保持皮肤清洁干燥。

⑥造口周围皮炎是最容易出现的并发症。主要是排泄物及碱性肠液污染造口周围皮肤而引起的，也有可能是患者对造口袋过敏引起的。对此，要加强对造口周围皮肤的护理，合理使用造瘘袋，减少粪便污染。严重者可给予氧化锌软膏外用，排便过稀者可适量给予止泻药；亦可通过造口灌洗养成定时排便的习惯。

三、造口患者康复期健康教育

（一）造口患者的造口护理

1. 造口及周围皮肤观察　无破损、完整的皮肤是正常造口周围皮肤的最佳状态。如果出现发红、皮疹、水疱或者破损溃烂等情况，应及时寻找原因并妥善处理。此外，还应观察造口黏膜和皮肤有无分离、排出物的性质及时间等。

造口周围皮肤护理的一般原则如下所述。

（1）正确更换造口袋。

（2）预防造口周围皮肤炎。

（3）保持造口周围皮肤清洁、干燥。

（4）合理剪裁造口底盘。

（5）避免缝隙，可以使用防漏膏或防漏贴进行密封或加固。

（6）如有特别保护造口周围皮肤的需求，可使用造口护肤粉、皮肤保护膜等专用造口用品。

2.造口袋的选择和储存

（1）造口袋的选择：由造口治疗师与造口患者共同选择适合的造口用品，如一件式造口袋、两件式造口袋、透明造口袋、不透明造口袋、含有炭片造口袋、防逆流造口袋、橡胶人工肛圈。造口袋的选择应根据患者的造口类型、造口状况、皮肤情况、排便规律、个人喜好、卫生习惯、经济条件等决定。

（2）造口袋的储存：①储存于室温干爽的地方；②不能将造口护理用品放在潮湿或高温（40℃以上）的环境；③不能在阳光直射下放置；④禁止在冰箱等低温设施内保存；⑤严禁重物压迫造口护理用品；⑥不宜大批量购买长期存放。

3.造口袋的更换

（1）摘取旧造口袋：操作者站在造口侧，采取零角度撕膜，将底盘连同造口袋自上而下一同摘除。动作轻柔，避免损伤皮肤。

（2）清洁造口：用纱布或毛巾蘸温水或生理盐水，由外向内轻柔擦洗皮肤及造口，注意避免使用酒精、碘伏等任何消毒产品。

（3）观察皮肤：如果造口及周围皮肤出现红肿、瘙痒等过敏现象，应及时更换造口产品。如果有粪水性皮炎，应使用造口护肤粉。也可配合使用皮肤保护膜，保护膜不应影响造口底盘的粘贴使用。

（4）裁剪新造口袋：造口的大小应依据其形状进行测量。圆形测量直径，椭圆形测量最宽处和最窄处，不规则形可通过描摹图形形状来表示。根据造口形状，测量身体横轴和身体纵轴方向造口的长度。将两个值分别放大1~2毫米后，在造口袋底上做剪裁。剪裁的造口袋过小或过大都会影响其使用。可用手指指腹检查造口袋底盘剪裁是否光滑。

(5)粘贴新造口袋：要一次性粘贴成功。取下重贴会影响粘贴效果，留有缝隙，使得排泄物溢出。采取从下向上的方式进行粘贴。贴好后，用手多次按压，使其更加牢固。

（6）两件式造口袋的安装：底盘和袋子需要二次安装、固定，"咔哒"声响，则说明袋子已安全装在底盘上。

（7）造口袋清洗：可取下后用凉水直接冲洗两件式造口袋，在通风处晾干后可重复使用。对无法取下的一件式造口袋，可借用冲洗瓶进行简单冲洗。

（二）造口患者的饮食指导

一般说来，造口患者如果没有糖尿病、高血压、胃病、肾病等需要特别注意限制饮食外，并没有严格的饮食限制，最主要的是均衡饮食。

（1）饮食均衡、规律。

（2）细嚼慢咽，就餐期间禁止谈话，饮料最好用吸管，以免吸入气体。

（3）少进食洋葱、番薯、豆类、卷心菜、菜花、玉米、黄瓜、牛奶、蘑菇、坚果、汽水、啤酒、辛辣品以及香料太浓的食物、油炸食物等易产气体及引发腹泻的食物；少进食玉米、芹菜、南瓜、甘薯等容易引起便秘，或者造成造口阻塞的过高纤维食物；少进食葱、姜、蒜、蛋类等容易出现异味的食物。不吃口香糖。适量食用水果。

（4）定时进食。养成细嚼慢咽的习惯，将有助于减少胀气。

（5）避免一次进食太多食物。避免一边进食，一边说话。

（6）避免进食生冷、油腻的食物。

（7）多饮水。

当然，无论怎样注意饮食，有时仍会出现异味、便秘或腹泻等情况。有些药物也会增加粪便的异味，如维他命、抗生素等。当异味较大时，可配合使用除臭剂或清香剂。一般，饮食不均衡、食物或流质摄入过少，或者服用某些药物等，也会引起便秘。如果手术前就有便秘病史，患者应清楚之前的治疗方案，并可试验相同的方法。未经医嘱，不可随便服用泻药。结肠变短常常会导致粪便松软。患者应提前咨询医生或造口治疗师，制定合理均衡的饮食计划，减少持续腹泻或便秘情况的发生。万一出现持续的腹泻或便秘，也可以遵医嘱使用部分药物进行控制。

（三）造口患者的运动指导

为了保持身体健康及生理功能，应适当进行体育锻炼，注意劳逸结合，以增加身体耐受力。术后初期可以主动参加一些散步、做操、慢跑、打太极拳等不剧烈的体育活动，用来增强身体素质。六周内禁止提举超过六公斤的重物。完全康复后，可以根据自身情况及耐受程度，逐步恢复至原活动量。为了预防疝气发生，要避免进行举重、提拉重物、重体力劳动等增加腹压的活动，还应避免足球、篮球等身体碰撞激烈的活动。爱好游泳的患者，在游泳前应清空造口袋，尽量少吃东西。游泳前，造口袋底盘边缘可以使用防水胶带或纸胶带粘住，以便提供保护皮肤的屏障。造口腹带约束可用来增加腹部支撑力，进一步提供造口保护。患者运动时间和强度，要根据自身身体素质及恢复情况制定计划。

（四）其他

1.衣着　以舒适、宽松为穿衣原则。衣服质地要柔软。选择合适腰围的裤子，以免过紧压迫造口，引起损伤。

2.工作　造口手术不影响患者从事原有职业，但是要注意不可提重物，以免出现疝气或造口脱垂的现象。为预防疝气可佩戴造口专用的腹带。

3.沐浴

（1）以淋浴方式清洁身体及造口。

（2）应在切口痊愈后进行沐浴。

（3）若佩戴造口袋沐浴，可使用防水胶布贴在造口袋底盘的四周，或使用塑料薄膜覆盖在造口处，以免影响造口底盘的使用寿命。

（4）水、中性肥皂或浴液都不会刺激造口，也不会流入造口。

4.外出及旅行　鼓励患者康复后，积极外出旅行，这将有利于调节身心健康。但是，外出旅游要懂得劳逸结合，作息规律，保持心情愉悦。同时要多携带一些造口护理用品，可以保证在出现腹泻等情况时能够随时更换，避免尴尬。坐飞机旅行时，由于飞机升降而产生的压力变化，会促使胃肠道内产气较多，因此应使用开口袋或配有过滤片的造口用品，或尽可能多地随身携带一些适口袋或其他造口用品。除此之外，造口治疗师的联系方式、医生出具的关于随身携带造口装备和药物的说明等，也应列入出行必备物品中，以避免海关或行李检查、突发疾病等特殊状况。

5.性生活指导　一般，女性在造口术后其性功能不会受到影响，而男性的性功能可能稍有不同。男性的性能力可能会短暂性受到影响，此时不应产生心理负担，而是及时咨询医师或造口治疗师，获取正确的指导。

（1）出院后6个月内，无论男女都要避免性生活。其后，要根据自身恢复情况和身体素质决定。

（2）化疗期间避免性生活。

（3）同房前双方具备充分的思想准备和良好的心情，创造温馨浪漫的环境。

（4）同房前可以选择摩擦声音低、迷你型的造口袋。

（5）同房前保持造口袋干净、无异味。

6.直肠幻觉感 "造口人"可能会察觉到已经移除的肢体依然存在，这就是直肠幻觉感。通常造口术几年后患者也会有这种感觉，这是一种正常现象。部分直肠未切除的患者，这种感觉可能会稍微明显，也可能会出现坐在马桶上流出黏液的情况。一些切除直肠的患者，可通过像排便一样坐在马桶上，来缓解直肠幻觉感。

附录一　成人肠造口护理 *

1　范围

本标准规定了成人肠造口护理的基本要求、术前护理和术后护理。本标准适用于各级各类医疗机构的护理人员。

2　术语和定义

下列术语和定义适用于本文件。

2.1　肠造口（stoma）

出于治疗目的将一段肠管拉出腹壁外所做的人工回/结肠开口，粪便由此排出体外。

2.2　单腔/双腔造口（end/double stoma）

回/结肠连续性完全中断，只将肠管近端在腹壁外开口称为单腔造口，肠管近端和远端分别在腹壁外各自开口称为双腔造口。

2.3　袢式造口（loop stoma）

回/结肠连续性没有完全中断，肠管近端和远端在腹壁外同一开口。

2.4　结肠造口灌洗（colostomy irrigation）

将一定容量的温水经结肠造口灌入肠腔，以刺激肠蠕动，清除结肠内的粪便及积气。

3　基本要求

3.1　应指导患者及照护者选择合适的造口护理用品并掌握其使用。

注：*本文为中华护理学会团体标准（T/CN/AS 07–2019）。

3.2 应对患者进行心理状态评估及支持。

3.3 宜在术前一天为患者进行造口定位。

3.4 应在术后每天进行造口评估，及时发现造口及周围皮肤并发症并予以处理。

3.5 宜建立由手术医师、护士、营养师、心理/精神科医师等组成的多学科团队共同管理患者。

4 术前护理

4.1 心理支持

4.1.1 应评估患者的心理状态，确定存在的主要问题。

4.1.2 应鼓励患者说出自己的感受，耐心倾听。

4.1.3 应帮助患者认识肠造口手术的目的，增强对手术成功的信心和康复的勇气。

4.2 造口定位

4.2.1 肠造口宜位于腹直肌上，避开疤痕、皱褶、骨隆突或腰带等部位。

4.2.2 回肠造口宜在右下腹脐与髂前上棘连线中上1/3处或脐、髂前上棘、耻骨联合三点形成的三角形的三条中线相交点；乙状结肠造口用前述方法定位在左下腹。

4.2.3 横结肠造口宜在上腹部以脐和肋缘分别做一水平线，两线之间，且旁开腹中线5~7㎝。

4.2.4 体质指数（BMI）$\geq 30kg/m^2$ 者，造口位置宜定在腹部隆起的最高处。

4.2.5 计划行两个以上造口手术者，定位不宜在同一条水平线上，造口之间相距5~7㎝。

4.2.6 造口定位以患者取半坐卧位、坐位、弯腰、站立等不同体位时能看到造口为宜。

4.2.7 宜用手术记号笔画实心圆标记造口位置。

5 术后护理

5.1 造口评估

应术后每日进行造口评估（附1），及时发现造口及周围有无异常情况。

5.2 心理支持

5.2.1 应评估患者对造口的接受程度。

5.2.2 术后首次让患者观看造口时，宜在清洁造口及周围皮肤后。

5.2.3 宜鼓励患者参与造口自我护理，可安排同伴教育。

5.2.4 当患者出现拒绝直视或触摸造口、不愿意参与排泄物的排放、表情淡漠、哭泣等情况时，应报告主管医师。

5.3 造口护理用品的选择与使用

5.3.1 造口护理用品的选择

a）手术早期宜选用透明、无碳片、开口袋，康复期可选择不透明造口袋。

b）排泄物稀薄宜选开口袋，排泄物稠宜选开口袋或闭口袋。

c）视力障碍者宜选透明造口袋，手灵活性差者宜选预开口造口袋。

d）腹部平坦或膨隆宜选平面底盘，造口回缩宜选凸面底盘加腰带。

5.3.2 造口底盘发白或卷边时，宜尽快更换，宜在清晨空腹时进行，更换流程见附2。

5.3.3 造口袋内1/3~1/2满时，宜排放造口袋内排泄物。

5.4 结肠造口灌洗

5.4.1 乙状结肠造口和降结肠造口患者可每日或隔日进行结肠造口灌洗，若连续发生两次灌洗间隔有排便现象，则宜调整灌洗液量或不再进行灌洗。

5.4.2　应提供安全隐蔽、独立的卫生间或房间，协助患者坐于马桶上或便器旁。

5.4.3　应准备结肠造口灌洗用品和39℃~41℃的温开水1000ml。

5.4.4　灌洗前应戴手套，用示指探查造口的肠腔走向。

5.4.5　灌洗速度宜为100ml/min，成人灌洗量500~1000ml/次。若灌洗过程中患者出现面色苍白、出冷汗、腹痛、头昏眼花或血压骤降、脉搏上升等情况，应立即停止灌洗。

5.4.6　应在灌洗后15~30分钟评估排泄物的颜色、性状、量等。

5.4.7　每次灌洗时，宜确保液体全部灌入到肠腔内。

5.5　造口及周围皮肤并发症的观察及护理

5.5.1　造口出血

a）应评估出血部位、量。

b）造口浅表渗血可压迫止血，若压迫无效可撒涂造口护肤粉或使用藻酸盐敷料按压。

c）非造口肠腔出血可用浸有1‰肾上腺素溶液的纱布、云南白药粉等外敷，然后纱布压迫止血或硝酸银烧灼止血。止血无效时报告医生。

5.5.2　造口水肿

a）应评估水肿发生的时间、肿胀程度、造口血运及排泄情况等。

b）黏膜皱褶部分消失的轻度水肿者，可放射状剪裁造口底盘，剪裁孔径比造口根部大3~6mm，并观察水肿消退情况。

c）黏膜皱褶完全消失的重度水肿者，可用3%高渗盐水或50%硫酸镁浸湿纱布覆盖在造口黏膜上，2~3次/日，20~30min/次。

d）合并脱垂者，水肿难以消退且脱垂的肠管无法回纳，应注意观察和保护肠管，并报告医生。

5.5.3　造口缺血/坏死

a）应评估缺血/坏死的范围、黏膜颜色等。

b）宜选用二件式透明造口袋。

c）宜遵医嘱去除造口周围碘仿纱布，或将缺血区域缝线拆除1~2针，观察血运恢复情况。

d）造口局部缺血/坏死范围＜2/3者，可在缺血/坏死黏膜上涂撒造口护肤粉。

e）造口缺血/坏死范围≥2/3或完全坏死者，应报告医生。

5.5.4　皮肤黏膜分离

a）应评估分离的范围、大小、深度、渗液量、基底组织情况及有无潜行。

b）浅层分离，宜用造口护肤粉喷洒局部；深层分离，宜去除黄色腐肉和坏死组织，可用藻酸盐敷料充填伤口；合并感染时，宜使用抗菌敷料。

c）上述步骤后宜涂抹防漏膏/条、防漏贴环或应用水胶体敷料隔离。

d）分离较深或合并造口回缩者，可使用凸面底盘并佩戴造口腰带或造口腹带固定。

5.5.5　造口回缩

a）应评估回缩的程度、造口底盘和周围皮肤的浸渍情况。

b）可使用凸面底盘并佩戴造口腰带或造口腹带固定。

c）回缩合并狭窄者，应报告医生。

5.5.6　造口狭窄

a）应评估狭窄的表现及程度。

b）若患者示指难以伸入造口，应指导患者减少不溶性纤维摄入、增加液体摄入量，可使用粪便软化剂或暂时性使用扩肛；小指无法伸入造口时，应报告医生。

5.5.7　造口脱垂

a）应评估肠管脱出时间、长度、套叠、水肿、血供等情况。

b）宜选择一件式造口袋，并调整造口底盘的开口大小。

c）宜在患者平卧且造口回纳后更换造口袋。

d）自行回纳困难者，宜手法回纳；伴水肿时，待水肿消退后回纳。回纳后均宜使用无孔腹带包扎。

e）脱垂伴缺血坏死或不能手法回纳者，应嘱患者平卧并报告医生。

5.5.8　造口旁疝

a）应评估平卧时造口旁疝是否还纳、可触及的筋膜环缺损大小。

b）可使用造口腹带或无孔腹带包扎，定时松解后排放排泄物。

c）结肠造口灌洗者应停止灌洗。

d）造口颜色变暗或持续疼痛，无气体、粪便从造口排出，患者食欲不振、腹胀、恶心、呕吐，或突入疝环的肠管发生嵌顿时，应报告医生。

5.5.9　造口周围皮肤损伤

a）应评估造口周围皮肤损伤的部位、颜色、程度、范围、渗液情况等，判断损伤类型。

b）若为潮湿相关性皮肤损伤，可使用无刺激皮肤保护膜、造口护肤粉或水胶体敷料，必要时涂抹防漏膏/条或防漏贴环等。

c）若为过敏性接触性皮炎，应停止使用含过敏原的造口护理用品，遵医嘱局部用药。

d）若为机械性皮肤损伤，可根据情况使用伤口敷料；黏胶相关性皮肤损伤宜选择无胶带封边的造口底盘，压力性损伤应去除压力源。

5.5.10　造口周围肉芽肿

a）应评估肉芽肿的大小、部位、数量、软硬度、出血情况等，首次处理肉芽肿时应留标本送病理检查。

b）较小肉芽肿，可消毒后使用钳夹法去除肉芽肿，局部喷洒造口护肤粉并压迫止血。

c）较大肉芽肿，可用硝酸银棒分次点灼，一般每3天一次，直至完全消退。

d）有蒂肉芽肿，可用无菌缝线套扎根部阻断血供而使肉芽肿逐渐坏死脱落。

e）处理困难的肉芽肿，应报告医生。

5.5.11　造口周围毛囊炎

a）应评估造口周围毛囊炎的表现，遵医嘱进行细菌培养以明确感染类型，根据细菌培养结果进行药物治疗。

b）可使用抗菌皮肤清洗剂清洗造口周围皮肤，毛发稠密者及时剃除。

c）局部可用0.9%生理盐水清洗后外涂抗生素软膏或粉末。

d）有脓肿者，可配合医师切开排脓后使用抗菌敷料加水胶体敷料，再粘贴造口袋。

5.6　患者教育

5.6.1　回归正常生活

a）无特殊饮食禁忌，回肠造口和造口狭窄者避免进食木耳、菌菇、芹菜等难消化及纤维过长易成团食物，可适当控制易产气、异味、辛辣、生冷等食物。

b）宜着稍宽松衣服，系腰带时应避开造口的位置。

c）待手术切口愈合、体力恢复，可沐浴和游泳。结肠造口者可将造口袋揭除后沐浴，回肠造口者宜佩戴造口袋沐浴；游泳前造口袋周围可粘贴防水胶布或弹力胶贴。

d）旅游出行前应备足造口护理用品并随身携带。

e）体力恢复后可尝试恢复性生活，性生活前排空造口袋或更换新的造口袋，并检查造口袋的密闭性。

5.6.2　回归正常社交

a）当手术切口愈合、体力恢复后，可回归工作和社交，但应避免从事搬运、建筑等重体力劳动。

b）参加工作和社交活动前宜排空造口袋或更换新的造口袋，并随身携带造口护理用品。

附1 造口评估的项目及内容

评估项目	评估内容
位置	右上腹、右下腹、左上腹、左下腹、上腹部、切口正中、脐部
类型	按时间可分为永久造口和临时造口，按开口模式可分为单腔造口、双腔造口和袢式造口
颜色	正常造口为鲜红色，有光泽且湿润。颜色苍白提示贫血；暗红色或淡紫色提示缺血；黑褐色或黑色提示坏死
高度	造口理想高度为1~2cm。若造口高度过于平坦或回缩，易引起潮湿相关性皮肤损伤；若突出或脱垂，会造成佩戴困难或造口黏膜出血等并发症
形状	可为圆形、椭圆形或不规则形
大小	可用量尺测量造口基底部的宽度。若造口为圆形应测量直径，椭圆形宜测量最宽处和最窄处，不规则的可用图形来表示
黏膜皮肤缝合处	评估有无缝线松脱、分离、出血、增生等异常情况
造口周围皮肤	正常造口周围皮肤是颜色正常、完整的。若出现皮肤红、肿、破溃、水疱、皮疹等情况，应判断出现造口周围皮肤并发症的类型
袢式造口支撑棒	评估支撑棒有无松脱、移位、压迫黏膜和皮肤
排泄物	一般术后48~72小时开始排泄，回肠造口最初为黏稠、黄绿色的黏液或水样便，量约1500ml，逐渐过渡到褐色、糊样便、颜色、性状和气味等；结肠造口排泄物为褐色、糊状或软便。若排泄物含有血性液体或术后5天仍无排气、排便等均为异常

附2 更换造口袋流程

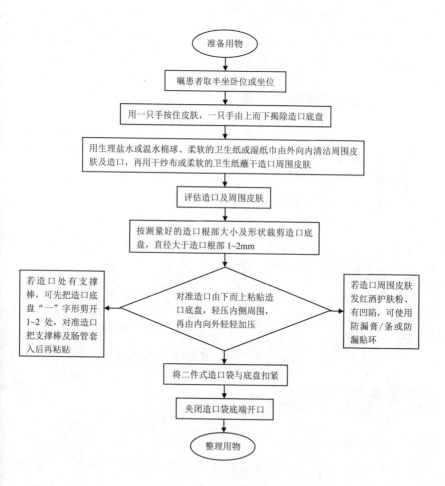

准备用物

↓

嘱患者取半坐卧位或坐位

↓

用一只手按住皮肤，一只手由上而下揭除造口底盘

↓

用生理盐水或温水棉球、柔软的卫生纸或湿纸巾由外向内清洁周围皮肤及造口，再用干纱布或柔软的卫生纸蘸干造口周围皮肤

↓

评估造口及周围皮肤

↓

按测量好的造口根部大小及形状裁剪造口底盘，直径大于造口根部 1~2mm

↓

若造口处有支撑棒，可先把造口底盘"一"字形剪开1~2 处，对准造口把支撑棒及肠管套入后再粘贴 ← 对准造口由下而上粘贴造口底盘，轻压内侧周围，再由内向外轻轻加压 → 若造口周围皮肤发红洒护肤粉、有凹陷，可使用防漏膏/条或防漏贴环

↓

将二件式造口袋与底盘扣紧

↓

夹闭造口袋底端开口

↓

整理用物

附录二　皮肤组织解剖生理概要

　　皮肤是人体重要的生理器官，直接与外界环境接触，是机体内、外环境的分界线。皮肤具有屏障、吸收、分泌、排泄、体温调节、感觉、代谢和免疫等生理功能，对机体的健康十分重要。本章主要阐述皮肤的解剖和生理功能概要。

一、皮肤组织解剖概要

　　皮肤属于体被系统，起源于胚胎的外胚层和中胚层，是人体最大的器官，约占身体总重量的16%（约9kg），展开表面积约1.8m²。皮肤结构立体模式图（图附-1）从形态上，皮肤由表皮层和真皮层构成，借皮下组织与深层组织相连，皮肤厚度为0.5~4mm，位于外层较薄的一层是表皮，位于内侧的一层是真皮，眼睑处皮肤最薄，最厚的位于后背上部正中，手掌和足底角质层较厚，为2~2.2mm。

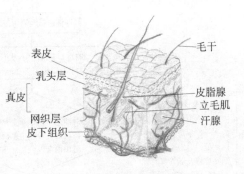

表皮　　　　　　　　毛干
乳头层
真皮　　　　　　　　皮脂腺
　　　　　　　　　　立毛肌
网织层　　　　　　　汗腺
皮下组织

图附-1　皮肤结构立体模式图

（一）表皮

　　表皮是皮肤的浅层，属复层扁平上皮。角质形成细胞是表皮的主要成分，主要功能是形成角蛋白，参与表皮角化；另一类为非角质形成细胞，为树枝状细胞，分散在角质形成细胞之间，包括黑素细胞、朗格汉斯细胞和梅克尔细胞。表皮的角质形成细胞可由深到浅地分为基底层、棘层、颗粒层、透明层和角质层。

1.基底层　基底细胞——未分化幼稚细胞，增殖分化活跃，也称生发层，深面附着在基底膜上，与深部结缔组织连接面凹凸不平。由一层排列成栅栏状的矮柱状或立方状基底细胞组成，长轴与基底膜垂直。基底细胞间借桥粒相连，与基底膜间借半桥粒相连。胞质内成束的胶原蛋白（张力丝）存在。细胞间有明显缝隙，组织液渗入滋养。

2.棘层　位于基底层表面，由4~10层体积大、成熟的棘细胞组成。排列紧密，深层为多角形，浅层呈扁平，长轴与皮肤表面平行。棘层深部细胞仍有一定增殖功能。相邻棘细胞的突起以桥粒相连，胞质内富含游离核糖体，角蛋白丝束附着于桥粒上。

3.颗粒层　位于棘层浅面，由2~4层梭形的扁平细胞构成，长轴平行于皮肤表面，是进一步向角质层分化的细胞。细胞质内含较多透明角质颗粒，成分主要是矿物质钙、镁，以及丝聚合蛋白。颗粒层细胞含板层颗粒多，并常位于胞质周边。细胞将板层颗粒内物质释放到细胞间隙内，构成阻止物质透过的重要屏障。损伤至颗粒层组织液经表皮渗出。

4.透明层　位于颗粒层浅面，仅见于无毛的手掌和足底。由几层扁平无核细胞组成，胞质中透明颗粒液化成角母蛋白，并且与张力丝融合在一起，此层有防止水及电解质透入的作用，故称生理屏障。

5.角质层　表皮的表层，由多层扁平的角化细胞组成，这些细胞薄而平，并已角质化，外层的细胞死亡后脱落，细胞无核和细胞器，胞质内充满角蛋白。厚度因部位不同而不同，手掌、足底较厚。薄处只有几层细胞，厚处可达50层以上。此层是人体的保护层。

（二）非角质形成细胞

非角质形成细胞包括黑素细胞、朗格汉斯细胞和梅克尔细胞（图附-2）。

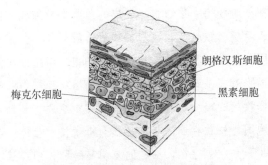

图附-2 非角质形成细胞模型图

1.黑素细胞 可合成黑色素，分布于基底细胞之间，有许多突起伸入基底细胞和棘细胞之间，黑素细胞数量与肤色、人种、性别无关，而与部位、年龄有关。黑色素能吸收和散射紫外线，使深部组织免受辐射损害。黑色素细胞的代谢若是受到破坏或抑制，会产生一些疾病。此外，皮肤、毛发和眼睛的颜色，以及黑痣、雀斑等皮肤上的斑点，也都与黑色素细胞有关。

2.朗格汉斯细胞 是来源于骨髓的免疫活性细胞，属于树突状细胞群体，是免疫反应中重要的抗原呈递细胞和单核吞噬细胞。细胞散在分布于基底层和棘层细胞间。朗格汉斯细胞能捕获和处理侵入皮肤的抗原，并传递给T细胞，可使特异性T细胞增殖和激活。

3.梅克尔细胞 是具有短指状突起的细胞，散在于毛囊附近的基底层细胞间，数目很少，电镜下可见胞质内有许多高电子密度的分泌颗粒，常与感觉神经末梢接触，能感受触觉或其他机械刺激，散在分布，指端较多。

（三）真皮

真皮位于表皮下方，为不规则致密的结缔组织，真皮层来源于中胚层，厚0.5~3mm，厚度因部位不同而不同。含有神经、血管、淋巴管表皮附属器。细胞成分处于变化中，包括成纤维细胞、巨噬细胞、肥大细胞、嗜酸性粒细胞、中性粒细胞、T淋巴细胞和B淋巴细胞、朗格汉斯细胞等。纤维组织赋予真皮较高的机械强度。

浅层为乳头层，是与表皮相连的薄层疏松结缔组织，借基膜与表皮相连，有丰富的血管袢（血管乳头）和神经末梢（神经乳头）。

深层为网织层，为真皮的主要部分，由致密结缔组织组成，纤维束纵横交织，有序排列，此层内有许多血管、淋巴管、神经束及附属器。

真皮细胞间由大量交织的胶原纤维、弹性纤维、网状纤维和无定形基质构成。真皮中胶原纤维含量最丰富，胶原蛋白是主要的结构蛋白，由真皮层成纤维细胞分泌。正常人群的真皮层主要由Ⅰ型胶原蛋白组成，类似一种纤维结构。Ⅰ型胶原蛋白占总胶原蛋白的77%~85%，胶原蛋白可增加皮肤的韧性。弹性纤维是另一种皮肤蛋白质，可以增加皮肤弹性。弹性纤维可以防止皮肤长期变形，它主要为圆形或螺旋形结构，分散后可以变回正常结构。它含有大量脯氨酸、甘氨酸。然而，弹性纤维只占皮肤干重的2%。网状纤维由网状原纤维聚合而成，主要成分是Ⅲ型胶原。基质为填充于纤维、纤维束间隙及细胞间的无定形物质，主要成分是蛋白多糖。

（四）皮下组织和皮肤血管、淋巴系统

皮下组织是体表的浅筋膜，不属于皮肤的组成部分，但是与皮肤关系密切，在皮肤损伤时，常作为整体考虑。由疏松结缔组织和脂肪组织组成，皮下组织的厚度因个体、年龄、性别和部位而异。

皮肤的血供主要来自皮下组织，供血呈多样性，不同部位的血供、血管形态各具特色。直接皮肤动脉，来源于大的主干血管，主要有两个重要的血管网，即真皮下血管网和表皮下血管网。

皮肤的淋巴管为连接机体的淋巴系统，分为网状淋巴管和管状淋巴管，可以排除体内多余的液体和血浆蛋白。大部分压力性损伤相关研究都集中于血流，而为了维护正常循环，淋巴回流也应该保

持功能良好。

（五）皮肤附属器

皮肤附属器由表皮衍生而来，主要包括毛发、皮脂腺、汗腺和甲。

1.毛发　毛发由角化的上皮细胞构成，大部分皮肤都长有毛发。毛分为毛干、毛根和毛球三部分。毛囊在真皮乳头层里，毛根被内、外毛鞘包围，内层是上皮组织性毛囊，外层是结缔组织性毛囊，内层与表皮相连，外层则与真皮相连。毛根末端与毛囊共同组成膨大部分叫作毛球，结缔组织突入毛球底面称毛乳头。毛有生长周期，身体各部位毛的生长周期长短不等。

2.皮脂腺　皮脂腺的分布很广，除手、脚掌外遍布全身，可通过毛囊分泌一种油性的、无色无味的液体——皮脂，皮脂是一种保湿物质，可以在皮肤外层形成防水层。皮脂腺的分泌受雄性激素和肾上腺皮质激素的控制，在幼儿时皮脂分泌量较少，青春发育期分泌活动旺盛，皮脂腺开口处腺细胞与上皮细胞相移行。皮脂分泌过多，腺道阻塞易形成粉刺；皮脂分泌过少，皮肤与毛发干枯，失去光泽。

3.汗腺　汗腺是分泌汗液的腺体，从真皮或皮下组织开始，上皮组织形成螺旋状结构，构成管形，并开口于皮肤表面，可以分泌由水、氯化钠、少量尿素、乳酸和钾离子组成的混合物。分为大汗腺和小汗腺两种，大汗腺又称顶泌汗腺。汗腺内壁细胞与皮肤表皮相移行。汗液分泌是身体散热的重要方式，对调节体温起重要作用。

4.甲　甲由甲体及其周围和下方的几部分组织组成。甲体是指末端的坚硬物质，由多层连接牢固的角化细胞构成。甲体下面的组织为甲床，由非角化的复层扁平上皮和真皮组成。甲体的近端埋在皮肤所成的深凹内，为甲根。甲根周围的细胞为甲母质，是甲体的生长区。

二、皮肤生理功能与病理损害

（一）皮肤的生理功能

皮肤覆盖身体的全部，皮肤与外界环境接触，能阻挡异物和病原体侵入，防止体液丢失，对人体有重要的屏障保护作用，皮肤有三道屏障：物理屏障、化学屏障、生物屏障，是人体第一道免疫防线。皮肤对维持体内环境稳定十分重要，具有屏障、吸收、感觉、分泌和排泄、体温调节、代谢、免疫等多种功能。皮肤内有丰富的神经末梢，具有痛、温、触、压等感知功能。

1.屏障功能　皮肤作为机体的重要屏障维持着人体内环境的稳定。皮肤可以防止水分及电解质的流失，防止机体受到化学及机械损害，防止细菌和病原微生物入侵、防止紫外线辐射。

（1）机械性损伤的防护：皮肤对机械性损害如摩擦、牵拉、挤压、切割等有较好的防护作用，角质层是主要防护结构，与真皮、皮下脂肪层共同增强皮肤对机械性损伤的缓冲及耐受力。

（2）物理性损害的防护：电、光、磁等。角质层的角蛋白和皮肤内的黑素能吸收紫外线。

（3）化学性刺激的防护：酸、碱等。角质层细胞具有完整的脂质膜、丰富的胞质角蛋白和细胞间的酸性胺聚糖，有抗弱酸和抗弱碱作用。

（4）生物损伤的防护：细菌、真菌等。

（5）防止体内营养物质丢失。正常角质层具有半透膜性质，可防止体内营养物质、电解质的丢失。

2.吸收功能　皮肤吸收的主要途径是角质层、毛囊皮脂腺、汗管口，吸收气体、水、电解质、脂溶性物质、油脂类等。影响皮肤吸收的主要因素有皮肤的结构和部位、皮肤角质层水合程度、物质的理化性质、外界因素。角质层越薄、皮肤水合程度越高、皮肤温度较高时，皮肤吸收能力增强。某些病理情况或损伤均会影响皮肤吸收。

3.感觉功能　感觉功能是机体自我保护、免受环境损害的一种能力。正常皮肤内含有很多的神经末梢或感受器，使我们具有"痛、触、冷、热、压、痒"等感觉，当刺激这些感受器，形成电脉冲及电信号传输到大脑皮质后，感觉就形成了，这一类属于单一感觉。另外还有复合感觉，是由多种感受器感知，并由大脑皮层分析、综合形成的干燥、潮湿、光滑、粗糙、坚硬、柔软等感觉。

4.分泌和排泄功能　皮肤的分泌和排泄功能主要通过汗腺和皮脂腺完成，外泌汗腺（小汗腺）一般掌跖最多、背部最少，分泌汗液。顶泌汗腺（大汗腺），位于腋窝、外阴、脐窝等，分泌顶泌汗腺液。皮脂腺，分泌皮脂，乳化水分，润滑皮肤及毛发，促进维生素D吸收。

5.体温调节功能　健康机体的核心温度是37℃左右。皮肤通过排汗、自身血液循环这两种方式来调控体温。通过温度感受器到下丘脑，支配血管扩张和收缩，相应地会引起身体寒战、出汗。当体温过高时，血管舒张，皮肤血流量增加，散热增加，此外，皮肤汗液蒸发也可降低体温。当体温较低时，皮肤血管收缩，使热量能够保留在体内和主要脏器中，同时寒战导致全身毛囊周围的竖毛肌收缩，毛发直立，在毛发和皮肤中间形成空气隔层，以减少散热。

6.代谢功能　皮肤的代谢功能主要有糖代谢、蛋白质代谢、脂类代谢、水和电解质代谢、黑素的代谢。

7.皮肤免疫功能　皮肤是重要的免疫器官，参与皮肤免疫功能调节的细胞成分有角质形成细胞、淋巴细胞、朗格汉斯细胞（最重要的抗原递呈细胞）、内皮细胞、肥大细胞、巨噬细胞，皮肤的免疫系统分子有细胞因子、免疫球蛋白、补体、神经肽。

（二）皮肤的病理损害

皮肤有自觉症状和客观存在、可看到或触摸到的皮肤损害，又称他觉症状。自觉症状主要有瘙痒、疼痛、烧灼、麻木、蚁行等；还有异物感，对异物及接触物的易感性增加或降低。皮肤损害可分为原发性损害和继发性损害，但二者不能截然分开。

1.原发性损害 没有外界因素而是自身组织病理变化直接产生的损害。

（1）斑疹：局限性皮肤明显的颜色变化，不隆起，不凹陷；面积大而成片状称为斑块。

（2）丘疹：高出皮面的实性丘形小粒，直径一般小于0.5cm；相互融合而成扁平隆起的片状损害称为丘疹。

（3）风团：皮肤上局限性水肿隆起，常突然发生，迅速消退，不留痕迹。由真皮层内血管扩张、血浆样液体外渗所致。颜色呈淡红或苍白色，大小、形态不一。

（4）结节：大小不一、境界清楚的实质性损害，质较硬，深在皮下或高出皮面。

（5）水疱与大疱：为局限性空腔含液体的高起损害，直径小于1cm称为水疱，大于1cm称为大疱。疱内若含血液，称为血疱。

（6）脓疱：疱内含有脓液，颜色呈浑浊或黄色，周围常有红晕，疱破后成糜烂，溢出脓液，结脓痂。

（7）囊肿：为含液体或半固体物质的囊性损害，球形或卵圆形，触之有弹性。

2.继发性损害 由原发性皮肤损害自然演变而来或因搔抓、治疗不当引起。

（1）鳞屑：表皮角质层的脱落，大小、厚薄不一，小的呈糠秕状，大的可呈片状。

（2）糜烂：局限性的皮肤脱失，常由水疱、脓疱的破裂，痂皮的脱落引起。

（3）抓痕：由搔抓将表皮抓破、擦伤而形成的线状损害，有血清或血液渗出时，表面结成黄色痂或血痂。

（4）浸渍：皮肤长时间泡水或处于潮湿状态，皮肤变软变白，甚至起皱。

（5）溃疡：皮肤或黏膜深层真皮或皮下组织的局限性缺损。

（6）皲裂：皮肤上的线形裂隙。常发生于手掌、足跟、口角、肛门等处。

（7）苔藓样变：为皮肤增厚、粗糙，皮嵴隆起，皮沟加深，局限性边界清楚的片状损害。

（8）痂：由皮肤损害处的渗液、渗血或脓液与脱落组织及药物混合干燥后形成，分别为浆痂、血痂、脓痂。

（9）瘢痕：为真皮或深部组织缺损或破坏后经结缔组织修复而成。分为增生性瘢痕和萎缩性瘢痕。

（10）萎缩：由皮肤的结构成分减少、变薄所致。

附录三　造口相关解剖与生理

一、腹壁的解剖结构

腹部是躯干的一部分，其上壁为膈肌。下壁为盆膈，向下通盆腔。后壁为腰骶椎及两侧的软组织，两侧壁及前壁则由三层阔肌及浅、深方的软组织构成。腹壁在保护内脏，维持腹压，固定脏器位置和呼吸、咳嗽、呕吐、排便等方面起重要作用。腹壁以两侧腋后线的延长线为界，分为腹前外侧壁和腹后壁。腹前外侧壁不同部位，结构也不同。在腹部外科手术时，应熟悉其解剖结构，合理选取切口位置。腹前外侧壁由浅至深共有八层结构，即：皮肤、浅筋膜、肌肉层、腹横筋膜、腹膜外筋膜、腹膜壁层、腹前外侧深层血管及神经。

（一）层次

1.皮肤　腹前外侧壁的皮肤薄而富有弹性，皮纹横向，除腹股沟区皮肤外均移动性、延展性较大，面积也很大，皮肤易与皮下组织分离。这种富有弹性、可移动解剖特点是腹部膨隆（腹水、妊娠）的基础条件，同时也便于手术后直接缝合和提供皮肤与皮瓣。

腹前外侧壁皮肤的感觉神经分布有明显的节段性：第6肋间神经分布于剑突平面，第8肋间神经分布于肋弓平面，第10肋间神经分布于脐平面，肋下神经分布于髂前上棘平面，第1腰神经分布于腹股沟韧带上方。临床上常借腹部皮肤感觉障碍的平面，初步评估、判断胸椎或脊髓胸段发生病变部位及外科手术所需的麻醉平面；其次，腹前外侧壁皮肤的感觉神经分布有明显的重叠现象：每个区域的皮肤感觉同时还受其上、下相邻神经的支配，所以只有同时损伤三个节段以上的脊髓或神经，才产生一个节段皮肤的感觉消失。

2.浅筋膜层　主要由疏松结缔组织和脂肪组织构成。肚脐以下浅筋膜分浅（为含大量脂肪组织的 Camper 筋膜）、深（富含弹性纤维的膜性层即 Scarpa 筋膜）两层。前者含有脂肪组织，其薄厚因人而异，向下与股部的浅筋膜相延续；后者为富有弹性的纤维膜性组织，其中线处附着在腹白线，向下与股部阔筋膜相延续。浅筋膜内含丰富的浅血管、淋巴管和皮神经。

（1）浅动脉：腹侧壁浅动脉来自肋间后动脉、肋下动脉、腰动脉的分支；腹正中线附近的浅动脉来自腹壁上、下动脉的分支，腹前外侧壁下半部有两条比较重要的浅动脉：腹壁浅动脉和旋髂浅动脉，均起自股动脉；腹壁浅动脉，越过腹股沟韧带中、内三分之一交界处向脐部上行。旋髂浅动脉，在浅筋膜浅、深两层之间行向髂前上棘。

（2）浅静脉：腹壁的浅静脉比较丰富，在脐区彼此吻合形成脐周静脉网。在脐平面上，浅静脉逐渐汇合成一较大的胸腹壁静脉，并经胸外侧静脉注入腋静脉；在脐平面下，浅静脉经腹壁浅静脉或旋髂静脉汇入大隐静脉，再流入股静脉。浅静脉与深部的附脐静脉相吻合与肝门静脉沟通，使肝门静脉系统与上、下腔静脉系统沟通。肝门静脉高压时形成"海蛇头"征。

（3）浅淋巴管：与浅静脉伴行，脐上注入腋淋巴结，脐下注入腹股沟浅淋巴结（腹股沟韧带、耻骨梳韧带、腹股沟管浅环）。

3.肌肉层　腹前外侧壁的肌层主要由腹直肌、腹外斜肌、腹内斜肌和腹横肌组成。

（1）腹直肌：位于腹白线两侧，为上宽下窄的带形多腹肌，上起于胸骨的剑突及第5、6、7肋间，下止于耻骨至耻骨嵴间。其前层和后层有腹直肌鞘包裹，腱划与腹直肌鞘前层紧密结合，与后层无愈合，可自由移动。腹直肌下端的前内方常有三角形的小扁肌——锥状肌。

（2）腹外斜肌：起于5~12肋骨外侧，是腹前外侧壁浅层的扁肌，肌纤维是从外上方斜向内下方向走行，在髂前上棘与脐连线以下移行为腱膜。其中髂前上棘至耻骨结节间的腱膜卷曲增厚，形成腹股沟韧带。腹外斜肌腱膜在耻骨结节外上方有一三角形的裂隙即腹股沟浅环（皮下环）。男性有精索、女性有子宫圆韧带通过。

（3）腹内斜肌：位于腹外斜肌的深面，同样是扁肌。起于腹股沟韧带外侧、髂嵴和胸腰筋膜，其肌纤维向上呈放射状，上部纤维起止于下3个肋软骨及肋骨下缘，大部分肌纤维移行为腹膜，参与组成腹直肌鞘的前后层，最后止于腹白线。

（4）腹横肌：位于腹内斜肌深面，是腹前外侧壁最深层的扁肌。起于下6个肋软骨的后面、胸腰筋膜、髂嵴和腹股沟韧带的外侧1/3。肌纤维呈自后向前横向走行，在腹直肌外线处移行为腱膜，参与腹直肌后鞘的组成，终止于腹白线。腹直肌鞘是由腹外斜肌、腹内斜肌与腹横肌腱膜组成的，分为前后两层。前鞘由腹外斜肌腱膜和腹内斜肌腱膜的前层组成；后鞘由腹内斜肌腱膜的后层和腹横肌腱膜组成。在脐与耻骨联合的中点处，三层肌腱膜均移行于前鞘，后鞘缺如。

4.腹横筋膜　位于腹横肌及腱膜的深面，是腹内筋膜衬覆于腹前外侧壁内面的部分。腹横筋膜与腹横肌结合疏松，与腹直肌鞘后层结合紧密。在腹上部较薄弱，在接近腹股沟韧带和腹直肌外侧缘较致密。其上方连膈下筋膜，下方续髂筋膜及盆筋膜，腹横筋膜在腹股沟区最为发达，并在腹股沟韧带中点上1.5cm处形成呈漏斗状突出的腹股沟管深环，形成精索内筋膜。腹横筋膜与腹横肌结合疏松，但与腹直肌鞘后层紧密相连。

5.腹膜外筋膜　是位于腹横膜与腹壁膜之间的疏松结缔组织，在腹下部特别是腹股沟区脂肪组织较多；向后与腹膜后间隙的疏松结缔组织相连续。由于有腹膜外脂肪组织，壁腹膜容易剥离，故膀胱、剖腹产等手术，一般不需要进入腹膜腔，经腹膜外入路即可实行。

6.壁腹膜　为腹前外侧壁的最内层，是腹膜外组织深面的一层浆膜。向上移行于膈下腹膜，向下延续于盆腔的腹膜。在脐以下，腹前外侧壁的壁腹膜形成5条纵行皱襞：位于正中线者为脐正中襞，内含脐正中韧带，是脐尿管闭锁遗迹；位于脐正中襞外侧者为脐内侧襞，内含脐动脉索，是脐动脉闭锁后的遗迹（一对），又称脐动脉裂；最外侧者为脐外侧襞，内含腹壁下动、静脉，又称腹膜下血管裂。在腹股沟韧带上方，脐外侧裂的内、外侧，分别为腹股沟内、外侧窝，是腹前壁的薄弱部位，腹腔的内容物，可由此突出形成腹股沟疝。

7.深层血管 腹前外侧壁深层的动脉有穿行于腹内斜肌和腹横肌之间的下五对肋间后动脉、肋下动脉及四对腰动脉。肋间后动脉、肋下动脉起自胸主动脉，沿相应的肋间隙和第12肋下方逐渐向前下行于腹内斜肌和腹横肌之间，在腹直肌鞘的外侧缘穿入腹直肌鞘后层，行于腹直肌的后方；腹上部还有腹壁上动脉，系胸廓内动脉的终支之一，位于腹直肌及腹直肌鞘后层之间。腹下部有腹壁下动脉及旋髂深动脉，两者在邻近腹股沟韧带处起自髂外动脉。腹壁下动脉行于腹横筋膜与壁腹膜之间，经深环的内侧斜向上内穿腹横筋膜，上行于腹直肌与腹直肌鞘后层之间，在脐附近与腹壁上动脉相吻合，并与肋间后动脉的终末支在腹直肌的外侧缘相吻合。腹壁下动脉的体表投影为腹股沟韧带中、内1/3交界处与脐的连线。作腹腔穿刺宜在此线的外上方，可避免损伤此动脉。腹壁下动脉、腹直肌外侧缘和腹股沟韧带内侧半所围成的三角区域，称为腹股沟三角，腹股沟直疝即由此三角区突出，腹股沟斜疝则从腹壁下动脉外侧的深环进入腹股沟管。因此，腹壁下动脉可作为手术时鉴别腹股沟斜疝与直疝的标志。在行阑尾切除术时，如需向外侧延伸切口，需注意勿伤此动脉。腹壁的深静脉与同名动脉伴行。

8.神经 神经第7~12胸神经前支斜向前下，行于腹内斜肌与腹横肌之间，至腹直肌外侧缘处进入腹直肌鞘，沿途发出肌支支配肋间肌和腹前外侧壁诸肌；其前皮支向前穿过腹直肌、腹直肌鞘前层，分布于皮肤。髂腹下神经起自第12胸神经及第1腰神经前支，在腹内斜肌与腹横肌之间，行于髂前上棘内方约2.5cm处穿过腹内斜肌，向内下方达腹外斜肌腱膜的深面，在浅环上方约2.5cm处穿过腹外斜肌腱膜，其前皮支常经浅环的内侧脚上方穿出分布到耻骨上方的皮肤。髂腹股沟神经在髂腹下神经下方相距约一横指并与其平行，经腹股沟管，位于精索的外侧，出浅环后分布于阴囊前部的皮肤，出浅环分布于提睾肌及明囊肉膜。腹股沟疝手术时，注意勿损神经。生殖股神经，在腹股沟韧带上方分为股支和生殖支。股支经腹股沟韧带深面进入股前内侧区，分布于股三角的皮肤。生殖支又称精索外神经，在腹股沟管内沿精索外侧下行，分布于提睾肌及阴囊或者大阴唇皮肤。

（二）局部结构

1.腹直肌鞘　包裹腹直肌，前层有腹外斜肌腹直肌鞘边缘腱膜与腹内斜肌腱膜的前层愈合而成，后层由腹内斜肌腱膜的后层与腹横肌腱膜愈合而成。在脐下4~5cm以下，构成鞘后层的腹内斜肌腱膜的后层和腹横肌的腱膜，完全转至腹直肌前面，参与构成鞘的前层，所以此处缺乏鞘的后层。腹直肌鞘后层达到下缘呈一凹向下方的弓状游离缘，称弓状线（半环线）。此线以下的腹直肌后面直接与腹横筋膜相贴。

腹直肌鞘分前后两叶。前叶由腱膜形成，但其厚度在3个部位发生变化。上部由腹外斜肌腱膜层构成，此部位为最薄鞘；下部由三层扁肌肌腱构成，此部位最厚，而中部则是由两层腱膜构成。后叶在不同平面由不同组织形成。在脐周围的平面，由两层腱膜与鞘前叶构成相同；在脐与剑突间的平面，除以上两个结构外，有部分腹横肌加入；在剑突下部分的平面为软骨（肋软骨及剑突）；脐与耻骨联合间以下的平面，腱膜移行于前叶同时形成弓状线，后叶由腹横筋膜构成。

2.腹白线　亦称白线，由腹前外侧壁3层扁肌的腱膜在腹前正中线交织而成。腹白线是腹底壁正中线上的白色纤维索，从剑突软骨到耻骨前腱，由两侧的腹内外斜肌和腹横肌腱膜交织而成，中部有脐。腹白线呈褐白色，上宽下窄，从出生就有。脐上白线较宽，为1~2cm，脐下白线狭而坚固。在白线处如有腹膜外组织甚至壁腹膜等由此突出，可形成白线疝；腹白线的腱膜纤维在脐处环绕脐形成脐环，此处可形成脐疝。

3.腹股沟管 是腹股沟韧带内侧半上方由肌与筋膜间形成的腹壁组织中的一个斜行裂隙，长约4.5cm，与腹股沟韧带平行。腹股沟管由内口、外口两个口和上壁、下壁、前壁和后壁四壁组成，是腹壁下部的薄弱部位。

（1）腹股沟管内口：又称深环，位于腹股沟韧带中点上方约1.5cm处，是腹横筋膜外突所形成的精索内筋膜囊的囊口。腹壁下动脉是识别内口的标志。

（2）腹股沟管外口：又称浅环，为腹外斜肌腱膜在耻骨结节外上方的一个三角形裂隙，精索或子宫圆韧带由此穿出。在浅环，腹外斜肌腱膜变薄并延续向下包裹在精索表面，形成精索外筋膜。

（3）腹股沟管四壁

①腹股沟管前壁是由腹外斜肌腱膜和腹内斜肌共同组成。

②腹股沟管后壁为腹横筋膜，其内侧有联合腱加强，在接近外口处，有反转韧带参与构成。

③上壁是由腹内斜肌和腹横肌组成的联合腱的弓状缘。

④下壁是由与腹横筋膜相连的凹槽状的腹股沟韧带内侧半和陷窝韧带组成。

（4）腹股沟管的内容物

①男性腹股沟管内有精索和精索被膜通过。

②女性腹股沟管有子宫圆韧带、子宫圆韧带动脉、伴随走行的神经及淋巴管等。

二、消化系统的解剖与生理

消化系统是所有消化器官的总称，由消化道和消化腺两大部分组成。消化系统具有消化食物、吸收营养的作用，其功能是将摄入的食物进行摄取、转运、消化和吸收、排泄废物。消化道是一条起自口腔延续咽、食管、胃、小肠、大肠到肛门的很长的肌性管道，其中经过的器官包括口腔、咽、食管、胃、小肠（十二指肠、空肠、回肠）及大肠（盲肠、结肠、直肠）等部。其中各部形态各异，功能不同。临床上常把口腔到十二指肠的这一段消化道称上消化道，空肠以下的消化道称下消化道。食物在消化管内被分解成结构简单、可被吸收的小分子物质的过程就称为消化。这种小分子物质透过消化管黏膜上皮细胞进入血液和淋巴液的过程就是吸收。对于未被吸收的残渣部分，消化道则通过大肠形式排出体外。消化包括机械性消化和化学性消化，两者同时进行，共同完成消化过程。

人体共有5个消化腺，按体积大小和部位不同，可分为小消化腺和大消化腺两种。小消化腺散在于消化管各部的管壁内，位于黏膜层或黏膜下层，包括唇腺、舌腺、胃腺等；大消化腺位于消化管壁外，成为独立的器官，包括有三对唾液腺（腮腺、下颌下腺、舌下腺）、肝脏和胰脏。其中唾液腺主要分泌唾液，唾液淀粉酶将淀粉初步分解成麦芽糖；胃腺分泌胃液，将蛋白质初步分解成多肽；肝脏分泌胆汁，储存在胆囊中将大分子的脂肪初步分解成小分子的脂肪，称为物理消化，也称作"乳化"；胰腺分泌胰液，胰液是对脂肪、蛋白质都有消化作用的消化液；肠腺分泌肠液，将麦芽糖分解成葡萄糖，将多肽分解成氨基酸，将小分子的脂肪分解成甘油和脂肪酸，也是对糖类、脂肪、蛋白质都有消化作用的消化液。

（一）胃

胃是消化道各部中最膨大的肌性空腔脏器，位于膈下，上接食管，下连十二指肠。食物通过能开闭的环状肌肉（括约肌），从食管进入胃内，储存在胃内，通过胃有节律地收缩、蠕动搅磨食物，使食物与胃液充分混合。其形态和位置受体型、年龄、体位及胃的充盈度等多因素的影响。通常根据人的体型胃可分为钩形胃、角形胃和长胃三种。

胃分前、后壁，大、小弯，入、出口。胃前壁朝向前上方，后壁朝向后下方；胃小弯凹向右上方，其最低点弯度明显折转处称角切迹。胃大弯大部分凸向左下方。胃的近端与食管连接处是胃的入口，称为贲门。胃的远端与十二指肠相接，称为幽门。

胃包括四部分：贲门部、胃体、胃窦和幽门部。胃的贲门和幽门的位置比较固定，幽门窦位于胃的最低部。胃溃疡和胃癌多发生于胃的幽门窦近胃小弯处。

胃壁分为四层：①黏膜层：是胃壁最内层，厚度占胃壁的一半，血管丰富，呈红色，由一层柱状上皮细胞组成，表面有密集小凹，位于黏膜内的大量腺体的腺管口开口在胃黏膜腺体的基底部，有薄层交织肌束，称之为黏膜肌层。②黏膜下层：为疏松结缔组织和弹性纤维所组成。内含丰富的血管和淋巴管以及Meissner神经网。③肌层：负责胃的蠕动，包括三层不同方向的肌纤维，内侧是斜行纤维，中层是环形纤维，在幽门部最厚，形成幽门括约肌，外层是纵行纤维。④浆膜层：即腹膜层，比较结实，对胃有保护作用。

（二）小肠

小肠位于腹部正中，上接幽门与胃相通，下端止于回盲部。小肠盘曲于腹腔内，是消化、吸收食物最重要的场所，食物经过小肠内的胰液、胆汁和小肠的化学性消化及小肠运动的机械性消化后，基本完成了消化过程，同时营养物质被小肠黏膜吸收。小肠全长5~7m，按位置和形态可分为十二指肠、空肠和回肠三部分。小肠管径从十二指肠向下逐渐变细，末端回肠管腔仅1~1.2cm，异物易在此处嵌顿。

1.十二指肠　界于胃与空肠之间，胃运送食物到第一段小肠（即十二指肠），全长约25cm，是小肠中长度最短、管径最大、位置最深且最为坚固的部分。十二指肠最开始的10cm左右表面光滑，其余部分都有皱褶、小突起（绒毛）和更小的突起（微绒毛）。它们显著地增加了十二指肠表面面积，有利于营养物质被吸收。十二指肠同时接受胃液、胰液、胆汁，所以十二指肠的消化功能十分重要。十二指肠壁由黏膜层、肌层、黏膜下层和外膜四层组成。十二指肠整体呈"C"形，包绕胰头，可分为上部、降部、水平部和升部。

（1）上部：又称十二指肠球部，长约5cm，起自胃的幽门走向右后方；至胆囊颈的后下方，急转成为降部；转折处为十二指肠上曲。十二指肠球部近与幽门衔接处，有一约2.5cm的肠管，其肠壁较薄，黏膜光滑，没有环状襞，此段称为十二指肠球，是十二指肠溃疡的好发部位。

（2）降部：是十二指肠的第2部，长7~8cm，由十二指肠上曲沿右肾内侧下降，至第3腰椎水平，弯向左侧，转折处为十二指肠下曲。降部左侧紧贴胰头，此部的黏膜有很多环状襞，其后内侧壁有胆总管沿其外面下行，致使黏膜呈略凸向肠管的纵行隆起，称为十二指肠纵襞。纵襞的下端为圆形隆起，称为十二指肠大乳头，是胆总管和胰管的共同开口。胆总管和胰管在此处，组成肝胰壶腹。十二指肠大乳头附近有一壶瓣，可以关闭胆总管或胰管。大乳头稍上方，有时可见十二指肠小乳头，这是副胰管的开口之处。

（3）水平部：十二指肠水平部又称下部，长约10cm，自十二指肠下曲起始，向左横行至第3腰椎左侧续于升部。肠系膜上动脉与肠系膜上静脉紧贴此部前面下行。肠系膜上动脉加持的部分胰腺组织，称为钩突。此处若病变，早期、中期症状不明显，晚期可表现为阻塞性黄疸，危及生命。肠系膜上动脉可以压迫水平部，引起肠梗阻。

（4）升部：十二指肠升部长2~3cm，自第3腰椎左侧向上，到达第2腰椎左侧急转向前下方，形成十二指肠空肠曲，移行为空肠。十二指肠空肠曲由十二指肠悬肌连于膈右脚。此肌上部连于膈脚的部分为横纹肌，下部附着于十二指肠空肠曲的部分为平滑肌，并有结缔组织介入。十二指肠悬肌是一个重要标志，手术时用以确定空肠的起点。

2.位于指肠以下的其余小肠 分为两部分，即空肠和回肠，起自十二指肠，下接盲肠。空肠与回肠均由肠系膜连于腹后壁，合称为系膜小肠，其活动度大。空肠和回肠在腹腔内迂曲盘旋形成肠样。空、回肠之间没有明显分界。一般将系膜小肠的近侧2/5称空肠，远侧3/5称回肠。两者在外观上，空肠管径较粗，管壁较厚，血管较多，颜色较红；而回肠管径较厚，血管较薄，血管较少，颜色较浅。此外，肠系膜的厚度从上到下逐渐变厚，脂肪含量越来越多。空、回肠肠系膜内血管的分布也有区别，空肠的直血管较回肠长，回肠的动脉弓的级数多，而空肠的动脉弓级数少。

空肠和回肠由黏膜层、肌层、黏膜下层和外膜四层结构构成，黏膜层形成很多环状裂，裂上有大量小肠绒毛，因而极大地增加了小肠的吸收面积。环状裂在空肠上1/3段，最密最高，向下逐渐减少变小，到回肠下部几乎消失。

距回肠末端0.3~1m范围的回肠壁上，约有2%的成人有长2~5cm的突起，自肠壁向外突出，口径略细于回肠，称Meckel憩室，此为胚胎时期乱黄蒂未消失形成的。此憩室可发炎或合并溃疡穿孔，因其位置靠近阑尾，故症状与阑尾炎相似。

（三）大肠

大肠居于腹中，其上口在阑门处接小肠，其下端接肛门，全长1.5米，分为盲肠、阑肠、结肠、直肠和肛管五部分。大肠的主要功能是对食物残渣的水分、维生素、无机盐进行吸收，并将食物残渣自身形成粪便并有度排出，是人体消化系统的重要组成部分，为消化道的下段。

结肠和盲肠具有三个特征性结构，即结肠带、结肠袋和肠脂垂。大肠全程形似方框，围绕在空肠、回肠的周围。大肠的管径较粗，肠壁较薄。

1.盲肠　大肠的起始段长6~8m，位于腹腔右下部，恰在右髂窝回肠进入大肠的尾侧，与回肠交接处有回盲瓣，其下为盲端，有孔与阑尾相接，上接升结肠。因其各面均有腹膜包裹，故位置相对固定。

2.阑尾　是细长弯曲的盲管，在腹部的右下方，位于盲管与回肠之间，从盲肠下端内侧壁向外延伸的一条细管状器官，因外形酷似蚯蚓，故又称为蚓突。阑尾根部较固定，其远端游离并闭锁，活动范围、位置因人而异。阑尾长度因人而异，一般长5~7cm，偶有长达20cm或者短至1cm。阑尾缺如者极为罕见。阑尾根部多数在回盲口的后下方约2cm处开口于盲肠，此为阑尾口。阑尾口的下缘有一条不明显的半月形黏膜皱襞称阑尾瓣，该瓣有防止粪块或异物坠入阑尾腔的作用。

成人阑尾的管径多在0.5~1.0cm之间，并随着年龄的增长而缩小，易为粪食阻塞，形成阻塞性阑尾炎。阑尾的体表投影点通常在右髂前上棘与脐连线的中、外1/3交点处，该点称McBurney点。

3.结肠　在右髂窝内续于盲肠，在第3骶椎平面连接直肠，是介于盲肠与直肠之间的一段大肠。结肠由升结肠（右侧）、横结肠、降结肠（左侧）和乙状结肠四部分组成，大部分固定于腹后壁，整体呈"M"形，将小肠包围在内。结肠的直径自起端6cm，逐渐递减为乙状结肠末端的2.5cm，这是结肠最狭窄的地方。

（1）升结肠：下端接盲肠，上缘在肝下与横结肠相连，长12~20cm。升结肠属于腹膜间位器官，无系膜，其后方借疏松结缔组织与腹后壁相连，因此活动度甚小。

（2）横结肠：是结肠最长、最活动的部分，长40~50cm，起自结肠右曲，先行向左前下方，后略转向左后上方，形成一略向下垂的弓形弯曲，至左季肋区，在脾脏面向下处，折成结肠左曲。横结肠上方是胃，后方借结肠系膜附着胰腺，前方被大网膜所覆盖。横结肠活动度较大，其中间部分可降至盆腔。

（3）降结肠：上自结肠左曲与横结肠相接，下在髂嵴水平与乙状结肠相连，长约20cm。降结肠属于腹膜间位器官，无系膜，活动度小。

（4）乙状结肠：在盆腔内，位于降结肠和直肠之间，全长呈"乙"字形弯曲，上段较短称为髂结肠，下段较长称为盆结肠。乙状结肠长度差异较大，为20~70cm。乙状结肠系膜较长，活动度大，有时可发生肠扭转。

4.直肠　是肠管的最末一段，位于盆腔下部，全长10~14cm。其沿骶骨和尾骨前面下行，穿盆膈，终止肛门。直肠行程不是直线而是有弯曲。在矢状面上形成两个明显的弯曲：直肠骶曲和直肠会阴曲；在冠状面上有三个突向侧方的弯曲，但不恒定，一般中间较大的一个凸向左侧，上下两个凸向右侧。当临床进行直肠镜、乙状结肠镜检查时，应注意这些弯曲部位，以免损伤肠壁。直肠接近肛门的一段显著膨大称为直肠壶腹。直肠内有三条皱襞，其中两条在左，一条在右，高度不同，围绕直肠一周，支载粪块。

5.肛管　上界为直肠穿过盆膈的平面，下界为肛门，长约4cm。肛管被肛门括约肌所包绕，平时处于收缩状态呈一前后纵裂，有控制排便的作用，排便时扩张呈圆形。肛管内面有6~10条纵行的黏膜皱襞称肛柱，肛柱上面有静脉丛。各肛柱下端彼此借半月形黏膜皱襞相连，此襞称为肛瓣。每一肛瓣与其相邻的两个肛柱下端之间形成开口向上的隐窝称肛窦，窦深3~5mm，其底部有肛腺的开口。

通常各肛柱上端的连线称肛直肠线，是直肠和肛管的分界线；将连接各肛柱下端与肛瓣边缘的锯齿状环形线称齿状线。常见的肛门疾病有：肛裂、脱肛、肛瘘、痔疮、肛周脓肿等。

三、泌尿系统的解剖与生理

泌尿系统由肾脏、输尿管、膀胱及尿道组成，是人体代谢产物的重要排泄途径，其主要功能是排出机体新陈代谢过程中产生的废物和多余的水，保持机体内环境的平衡和稳定。

（一）输尿管

输尿管位于腹膜外位的肌性管道，位于脊柱两侧，左、右各一。上端起自肾盂，下端终于膀胱。成人长20~30cm。通常将输尿管分为输尿管腹部、输尿管盆部和输尿管壁内部三部分，全程有三处狭窄。

1.输尿管腹部 起自肾盂下端至跨越髂血管处。通常位于血管的后方走行，达骨盆入口处。在此处，左侧输尿管越过左髂总动脉末端前方；右侧输尿管则越过右髂动脉起始部的前方。输尿管腹部长13~14cm，在输尿管腹部的上、下端分别是解剖上的第1、2狭窄部，分别称为上狭窄和中狭窄。肾盂连接尿管处的直径约0.2cm，跨越髂血管处直径约0.3cm；其中间部分较粗，直径约0.6cm。输尿管的狭窄处常是结石的阻塞部位，尤其是肾盂输尿管连接处的狭窄性病变，是导致肾盂积水的重要原因之一。

2.输尿管盆部 从跨越髂血管处至膀胱壁。两侧输尿管到达膀胱后壁处相距约5cm。女性输尿管经子宫颈外侧约2.5cm处，从子宫动脉后下方绕过，向下内至膀胱底穿入膀胱壁内。

3.输尿管壁内部 位于膀胱壁内，是长约1.5cm斜行的输尿管部分。在膀胱空虚时，膀胱三角区的两条输尿管间距约2.5cm。此处为输尿管的第3处狭窄，称为下狭窄，狭窄处直径为0.2cm。

（二）膀胱

膀胱是储存尿液的肌性囊状器官，其形状、大小、位置和壁的厚度随尿液充盈程度而异。通常正常成人的膀胱容量平均为350~500ml，超过500ml时，因膀胱壁张力过大而产生疼痛。膀胱的最大容量为800ml，新生儿的膀胱容量约为成人的十分之一，女性的容量小于男性，老年人因膀胱肌张力低而容量增大。膀胱前方为耻骨联合，二者之间称膀胱前隙或耻骨后间隙。膀胱空虚时全部位于盆腔内，充盈时膀胱腹膜返折线可上移至耻骨联合上方，此时可在耻骨联合上方施行穿刺术，不会伤及腹膜和污染腹膜腔。

1.膀胱的形态　空虚的膀胱呈三棱椎体形，分尖、体、底和颈四部分。膀胱尖朝向前上方，由此沿腹前壁至脐之间有一皱裂为脐正中韧带。膀胱的后面朝向后下方，呈三角形，称膀胱底。膀胱尖与底之间为膀胱体。膀胱的最下部为膀胱颈，与男性的前列腺底和女性的盆膈相邻。

2.膀胱的内面结构　膀胱的内面由一层黏膜覆盖，当膀胱壁收缩时，黏膜聚集成皱襞称为膀胱襞。在膀胱底内面位于左右输尿管口和尿道口之间有一个呈三角形的区域，称为膀胱三角。膀胱三角是肿瘤、结核和炎症的好发部位。两输尿管之间的皱裂称为输尿管皱裂，是临床上寻找输尿管口的标志。

参考文献

［1］丁淑贞，戴红. 皮肤科临床护理［M］.北京：中国协和医科大学出版社，2016.

［2］柏树令，应大君. 系统解剖学［M］.8版.北京：人民卫生出版社，2013.

［3］郝岱峰，申传安，李涛. 压力性损伤基础理论及防治［M］.北京：人民军医出版社，2015.

［4］蒋琪霞. 压力性损伤护理学［M］.北京：人民卫生出版社，2014.

［5］韩斌如，王欣然. 压力性损伤护理［M］.北京：科学技术文献出版社，2013.

［6］王翠玲，薛平，李建英. 造口伤口失禁临床护理实务［M］.太原：山西科学技术出版社，2018.

［7］王兴义，沈余明，王文璋. 压力性损伤诊疗与预防［M］.北京：科学出版社，2019.

［8］田耿家，张利，陈宁. 压力性损伤的综合治疗［M］.北京：人民卫生出版社，2018.

［9］蒋琪霞，郑美春. 压力性损伤护理学［M］.北京：人民卫生出版社，2015.

［10］李秀华，王泠，胡爱玲. 造口伤口失禁专科护理［M］.北京：人民卫生出版社，2018.

［11］曾立云. 造口伤口护士临床工作手册［M］.北京：人民卫生出版社，2018.

［12］丁炎明. 造口护理学［M］.北京：人民卫生出版社，2017.

［13］王泠，胡爱玲. 伤口造口失禁专科护理［M］.北京：人民卫生出版社，2018.

［14］姜丽萍，张龙，陈丽莉，等. 应用Braden量表联合近红外光谱仪评估ICU患者压力性损伤发生的研究［J］.中华护理杂志，2014，49（8）：901-904.

［15］陈洁，徐静娟，景新华，等. 不同气垫床翻身间隔时间预防重型颅脑损伤患者压力性损伤效果比较［J］.护理学杂志，2016，31（14）：48-51.

［16］杨飒，蒋秋焕，卫晓静，等. 深部组织压力性损伤评估与预防的研究进展［J］.

护理学杂志, 2019, 34（13）: 15-17.

［17］陈丽娟, 孙林利, 刘丽红, 等. 2019版《压力性损伤/压力性损伤的预防和治疗:临床实践指南》解读［J］. 护理学杂志, 2020, 35（13）: 41-43.

［18］江小琼, 蔡福满, 侯祥庆, 等. 皮肤温度监测在压力性损伤风险预警中的应用研究［J］. 中华护理杂志, 2020, 55（01）: 32-38.

［19］刘恬, 陈哲颖, 吴晓蓉. 受压界面皮肤温度变化与压力性损伤关系的研究进展［J］. 护理学杂志, 2019, 34（1）: 99-102.

［20］任之珺, 夏欣华, 程安琪, 等. 力学因素致压力性损伤的预防新进展［J］. 护理研究, 2017, 31（10）: 1167-1170.

［21］罗宝嘉, 郑美春, 覃惠英. 医疗器具相关压力性损伤的研究进展［J］. 中华现代护理杂志, 2017, 23（3）: 441-444.

［22］蒋金龙, 何桥, 冯慧. 小儿术中体温升高与压力性损伤的关系探讨及护理［J］. 护士进修杂志, 2017, 32（19）: 1806-1808.

［23］刘莹. 我国综合医院住院卧床患者压力性损伤发生现况及影响因素相关研究［D］. 北京: 北京协和医学院, 2017.

［24］陆怡, 张敏, 李丽, 等. 三种营养评价方法对老年住院患者营养状况的评价［J］. 同济大学学报（医学版）, 2015, 36（5）: 90-92.

［25］张玉红, 蒋琪霞. 两种减压床垫结合不同翻身频度预防压力性损伤效果比较［J］. 护理学杂志, 2015, 30（17）: 36-38.

［26］刘改云. 探讨气垫床的不同充气程度对卧床患者局部受压程度的影响［J］. 中国卫生标准管理, 2017, 8（22）: 190-192.

［27］瞿小龙, 蒋琪霞. 动态与静态空气床垫预防神经内科卧床患者压力性损伤效果的比较［J］. 解放军护理杂志, 2014, 31（24）: 10-16.

［28］张玉红, 蒋琪霞, 郭艳侠, 等. 使用减压床垫的压力性损伤危险者翻身频次的Meta分析［J］. 中华护理杂志, 2015, 50（9）: 1029-1036.

［29］李佩芳, 宁宁, 陈佳丽, 等. 伤口直接测量与图像评估的一致性研究［J］. 中

华护理杂志，2016，51（5）：558-561.

［30］姜琼. 新型复合壳聚糖水凝胶伤口敷料的制备及性能评价［D］.安徽大学，2017.

［31］刘雪萍，孙素芬，王涵，等. 泡沫敷料治疗对Ⅱ期压力性损伤的临床效果观察［J］.护士进修杂志，2016，26（15）：1405-1406.

［32］石妍，张慧瑛，管启云. 水胶体敷料在临床伤口护理中的应用进展［J］.护理学报，2016，23（22）：36-39.

［33］王欣怡，宋俐，王萍，等. 不同类型敷料对手术压力性损伤预防效果的贝叶斯网状Meta分析［J］.护士进修杂志，2018，33（11）：963-968.

［34］吴玲，陆巍，傅巧美，等. 压力性损伤链式管理临床实践［J］.中国护理管理，2018，18（1）：22.

［35］吴欣娟，蔡梦歆，曹晶，等. 规范化护理方案在提升卧床患者护理质量中的应用研究［J］.中华护理杂志，2018，53（6）：645-649.

［36］杨英，高兴莲，余雷，等. 骨科手术患者术中发生压力性损伤高危因素分析［J］.护理研究，2019，33（4）：629-633.

［37］赵丹，王志稳. 骨科患者术中压力性损伤发生情况及危险因素研究［J］.护理学杂志，2018，33（22）：33-37，56.

［38］杨福娜，刘东英，卫莉，等. 集束化护理在ICU患者压力性损伤管理中应用效果的Meta分析［J］.中华现代护理杂志，2016，22（24）：3462-3467.

［39］应春晓，温育芳，陈苗妙. ICU重症患者压力性损伤发生危险因素与管理对策［J］.中医药管理杂志，2019，27（9）：205-207.

［40］余红梅. 肝移植术后急性压力性损伤与慢性压力性损伤发生的高危因素分析及护理对策［J］.武汉大学学报（医学版），2016，37（4）：666-669.

［41］周思君，谌永毅，许湘华，等. 生命末期患者压力性损伤管理的研究进展［J］.护理学杂志，2021，36（6）：105-108.

［42］陈香萍，劳月文，张奕，等. 重症患者急性皮肤衰竭的研究进展［J］.中华护

理杂志，2021，56（3）：376-380.

［43］庄秋枫，肖世极，周秀花，等．重症监护病房患者院内获得压力性损伤的危险因素分析［J］.护理学杂志，2021，36（3）：53-56.

［44］姚秀英，耿丽，张理想，等. ICU患者压力性损伤预测风险列线图模型的建立［J］.护理学报，2019，26（11）：55-59.

［45］周如女，张伟英，唐月红，等．压力性损伤愈合计分量表在老年住院患者2期及以上压力性损伤中的应用研究［J］.解放军护理杂志，2019，36（9）：53-56.

［46］李菁，万里红，梅克文，等．老年卧床患者骶尾部压力性损伤的多因素分析［J］.护理研究，2019，33（1）：97-101.

［47］张丽．失禁性皮炎标准化护理流程在神经内科失禁患者中的应用［J］.中国药物与临床，2019，19（1）：181-182.

［48］冯尘尘，余婷，张双双，等．失禁性皮炎与压力性损伤的临床鉴别与护理进展［J］.现代临床护理，2016，15（7）：74-77.

［49］郑晓凤．国内外伤口造口失禁专科护士现状及发展研究进展［J］.全科护理，2019，17（29）：3619-3621.

［50］廖柳荫，卢琳媚．肠造口护理研究新进展［J］.实用临床护理学电子杂志，2017，2（13）:197-198.

［51］徐泽俊．伤口造口失禁方向专业学位护理硕士研究生培养模式的构建［D］.济南：山东大学，2013.

［52］王颖，陈英，陈杜可，等．经皮内镜下胃造口术后造口周围转移的初步探讨［J］.肠外与肠内营养，2018，25（2）：116-119.

［53］赵丽伟，刘改芳，吴婧，等．经皮内镜下胃造口术与外科胃造口术的对比研究［J］.中华普通外科杂志，2017，32（2）：170-171.

［54］杨红美，邹贵军，金慧玉．Ⅱ型食管胃结合部腺癌患者全胃切除术后不同空肠营养支持途径的疗效观察［J］.解放军医学院学报，2019，40（11）：1052-1055.

［55］丁岚，戴辉凤，彭南海，等. 8例经皮内镜引导下盲/结肠造口置管术的护理

［J］. 肠外与肠内营养，2015，22（4）：251-253.

［56］黄迎春，王新颖，彭南海. 经皮内镜下盲肠造口治疗溃疡性结肠炎患者的应用和护理［J］. 肠外与肠内营养，2014，21（6）：383-384.

［57］李蕾蕾. 输尿管皮肤造口术后相关并发症的护理进展［J］. 中外医学研究，2014，12（27）：12-164.

［58］李红燕. 肠造口患者术后早期病耻感现状及其影响因素的研究［D］. 安徽医科大学，2019.

［59］周光霞. 肠造口术后患者生活质量量表的研制与评价［D］. 延安大学，2019.

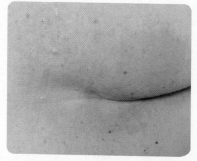

图2-1　1期压力性损伤

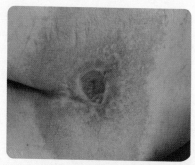

图2-2　2期压力性损伤，周围色素沉着

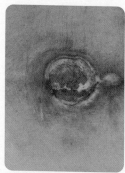

图2-3　3期压力性损伤

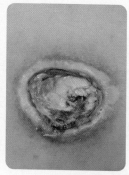

图2-4　4期压力性损伤

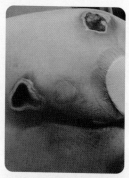

图2-5　2期加不可分期压力性损伤（黑色的是不可分期）

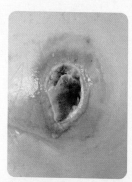

图2-6　不可分期压力性损伤（黑色的是不可分期）

图2-7　深部组织压力性损伤

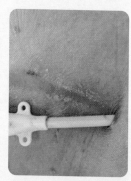

图2-8　黏膜压力性损伤

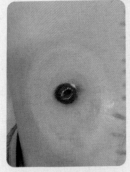

图6-6　单腔造口

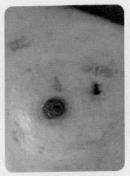

图6-7　祥式造口

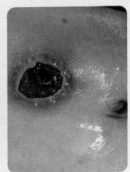

图6-8　造口狭窄

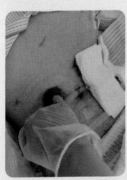

图6-9　扩肛治疗

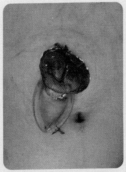

图6-10　术后造口水肿

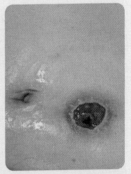

图6-11　造口皮肤黏膜分离

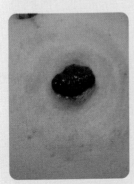

图6-12　粪水性皮炎

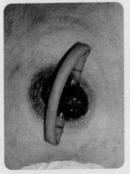

图6-13　放置支撑棒

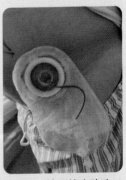

图6-16　输尿管皮肤造口

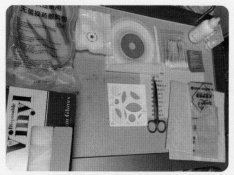

图7-1 用物准备

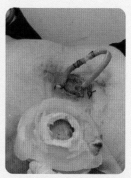

图7-2 揭除

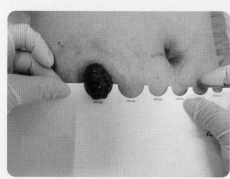

图7-3 测量

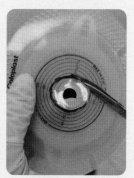

图7-4 剪裁

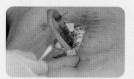

图7-5 护肤粉喷洒

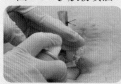

图7-6 保护膜均匀喷洒

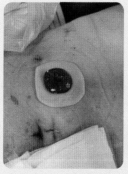

图7-7 防漏贴环

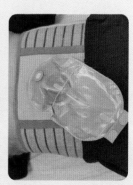

图7-8 更换完毕